Como o mundo faz amor

Franz Wisner

Como o mundo faz amor

Tradução
Paulo Polzonoff Jr.

1ª edição
Rio de Janeiro-RJ / Campinas-SP, 2012

Editora: Raïssa Castro
Coordenadora Editorial: Ana Paula Gomes
Copidesque: Entrelinhas Editorial
Revisão: Maria Lúcia A. Maier
Projeto Gráfico: André S. Tavares da Silva

Título original: How the World Makes Love... And What It Taught a Jilted Groom

Copyright © Franz Wisner, 2009

Tradução © Verus Editora, 2012

ISBN: 978-85-7686-128-7

Direitos reservados em língua portuguesa, no Brasil, por Verus Editora. Nenhuma parte desta obra pode ser reproduzida ou transmitida por qualquer forma e/ou quaisquer meios (eletrônico ou mecânico, incluindo fotocópia e gravação) ou arquivada em qualquer sistema ou banco de dados sem permissão escrita da editora.

Verus Editora Ltda. Rua Benedicto Aristides Ribeiro, 55, Jd. Santa Genebra II, Campinas/SP
13084-753 | Fone/Fax: (19) 3249-0001 | www.veruseditora.com.br

CIP-BRASIL. CATALOGAÇÃO NA FONTE
SINDICATO NACIONAL DOS EDITORES DE LIVROS, RJ

W772c

Wisner, Franz
  Como o mundo faz amor / Franz Wisner ; tradução Paulo Polzonoff Jr. - 1.ed. - Campinas, SP : Verus, 2012.
  23 cm

  Tradução de: How the world makes love
  ISBN 978-85-7686-128-7

  1. Wisner, Franz - Viagens. 2. Encontro (Costumes sociais). 3. Relação homem-mulher. 4. Viajantes - Biografia. I. Título.

11-7984
CDD: 306.73
CDU: 392.4

Revisado conforme o novo acordo ortográfico

Para Joyce e Bob Wisner,
uma extraordinária história de amor

Agradecimentos

Um obrigado caloroso e uma bebida gelada para:

Anfitriões e ajudantes

Jonathan Terra, Iveta Živná, Šárka Dohnalová e família, Paul Swark e Natural Migrations (www.naturalmigrations.com), Map e Kathy Ives, Ker e Downey (www.kerdowney.com), família Laura Davidson (www.ldpr.com), Erika Masiero, o poderoso clã Lacayo, da Nicarágua, o Ministério de Turismo da Nicarágua, Chris Berry e Pelican Eyes – ótimo lugar, excelente carma (www.piedrasyolas.com) –, Casa Canada (www.casa-canada.com), Chez Schaible, Justine Amodeo, Doug e Natasha Rowan, discoteca Gina Greblo, apropriadamente chamada de Incrível Índia (www.incredibleindia.org), Priya Parker e sua generosa família, Paul Campos e os Kippery, Kelly Lorson, Dana Valenzuela, Courtney Smith, H. D. Palmer e cia., os Friden, os Young, os Clyburn, Diane Reverand, maestro Larry Thomas e Magued Abdel, nosso guia no Cairo.

Lugares

Biblioteca Central de Pasadena, Café Swörk, em Eagle Rock, Biblioteca Pública de Westport e a lindamente restaurada Biblioteca Pública Pequot, em Southport, Connecticut, com um agradecimento especial a Dan Snydacker e Robyn Swan Filippone, pela hospitalidade e lareiras acesas em fevereiro.

Apoiadores

Elizabeth Beier, John Murphy (obrigado pela touca de banho também), Stephen Lee, Michelle Richter, Frances Sayers e Julie Gutin, na St. Martin's; Kris Dahl e Laura Neely, na ICM.

E os agradecimentos mais emocionados de todos a Robert e Joyce Wisner; meu irmão/parceiro de lua de mel, Kurt; Doug, Lisa, Elizabeth, Eleanor e Eddie (Pirata) Menzmer; os Middendorf, os Dietrich e os Vogel, por diminuírem suas exigências e me permitirem entrar; e a Tracy, Calvin e Oscar, pela melhor viagem que já fiz.

Sumário

Nota aos leitores.. 11

Abandonado profissional.. 13
Estranhos no paraíso.. 18
O cúmplice.. 27
O amor está morto.. 33
Possibilidade.. 38
Lições de interpretação.. 60
As piores cantadas do mundo.. 66
Compromisso.. 68
O flerte ao redor do mundo: o bom, o mau e o feio.............................. 97
A hippie... 101
Resiliência... 111
As cinco maiores reclamações nos relacionamentos ao redor do mundo.. 139
A separação... 143
Destreza... 149
Um mundo de "problemas".. 184
A babá... 190
Amor na coleira.. 198

Dez ameaças globais ao amor 202

Fé 205

Telas e testes 231

Igualdade 245

Os dez piores lugares do mundo para ser homossexual 264

De repente pai 267

Febre cáqui 272

Otimismo 275

A aceitação do amor 295

Lições sobre o amor aprendidas no exterior 297

Planejando 301

Todo amor do mundo 306

O Oscar de Tracy 316

Posfácio de Kurt 325

Fontes 329

Nota aos leitores

Para contar melhor a história, eu:

- Alterei alguns nomes, geralmente para muito melhor.
- Consultei meu dicionário desgrenhado bem mais do que um escritor decente deveria, sendo "desgrenhado" um bom exemplo disso.
- Joguei toda a cronologia em um liquidificador e fiz um purê.
- Acreditei que meus entrevistados foram honestos, e meus tradutores, precisos.
- Tentei e não consegui arranjar um casamento para o meu irmão, Kurt, na Índia, mas fique à vontade para me enviar e-mails com sugestões.

Abandonado profissional

Los Angeles

Só nos Estados Unidos uma pessoa é abandonada no altar e transforma o ocorrido em profissão.

Descobri essa realidade graças a Jennifer Wilbanks, a noiva de olhos arregalados da Geórgia que decidiu transformar as tradicionais festividades pré-nupciais trocando um simples jantar de ensaio por um falso sequestro e uma viagem para o outro lado do país. A noiva pé-frio foi presa pela polícia do Novo México depois de uma caçada em rede nacional e de inúmeras reportagens na TV que mostravam Julia Roberts a galope em *Noiva em fuga*. Eu era um dos milhões de norte-americanos que murmuravam para o noivo de Jennifer: "Seu FDP sortudo".

Foi então que o telefone começou a tocar.

– Queremos você no nosso programa matinal para falar sobre noivos abandonados – os produtores de TV imploravam. – Você pode estar em Nova York amanhã?

– Por que eu?

– Franz – disse um produtor francamente –, você não está entendendo. Você é a maior autoridade do mundo em ser abandonado.

Meus pais devem estar muito orgulhosos. Quatro anos na Universidade de Tufts, tutores, *kits* de ciências e aqueles trinta volumes de enciclopédias que meu pai guardava em casa – tudo para que eu pudesse tecer comentários sobre noivados fracassados.

Mas era isso mesmo. As palavras do produtor confirmavam meu destino. Eu havia me tornado um abandonado profissional.

A questão é que, vários anos antes, minha noiva me abandonara. Ela decidiu fazer isso poucos dias antes de nossa grande festa de casamento na remota comunidade costeira de Sea Ranch, na Califórnia. Com os convidados a caminho e o vinho estocado, decidi seguir em frente e aproveitar todas as festividades do fim de semana, fingindo, sem conseguir, que havia esquecido toda aquela coisa da noiva em fuga.

Dos 150 convidados, 75 compareceram – meu lado inteiro da igreja. Tivemos um torneio de golfe na sexta-feira, o jantar de ensaio no sábado e até uma cerimônia de casamento de brincadeira no domingo, com um amigo coberto de algas marinhas no papel da minha noiva ausente.

E quer saber? Foi muito bom e às vezes até significativo. Certo, durante as outras 23 horas e 57 minutos, foi como se alguém tivesse ligado um bate-estaca ao meu estômago e dado início a um tufão de ressaca de martíni em meu cérebro. Eu me senti humilhado e triste e surpreso o bastante para saber que os sentimentos ainda precisavam ser assimilados.

A parte significativa foi ter todas as pessoas que eram importantes para mim no mesmo lugar durante um fim de semana prolongado. Percebi, então, que poucas vezes conseguimos reunir todos os nossos amigos e família num único lugar – na verdade, duas vezes: no nosso casamento e no nosso funeral. E é difícil aproveitar o próprio funeral. Claro, falamos sobre a importância da família e dos amigos com enfado: "Eles são tudo para mim". Mesmo? Você realmente valoriza o amor ou procura o carinho deles a não ser que precise? Naquele fim de semana, eu precisava. Meu irmão, Kurt, dois anos mais novo que eu, liderou os festejos. Ele pegou o primeiro voo de Seattle para a Califórnia assim que lhe dei a notícia.

Quando minha noiva me abandonou, jurei que me casaria com meu emprego, que me tornaria o maior viciado em trabalho entre todos os viciados. Então, logo depois da festa de não casamento, eles me rebaixaram de posto. Os dois amores da minha vida haviam me abandonado.

Assim, optei pela solução mais racional: levar Kurt na minha viagem já paga de lua de mel à Costa Rica. Eu lhe contei sobre isso na noite anterior.

– Vamos lá – eu disse. – Vamos sair em lua de mel.

– Com quem? – ele perguntou.

– Tenho passagens de primeira classe. Tenho uma suíte de núpcias. Tenho champanhe.

– Opa, *peraí*. Eu te amo, cara. E quero muito ajudá-lo. Mas suítes de núpcias têm só uma cama. E geralmente em forma de coração. E é uma pena que você tenha sido abandonado e tal, mas nem sonhando eu vou passar duas semanas com você numa cama em forma de coração na Costa Rica.

Depois de garantir que eu dormiria no chão, Kurt e eu decolamos. Ele estava divorciado fazia um ano. E odiava seu emprego. Assim, lá estávamos nós, dois irmãos, os dois abandonados, os dois em empregos ruins, na minha lua de mel nos trópicos.

Lua de mel é coisa séria na Costa Rica. Os gerentes de hotel mantêm o lugar arrumadinho e com flores frescas, e estão todos ansiosos para entregar as chaves da suíte e plaquinhas de NÃO PERTURBE a casais felizes para uma semana de delírio tropical. O proprietário de um hotel desses se deu ao trabalho de nos receber na entrada.

– Senhor e... senhor Wisner? – disse ele, com o rosto contorcido.

– Você não está mais surpreso do que eu – eu disse.

Aquele montículo de massa cinzenta que eu costumava chamar de cabeça continuava a se contorcer de culpa, arrependimento e vergonha, além da insuportável dúvida sobre uma possível traição. *Ahá!* O outro homem ficava mais alto e mais rico a cada dia que passava. *Ele deve ser modelo. Herdeiro dos hotéis Hilton. Especialista em tango com um cartão de crédito sem limite. Vou matá-lo.*

Eu estava magoado. Estava num poço escuro e fundo, ofegante, rezando apenas para que a queda terminasse logo, longe do dia em que voltaria a ver os meus pés no chão. *Sai dessa*, eu brigava comigo mesmo, antes de perceber que ninguém escapa da dor tão fácil assim. Em vez disso, lutei contra forças igualmente devastadoras – tentando descobrir em que momento o relacionamento havia acabado e percebendo que eu jamais seria capaz de fazer qualquer coisa em relação a isso.

Nesse meio-tempo, Kurt e eu fizemos algo que não fazíamos há anos – conversamos. Não que houvesse alguma grande questão pendente que nos separava. Nós simplesmente fomos cada um para um lado, como tantos irmãos e irmãs em nossa sociedade. Fomos para faculdades diferentes, nos mudamos para cidades diferentes para dar início à nossa carreira, começamos a ter uma vida amorosa e colocamos nossa relação no fim da lista de prioridades. Eu acreditava que telefonemas esporádicos e notícias repassadas por nossa mãe eram suficientes. E eu estava errado.

Descobri isso na Costa Rica, em algum lugar entre o vulcão Arenal e os pores do sol em Tamarindo. Talvez fosse melhor passar a lua de mel com um irmão que eu mal conhecia do que com uma mulher que obviamente não me amava como eu a amava. Eu queria que a conversa continuasse, queria aprender mais sobre Kurt. Também ansiava por uma mudança de cenário para esfriar a cabeça e enxergava a viagem como uma cura em potencial. Assim, depois de duas semanas de estreitamento dos laços fraternais, sugeri a Kurt que estendêssemos a viagem.

– Ótima ideia – ele disse. – Tem um campo de golfe aqui perto. A gente podia ficar lá por uns dias, jogar algumas partidas, comer um pouco mais de peixe.

– Você não tem a menor ideia do que estou falando – retruquei.

Naquela noite, durante o jantar, convenci Kurt a estender a lua de mel por mais dois anos e 53 países.

Bem, essa não era exatamente a lua de mel com a qual eu sonhara. Mas esses dois anos propiciaram todo um mundo de descobertas, esclarecimento e renovação, assim como o reforço de uma relação com um melhor amigo havia muito perdido, e que por pura coincidência era também meu irmão. O planeta fez de mim um homem capaz de acreditar em muitas coisas – no otimismo em meio ao caos, no futebol como um esporte de verdade, apesar do que se dizia na escola, no chá verde, na sesta, no poder da fé para além do púlpito, na medicina oriental, no direito de um pai de melhorar a vida de seus filhos apesar das fronteiras. O mundo me mostrou a importância de viver com o coração, e não apenas com a mente, a necessidade que todos temos de seguir nossas paixões aonde quer que elas nos levem. O mundo me fez ter mais orgulho do que nunca de ter um passaporte com as palavras ESTADOS UNIDOS DA AMÉRICA gravadas em dourado, ainda mais quando eu encontrava um voluntário de ajuda humanitária com sotaque sulista, ou um aldeão cujos sonhos eram estimulados por um lugar que ele nem conhecia, uma terra que eu tinha a sorte de chamar de casa.

Essa foi uma lua de mel que valeu para toda a vida... se você ignorasse toda aquela coisa da noiva em fuga.

Havia apenas um probleminha. Hercúleo, como minha mãe o via. Eu passara dois anos vagando pelos destinos mais românticos do mundo – Rio de Janeiro e Praga, safáris africanos e ilhas exóticas –, conhecendo mulheres interessantes em todos os portos, com tempo de sobra para investir em amizade, diálogo e amor. De algum modo, consegui viver nesse cenário de sonhos, com tantas opções que até mesmo Borat seria capaz de encher um caderninho com números de telefone de mulheres, e ainda assim voltar solteiro.

– Cara, você tem sorte – diziam meus amigos, a maioria deles casada. – Você teve o mundo todo para escolher.

– Tá brincando? – eu respondia. – Vocês por acaso se aventuraram no joguinho dos solteiros na última, digamos, década? Vocês não sabem quão impossível é se apaixonar no nosso país, que dirá criar alguma conexão com alguém num lugar onde tudo é estranho: o idioma, a cultura, a moda, as piadas políticas e até o que se deve ou não pedir do cardápio?

Como conhecer alguém? Como se apaixonar? Essas perguntas permearam toda a lua de mel com meu irmão, principalmente quando estávamos num cenário romântico, ao pôr do sol, enquanto casais de verdade passeavam à procura de um lugar para jantar. Eu ia dormir, digamos, no lago de Como ou em Los Roques, olhava para Kurt na outra cama e pensava: *Pelo amor de Deus, o que é que estou fazendo aqui com você?*

Quando a lua de mel acabou e voltei para a Califórnia, concluí que o amor era algo inatingível para as massas, principalmente para um idiota que, em seu próprio casamento, comeu o bolo sozinho. As histórias de amor eram apenas histórias.

Não que eu não acreditasse no amor. Só não acreditava nas probabilidades. É como uma loteria. Vemos na televisão pessoas que ganham prêmios milionários. Elas usam camisas floridas ou chapéus de caubói. Apostam nos mesmos números durante 38 anos. Seguram cheques enormes e prometem comprar uma casa para cada filho. Nós vemos essas pessoas, mas não as conhecemos. E com certeza não somos uma delas.

Eu tivera minha oportunidade com o amor. E a estragara. Simples assim. Eu investira uma década num relacionamento. Nem todo investimento dá retorno.

A verdade é que não posso dizer que minha vida era completamente desprovida de amor. Os seres humanos são uma espécie criativa. Os beduínos podem encontrar água sob um oceano de areia. Ilhéus do Pacífico sabem quando há uma tempestade se aproximando, mesmo com o céu azul e sem nuvens. O mesmo serve para o amor. Se uma fonte seca, nós encontramos o que queremos em outro lugar. A mente se convence de que o tempo com os amigos e a família será suficiente. Ficamos mais criativos. Compramos animais de estimação.

Estranhos no paraíso
(com tudo incluso)

Santa Lúcia

Sabe aquela sensação de desamparo que você experimenta num péssimo primeiro encontro? Aquela vontade louca de fugir assim que sua companhia começa a falar sem parar sobre relacionamentos fracassados, vidas passadas ou como gosta de todas as coisas do Ricky Martin? Lá se vão as previsões de que "vocês formarão um casal perfeito"; surge uma vontade insuportável de sair dali. Você come o ravióli com pressa e olha para a taça de vinho dela como se pudesse fazê-lo evaporar. Nada de sobremesa ou café, obrigado. Só a conta, por favor. Estamos com um pouco de pressa.

Detenho o recorde mundial dessa sensação a bordo de um avião da Air Jamaica rumo a um hotel só para casais no Caribe. Num primeiro encontro.

Vou explicar.

No meio da tarde de uma sexta-feira qualquer, passo pela sede da revista *Coast* em Newport Beach, na Califórnia, sendo que "passar" significa "vagar sem trabalho e sem nada melhor para fazer". A editora, Justine Amodeo, tinha o hábito de distribuir pautas para escritores desempregados que lhe batiam à porta. Fiquei lá, esperando tempo o bastante para que isso acontecesse. Se eu podia ir a Santa Lúcia na primeira semana de março? Justine não tinha todos os detalhes, mas um assessor de imprensa entraria em contato comigo.

Vejamos. O trabalho exigiria que eu cancelasse um corte de cabelo e uma visita à lavanderia, mas claro. As roupas nem estavam tão sujas assim.

– Como a viagem é para um hotel só para casais, queremos que você leve uma namorada – explicou a entusiasmada assessora de imprensa no dia seguinte.

Só para casais? Como naqueles anúncios de página inteira nas revistas das companhias aéreas, com casais caucasianos felizes em roupas de banho coloridas jogando água uns nos outros na praia, mas nunca o bastante para lhes desalinhar o penteado? Só para casais, com gerentes arrumadinhos e animadores e comida à vontade?

Foi quando o pânico me consumiu, e não porque meu guarda-roupa não tivesse nada alaranjado. O destino era um refúgio para casais que chamavam um ao outro de "benzinho" e andavam de mãos dadas, casais fãs de Jimmy Buffett.

– Você tem certeza de que ligou para o cara certo? – perguntei. – Franz é um nome bem comum.

– Você é engraçado – disse ela. – A Justine disse que você ficaria animadíssimo com a viagem.

– Essa Justine... Que piada me escolher para isso...

Ignorando minha hesitação, ela se pôs a falar sobre o cenário romântico de Santa Lúcia e as infinitas atividades das quais eu participaria com minha cara-metade. Como os folhetos do hotel explicavam: "Vocês só precisam se amar".

Esse era exatamente o meu problema.

– Posso levar meu irmão? – perguntei. – Eu o levei na minha lua de mel.

– Isso foi hilário!

– Ótimo.

– Ah, não. O Caribe não é muito aberto a esse tipo de coisa.

Ela continuou com seu discurso sobre bares na piscina e massagens a dois. Eu não registrei uma única palavra. Estava ocupado demais procurando em todos os cantos da minha mente por uma mulher que estivesse viva, fosse animada e de preferência não fosse da minha família e que talvez, com um pouco de sorte, pudesse aceitar o convite. A caçada começou assim que desliguei o telefone. O resultado foi algo parecido com isto:

– Muito gentil, Franz, mas eu realmente não vejo você dessa forma.

– Juro que não é nada além de uma viagem de graça. Nunca, nem em um milhão de anos, eu tentaria pôr as mãos em você.

– Agora é que eu não quero *mesmo* ir.

Todas as minhas amigas estavam trabalhando. Elas tinham compromissos. Tinham aversão a bufês. Elas se negaram em massa. E como eu poderia culpá-las por isso?

O trabalho parecera tão idílico quando Justine me encarregou dele. Mergulhos no oceano, coquetéis e porções de frutos do mar, ou de qualquer outra coisa que eles comessem no Caribe. Eu era capaz de fazer isso. Passar alguns dias com um grupo de jornalistas mimados dos cadernos de turismo. Sem problemas. Mas o telefonema mudara tudo. Minha ilha da fantasia desaparecera graças àquelas três malditas palavras: só para casais.

Aquilo não era mais uma viagem de graça a um hotel caro. O trabalho não exigia o menor raciocínio. Era, isso sim, uma provação, um interrogatório público de minha vida amorosa como solteirão em estado terminal. *É isso. A Justine está fazendo isso para mexer comigo. Para me obrigar a me relacionar com alguém, com qualquer mulher.* O processo começou tendo meu ego como primeira testemunha.

Liguei para minha amiga Martha, uma documentarista de alma aventureira, para saber se ela tinha alguma sugestão.

– Fala sério, Wiz – disse ela. – Isso parece um tipo de golpe.

– Juro que é verdade. Só preciso de alguém para ficar ao meu lado para não me expulsarem da ilha. É ilegal ser solteiro num hotel só para casais.

– A Libby tem uma amiga. Talvez ela vá. Mas tome cuidado. Ela é forte o bastante para rejeitar qualquer coisa que você possa oferecer lá.

– Ótimo. Só não conte nada sobre eu ter sido abandonado no altar. Não quero que ela se assuste.

Martha me ligou de volta no dia seguinte.

– Tentei o meu melhor com a Tracy – contou ela. – Disse que seria divertido e que você dormiria no chão.

– E o que ela disse?

– Disse que o encontraria para um café. Quando você voltar.

Então, uma saída. Eu tinha certeza de que o hotel seria ótimo para casais apaixonados. Mas e para casais que não estavam apaixonados? Melhor, para casais que nem mesmo se conheciam? Como o hotel seria como cenário para um primeiro encontro?

Sim! Um furo jornalístico. Bob Woodward nunca levou uma pessoa desconhecida a um hotel só para casais. Pois eu levaria alguém que não conhecia. Uma solução brilhante. Além de ser minha única opção.

Corta para Angela A., a mulher de alma corajosa/incauta que respondeu a meu anúncio na internet oferecendo "Uma viagem de graça ao Caribe" em troca da permissão para escrever sobre a experiência. Viagem estritamente profissional, deixei claro aos leitores do anúncio. E eu estava falando sério. Mais ou menos sério. "Favor enviar uma foto."

Depois de três dias, eu continuava sozinho. A Microsoft deve proteger os computadores com um antivírus que impede qualquer contato com vagabundos desempregados de 38 anos. Foi então que um raio de esperança surgiu na minha caixa postal.

Angela me enviou a primeira e única resposta. Ela anexou uma fotografia, uma imagem granulada em preto e branco que me lembrava uma séria comissária de bordo da Cathay Pacific Airlines. Ela parecia pensativa, com sobrancelhas aparadas e arqueadas num olhar de falsa preocupação; os longos cabelos castanhos presos acentuavam seus traços asiáticos. Ela parecia, bem, a única que se ofereceu.

Decidi me encontrar com ela por cinco minutos no Café Casbah, em Silver Lake, tanto para lhe dar garantias do meu quase legítimo posto de escritor quanto para ter certeza de que ela não tinha o perfil de uma assassina da serra elétrica. Ela estava me esperando na mesa da frente, com um papel brilhante na mão, que me estendeu como se estivesse fazendo um teste para uma peça de teatro. Cumprimentei-a e procurei por manias odiosas, tiques, olhares estranhos e coisas assim. Ela parecia sã. Não ficou acariciando as facas. Além disso, concluí que seria quase impossível passar pelo detector de metal do aeroporto com uma serra elétrica. Não houve nenhuma ligação amorosa nem variação de feromônios, mas ao menos ela me parecia divertida. *Se você decepcionar a Justine, ela nunca mais vai te passar trabalho.*

– Certo – anunciei. – Você conseguiu o papel.

– Ótimo!

Voamos para Santa Lúcia no dia seguinte.

Bebendo refrigerante de gengibre e sobrevoando o Arizona, Angela me contou que era atriz "em meio a uma fase de reinvenção".

– Estou tentando me recolocar no mercado como uma Keanu Reeves de saias – disse.

Keanu Reeves. Uau. Eu não tinha nada contra o Keanu Reeves. Mas será que eu realmente queria passar um fim de semana romântico com sua versão feminina? Ela não podia ao menos ter escolhido alguém um pouco mais andrógeno? Digamos, Orlando Bloom?

Um Boeing 757, lembrei naquele momento, é um projétil de metal sem saída. O botão para chamar a aeromoça tampouco ajudaria. O encontro com Angela A., a Keanu Reeves de saias, havia apenas começado. Não tinha como fugir.

Angela tirou da mochila um livro chamado *Segredos da escolha de elenco* e me entregou como prova de sua empreitada. Eu estava entediado. Estava preso. Passei algumas horas lendo aquele manual, o que só me trouxe uma vantagem: agora eu sei que nunca devo mascar chicletes ou levar um animal de estimação a um teste de elenco.

Na recepção do hotel em Santa Lúcia, implorei num sussurro por um quarto com duas camas. O homem riu, depois meneou a cabeça como se tivesse entendido. Coitado. Ele deu de ombros e me entregou a chave do quarto.

Aparentemente, em hotéis só para casais não há quartos com camas separadas. Os briguentos que se virem. Nós ficamos em um quarto com uma enorme cama de casal, área de estar, varanda e uma pequena piscina. Enquanto Angela desfazia as malas, eu dava uma olhada no sofá para ver se por acaso ele se transformava em cama. Aparentemente, não existem sofás-camas em hotéis só para casais. Joguei os pés sobre o braço do sofá e lancei um olhar para a cadeira de praia lá fora como um plano B.

Depois de um rápido jantar regado a cerveja jamaicana e evitando perguntas de outros jornalistas, eu disse a Angela que queria ir me deitar. Embora não bebesse, ela planejava ficar com o grupo no bar. Sem problemas, eu disse. Dormirei no chão da área de estar.

Ouvi o barulho do chuveiro às três da madrugada. Angela tomou outro banho às sete.

Certo. Nenhum problema. Talvez ela esteja se adaptando ao fuso horário. Não há nada de errado com um banho no meio da madrugada e outro no começo da manhã.

O que me alarmou, contudo, não foi o som da água caindo, e sim a visão do traje que ela escolheu para passar o dia quando emergiu da área alagada que costumava ser o banheiro: shorts, maiô, filtro solar e a touca de banho do hotel na cabeça.

– Você não vai sair assim, vai?
– Disseram que talvez chova hoje.
– Aqui chove todos os dias.
– Não quero estragar meu cabelo.

Eu quis gritar, mandar que ela tirasse aquele papel-filme ridículo da cabeça. *Nenhuma namorada minha vai usar uma coisa dessas lá fora. Tire esse saco plástico da cabeça!*

Então, lembrei que Angela não era minha namorada. Não era a esposa que eu exibia a todos, nem minha companheira de toda a vida, nem nada significativo. Por que eu me importava se as pessoas a vissem daquele jeito?

– Vai fundo – eu disse.

Ela sorriu, vitoriosa, e saiu para um café da manhã com ovos flambados e mamão à vontade. Mas Angela ignorou essas opções em favor de peixe cru e dentes de alho. Para afastar os insetos, explicou (sem mencionar vampiros ou qualquer possível homem).

Enquanto Angela meneava a cabeça plástica para as pessoas, eu pensava sobre os milhões de homens e mulheres que já travaram guerras ao redor de coisas como toucas de banho, lembrando de alguns combates horríveis que eu também já tinha vivenciado. Minha ex-noiva e eu brigamos durante uma semana por causa de um relógio de parede que ela havia comprado, uma dessas geringonças artísticas sem números e com arames tortos no lugar dos ponteiros.

– Qual o sentido de ter um relógio se você não pode ver a hora? – argumentei sem parar.

Agora, era tão melhor simplesmente concordar. Que se danem as toucas de banho. Talvez o segredo de um casal feliz seja simplesmente não se importar.

Era a primeira viagem de Angela a uma ilha tropical, e ela falava de maneira entusiasmada sobre o pacote com tudo incluso. Optamos por não ficar juntos naquele dia. Angela preferia o passeio de catamarã pelas praias próximas e até os picos vulcânicos Pitons, enquanto eu optei por passear pela capital, Castries.

– Nos encontramos à tarde – eu disse. – Tome notas.

Angela, Angela, Angela. Não consigo imaginar você tentando começar qualquer diálogo com essa touca plástica na cabeça. Eles vão rir e falar nas suas costas...

Fiquei paralisado e então dei meia-volta. Em meio aos prédios de laje fina da cidade, percebi que eu era responsável por Angela. Eu a levara para aquela ilha prometendo uma coisa e, sem pensar, deixei que ela saísse num catamarã cheio de casais felizes e bêbados. Casais felizes podem ser um inferno.

E daí que ela era um pouco cuidadosa demais com seu cabelo? Todos nós deveríamos tomar mais cuidado com nossos folículos pilosos.

Também comecei a pensar em minhas próprias idiossincrasias. Será que eu era menos estranho do que Angela? O que é ser estranho? Eu não tomava banho às três da manhã, mas me enxugava sempre do mesmo jeito. Primeiro os cabelos, depois as axilas, perna esquerda e depois a direita, braços, peito.

Eu não cobria os cabelos com uma touca plástica, mas lembrava que, várias manhãs, ia de bicicleta até a escola primária com a cabeça virada na direção do vento num ângulo exato, só para ter certeza de que a divisão do meu cabelo permaneceria inalterada o dia todo, como se tivesse sido esculpida em pedra.

Naquela tarde, comprei-lhe um suco e caminhamos juntos pela praia, passando por concursos de dança e partidas de *paddle* só para casais. Conversamos sobre os pais dela e sobre a irmã, que lhe implorou que não fosse viajar com um estranho. E se ele tentasse estuprá-la? E se ele fosse um maníaco da serra elétrica? Por que todos os cenários de catástrofes envolvem uma serra elétrica? Ela me contou que enviara à irmã vários e-mails para tranquilizá-la e dizer que eu era um cavalheiro, ainda que um pouco esquisito.

– E como vai sua carreira? – perguntei enquanto caminhávamos. – Já conseguiu algum papel importante?

– Sim. E estou muito animada por causa disso.

– Fale mais.

– Faço uma dublagem no videogame Grand Theft Auto. Todas as crianças jogam.

– Legal. Mostre alguma coisa.

– Certo – disse ela, preparando-se. – Aqui vai. Uhhhh!

– Só isso?

– Bem, eles repetem. Você pode ouvir isso várias vezes se jogar o jogo.

Ali mesmo embarquei na fantasia dela. Quem se importava se suas falas nem eram palavras? Era algo importante. Angela estava no rumo certo. Encarnei o papel de solucionador de problemas e listei os doze passos que ela teria de dar para fazer sucesso em Hollywood, ignorando o fato de que eu não sabia nada sobre interpretação ou Keanu Reeves. Quanto mais eu ouvia, mais torcia por Angela. Comecei a me solidarizar com ela. Criamos um vínculo. Até a hora do jantar.

Não procurei nenhum estudo científico para embasar isso, mas estou convencido de que a curiosidade/bisbilhotice de uma pessoa aumenta exponencialmente depois do casamento. Você tem alguém para conspirar com você. Tem tempo para criar teorias. De que outro modo explicaríamos a torrente de perguntas que nos lançavam sempre que Angela e eu fazíamos alguma refeição com outros casais?

– Então, vocês são casados? – perguntou uma esposa do Alabama toda queimada de sol. – Não estou vendo aliança.

– Como vocês se conheceram? – interrompeu um marido de Nova York enquanto eu balbuciava para responder à primeira pergunta.

No hotel só para casais, aprendi que casais adoram conversar com casais sobre seu tema preferido: outros casais. Primeiros encontros, pedidos de casamento, cerimônias de casamento, luas de mel – eles falam de tudo, dissecam tudo que se refere a casamento, o dia todo, todos os dias.

Eles falaram tanto sobre ser um casal que de repente eu comecei a invejá-los. O namoro deles parecia ser muito feliz e equilibrado, seus gracejos eram tão bonitinhos! Ninguém mencionou um caso com alguém do trabalho ou uma overdose de calmante. Seus filhos limpinhos, sorrindo nas fotos da escola, pareciam suas imagens espelhadas, verdadeiros "mini-Eus" felizes da mamãe e do papai. Não havia uma só meleca ou cabelo desgrenhado à vista. Conta conjunta, apelido para as partes do corpo, ele toma banho enquanto ela se enxuga – eu desejei ter tudo isso. Entreguei-me ao frenesi, convencendo-me de que agora eu era um solteiro infeliz. Minha bunda não era a "bochechudinha" ou as "bolinhas de leite". As únicas palavras que tinha ouvido para descrevê-la nos últimos dez anos foram "bunda-mole", como em: "Ei, seu bunda-mole!"

Olhei para Angela. Antes da viagem, obriguei-a a prometer que não estragaria meu disfarce. Não queria que o pessoal gentil do hotel pensasse que eu estava me aproveitando da hospitalidade deles. Não queria que eles achassem que eu era, *hummm*, solteiro. Apenas concorde com o que eu disser, eu a instruí; vamos responder às perguntas e mudar de assunto. Num hotel só para casais, isso é algo fácil de dizer, mas difícil de fazer.

– Quando você vai torná-la uma mulher de bem, Franz? – perguntou uma esposa de Boston.

– A Angela é muito honesta.

– Você sabe o que estou querendo dizer.

– E os Sox, hein?

Na terceira noite, desisti. Eu era um intruso, não fazia parte do clube.

– Há quanto tempo você conhece a Angela? – perguntou outro jornalista.

– Mais ou menos um voo a mais do que conheço você.

– Não achei mesmo que vocês formavam um belo casal.

– Por quê? – perguntei, de repente na defensiva. – O que há de errado com a gente?

– Você nem olha para ela.

– Bem, olhares são supervalorizados. O que importa é o que você sente de verdade.

– Agora eu tenho certeza de que você é solteiro.

Isso deu início a várias conversas. E descobri que o assunto preferido entre casais não são somente outros casais, mas os problemas dos outros casais. Éramos o alvo perfeito para a psicologia barata deles. Angela pediu licença para deixar a sessão de análise.

– Vou até a academia – disse.

– Já é quase meia-noite.

– Esse é o melhor horário. Não tem ninguém lá. E eu gosto de tomar banho tarde.

– Você é uma gracinha – eu disse. – Mas como vou descrevê-la nesta história toda?

– Que tal assim? – disse ela, sem parar. – Uma atriz em ascensão com talento criativo.

– Bom treino na academia – eu disse para a atriz em ascensão com talento criativo.

Angela ajustou o iPod e passou em meio à multidão de casais. Não percebi a garçonete ao meu lado.

– O senhor ou a sua esposa gostariam de um café?

– Eu sou... solteiro – eu disse. – Solteiríssimo.

O cúmplice

Los Angeles

Não me entenda mal. Los Angeles é um lugar maravilhoso. Afinal, eles têm taco de peixe. E também o Griffith Park, a rádio KCRW e astros do cinema de ressaca e sem maquiagem no supermercado do seu bairro. Em tudo, exceto para namoros, a cidade é ótima.

Mas, quando se trata de amor, Los Angeles é – e isso é um fato cientificamente comprovado – o pior lugar da Terra. Pode pesquisar. Entre outros motivos, como você pode se apaixonar numa cidade onde ninguém olha nos seus olhos?

Em restaurantes, no parque, em consultas com o oftalmologista – não importa. Você começa a conversar com as pessoas em Los Angeles e a primeira coisa que elas fazem é olhar por sobre seus ombros para ver se alguém melhor está chegando. Senhoras e senhores, o Olhar de Hollywood. *Hummm*, dizem, balançando a cabeça de um lado para o outro para ver o que há atrás de você. Certo. Até mesmo repórteres no tapete vermelho, conversando com as pessoas mais fabulosas e bem-vestidas do planeta, têm o Olhar, cogitando se alguém ainda mais bem-vestido e fabuloso sairá da limusine em breve .

O Olhar é mais do que um subproduto de Los Angeles. Ele *é* Los Angeles. Mais do que qualquer outro lugar, o sul da Califórnia é dominado pela próxima grande novidade, a próxima "mulher perfeita", a próxima onda. Comprou um Mercedes novo? Você precisa ver o híbrido que estão lançando. O bar no terraço daquele hotel da moda? Esqueça. Vá para o bar no terraço daquele outro hotel. Chai é bom, mas você já experimentou mate? É bom? Vai ser um enorme sucesso. Mas é bom?

No trabalho ou em conversas triviais, o Olhar é irritante, mas tolerável. Você aprende a não levar pelo lado pessoal e a não olhar mais para trás enquanto conversa. Qualquer pessoa é mais importante que você. Aceite esse fato. E isso não era um grande problema para mim.

Em um encontro, porém, o Olhar se torna mortal e elimina a possibilidade de qualquer ligação amorosa. Namorar em Los Angeles é como interpretar Shakespeare ao lado de um elenco com déficit de atenção.

Claro, eu piorei as coisas. Não tinha exatamente a ligação certa com Los Angeles. Eu torcia contra o Lakers e o Dodgers, nunca compartilhei cama ou drogas com qualquer pessoa que lesse a revista *Variety* e não tinha nenhum astrólogo ou herbalista na discagem rápida do celular. No meu guarda-roupa, não havia nenhuma peça Von Dutch, mas diversas da DMZ, há vários anos fora de moda, porém ainda não velha o bastante para se tornar bacana de novo, como os casacos de veludo do meu pai. Eu nem tinha carro nos primeiros seis meses depois que Kurt e eu alugamos uma casa em Los Feliz, bairro que nosso senhorio descreveu como "meio boêmio, meio armênio".

Quando alguém pergunta o que fazem, os habitantes de Los Angeles tendem a falar sobre seus passatempos. "Sou um windsurfista trabalhando num roteiro." Adoro essa característica deles. Mas, infelizmente, meu passatempo – sair em lua de mel com meu irmão – não constitui exatamente o melhor começo de conversa.

"Que estranho", diziam. E, quando um californiano lhe diz que algo é estranho, é porque é *realmente* estranho.

– Chega – eu disse.
– Você chegou cedo – replicou Kurt, sem me ouvir direito.

Kurt assistia, em transe, a um torneio de golfe transmitido pela televisão. Seu corpo de corredor, comprido e magro, estava espalhado no sofá e transbordava sobre o braço. Ele precisava cortar o cabelo e pensei em lhe dizer isso. Depois, lembrei que eu era o irmão mais velho e que esse tipo de comentário nem sempre é bem recebido. Como Mike Myers (também conhecido como Linda Richman) diria no *Saturday Night Live*: "Suas sugestões amigáveis não são nem sugestões nem amigáveis".

– É impossível manter uma conversa nesta cidade – eu disse. – Que dirá ter um relacionamento.

– Achei que ela fosse preparar um jantar para você e alguns amigos.

– Foi o que ela fez.
– E o que ela serviu?
– Ecstasy... em tubinhos de bala.
– Você acha que ela gostou de você?
– Kurt, ela tinha tomado ecstasy. Ela gostou até da lixeira.

Por mais que eu tentasse, e Deus sabe quanto tentei, simplesmente não conseguia ver uma saída. Nós tínhamos assinado um contrato de aluguel. Eu estava preso em Los Angeles, solteiro, recusando ecstasy em um tubinho de bala e sem uma única mulher à vista. Ao abrir a geladeira para pegar uma cerveja, eu me detive.

Há momentos na vida de um homem em que ele precisa travar a batalha impossível, deixando de lado probabilidades ínfimas e detalhes horrendos, como lenços de papel usados. Shackleton na ilha Elefante, Willis Reed na final da NBA, Al Pacino em *O poderoso chefão 3*. Mas aquele não era um desses momentos.

– Vou embora.
– Para onde? – perguntou ele, com o olhar ainda fixo no torneio de golfe.
– Qual foi a única coisa que todo mundo perguntou sobre as nossas viagens?
– Vocês tiveram diarreia?
– Outra.
– Malária?
– Amor.
– Amor?
– Sim. Vocês conheceram alguém? Vocês se apaixonaram por alguém no Rio? Cantaram alguma mulher de burca?
– Ninguém me perguntou nada sobre burcas.
– Quando vamos a outro país e conhecemos pessoas, sobre o que acabamos conversando?
– Futebol – respondeu ele.
– Vidas amorosas! É o mais interessante em viajar, e algo completamente ignorado nos guias de viagem.
– Não vá começar a criticar os guias de viagem de novo.

Kurt finalmente tirou os olhos da televisão.

– Quantos casais felizes encontramos por aí? Pessoas que não vivem em mansões nem servem ecstasy em tubinhos de bala?
– Milhares.

– Exatamente. E qual é o segredo delas?
– Acho que não têm tubinhos de bala nesses lugares.
– Você quer continuar viajando, não quer?
– Sim.
– E se escolhêssemos um país de cada continente, qualquer um? Ficamos lá por um mês e aprendemos tudo que pudermos sobre o amor. Entre jovens, velhos, gays, héteros, árabes, hindus, veganos. O que estamos fazendo aqui que seja mais importante que o amor?
– Uau – ele disse, virando-se para mim. – Nunca pensei que você tomaria ecstasy.
– Não tomei ecstasy. Estou falando sério. Olha, talvez a gente aprenda alguma coisa. Voltamos fortalecidos para casa.
– E como pagaremos por isso?
– LaRue.

A pessoa mais inspiradora que conheci, durante os dois anos e os 53 países pelos quais viajei em lua de mel com meu irmão, foi uma mulher de 98 anos que sobrevivera a um câncer, pintava passarinhos vermelhos em peças de porcelana e criticava os vizinhos se eles começassem a usar andador: "Vou lhe dar só mais um dia com essa porcaria, Peggy". Ela não vivia em nenhum país exótico, e sim numa casa de reboco rosa num asilo em Sacramento, na Califórnia. Ela era especial; era nossa "vódrasta", e seu nome era LaRue.
Contamos a LaRue nosso plano maluco antes de conversar com nossos pais.
– Adivinha? Vamos pedir demissão, vender nossa casa, doar nossas roupas e continuar em lua de mel ao redor do mundo por mais alguns anos.
– Maravilha! – respondeu ela, sem hesitar. Na verdade, ela nos acompanharia na viagem. Para isso, precisávamos apenas de um mapa-múndi, uma caixa de tachinhas vermelhas e um cartão-postal ou uma carta enviados de cada destino. – Vou mostrar os cartões-postais para todos os moradores de Eskaton – disse ela. – Todos nós vamos com vocês.
E eles realmente gostaram da ideia.
– Eu queria ter viajado mais quando tinha sua idade – diziam. – Hoje eu tenho tempo e dinheiro, mas não o corpo. E meu irmão acabou de morrer.
– Você nunca se arrepende de uma viagem – resumiu LaRue. – Só daquelas que não fez. E você com certeza nunca se arrepende do tempo que passa com a família. Então, não percam essa oportunidade.

Kurt e eu seguramos a mão dela durante os últimos dias no hospital. Sobre os fios da medicação intravenosa e os monitores, estavam nossas fotografias e cartões-postais enviados do estrangeiro: crianças sorrindo na África, um pôr do sol em Foz do Iguaçu, eu segurando uma galinha-d'angola que entrou voando pela janela do ônibus no Malawi. Nunca expliquei aquela imagem para LaRue, mas acho que não era necessário. Ela estava conosco em cada etapa do caminho. Em seu testamento, ela nos deixou um pouco de dinheiro para que continuássemos viajando.

– Existe um modo melhor de gastar esse dinheiro? – perguntei a Kurt. – LaRue era a personificação do amor. Vamos conversar com as LaRues do mundo.

Convencer Kurt a embarcar em outra aventura não levou muito mais tempo do que uma partida de golfe. Sua vida amorosa também patinava, tanto que ele começara a falar seriamente em trabalhar como voluntário em hospedarias.

– Assim vou conhecer vários estrangeiros, pessoas que gostam de conversar sobre viagens. Poderíamos trocar histórias por horas.

Ele desistiu da ideia quando o lembrei dos dias que passou lavando suas cuecas em hospedarias.

As únicas exigências de Kurt eram ir para a Índia em algum momento e adiar a viagem até que ele encerrasse sua carreira de golfista. Um treinador de uma faculdade comunitária local o convencera a se matricular na instituição, apesar de Kurt já ter se formado pela Universidade do Oregon dez anos antes. Afinal, ele tinha dois anos de qualificação como atleta. Assim, Kurt passava os dias assistindo a aulas de espanhol e de documentário com adolescentes e competindo em campos de golfe públicos à tarde. Eu levava os cachorros dele para passear.

Minha agente telefonou algumas semanas mais tarde com boas notícias. Meu editor concordara com meu semiprojeto de escrever um livro sobre relacionamentos mundo afora. De algum modo (com alguma agressividade, eu acho), ela convenceu a editora a ajudar a financiar a viagem para sete países – Brasil, Egito, Índia, República Tcheca, Panamá, Nova Zelândia e Botsuana –, para que conversássemos com os habitantes locais sobre amor, namoro, romance. E sexo.

No projeto do livro, garanti à minha editora que esses países abrangiam uma amostra considerável dos continentes do mundo, uma mistura de religiões e raças, riqueza e topografia, escolhidos por sociólogos e cientistas que trabalhavam com bicos de Bunsen em laboratórios. Mentira. Não houve bicos de Bunsen, apenas uma conversa com Kurt, que começou assim:

– Para onde você quer ir?

O mundo parecia tão sábio quanto ao amor. Eu ansiava por obter essa sabedoria. Para mim, o planeta era a antítese de Los Angeles. Esses países me ajudaram a criar uma relação nova com meu irmão e a reinventar minha vida depois de ter sido abandonado no altar. Melhor que qualquer livro de autoajuda ou programa de doze passos, o mundo continuava sendo a minha cura. Se alguém era capaz de me ajudar a reconstruir minha vida amorosa, era o mundo.

Durante nossas viagens, conhecemos inúmeros casais felizes no terceiro mundo, aldeões de mãos dadas, conversando conosco em seu casebre, sorrindo com sinceridade e sem parar, sorrisos de experiência e sabedoria. Eles tinham alguma coisa, segredos que eu esperava que compartilhassem conosco.

E o melhor é que agora eu tiraria uma folga da miséria que era a cena amorosa de Los Angeles. Eu poderia tentar a sorte ao redor do mundo, ao menos em teoria. Havia um jeito mais fácil de abordar alguém em outro país?

– Com licença, moça, estou escrevendo um livro sobre o amor. Gostaria de tomar uma xícara de café?

Tudo bem, isso era um pouco assustador. Mas podíamos melhorar.

E, com um pouco de sorte, ou melhor, com muita sorte, eu teria um final feliz. "Escritor termina sua busca pelo mundo e se casa com a melhor mulher do planeta!" Uma princesa europeia, uma escritora sul-americana, uma campeã de surfe australiana!

Ou talvez eu estivesse apenas fantasiando.

O amor está morto

O mundo

Não sei como definir, só sei dizer que ele deveria estar morto. O amor, quero dizer. *Amour*. Eros. Aquela força sem sentido que convence duas pessoas sãs a ignorar todos os indícios racionais contrários e a tentar passar o resto da vida juntas. Sob qualquer ponto de vista ou análise apressada, o amor, no nosso planeta, deveria estar no topo da lista das espécies extintas. Morto. Acabado. Enterrado ao lado dos dodós e DeLoreans. Apenas dê uma olhada no que fizemos ao coitadinho.

Escolha aleatoriamente cem casais ao redor do mundo. De todos os tipos – jovens ou velhos, gays ou héteros, ricos ou pobres, que dormem abraçadinhos ou não.

Metade seria casada. Metade dessa metade em breve estaria divorciada, e poderíamos considerar uma taxa ainda maior se sua amostra incluísse países como Bielorrússia, Estados Unidos e as paradisíacas ilhas Maldivas, um lugar incrível, ao mesmo tempo um paraíso para casais em lua de mel e um inferno para divorciados. Nos países árabes, os homens podem se divorciar da esposa ao repetir a palavra "divórcio" três vezes. Em Cuba, uma separação custa quatro dólares e meia hora de burocracia num cartório, mais ou menos o preço de um charuto cubano e o tempo necessário para fumá-lo.

Em quase todo o mundo, pensão alimentícia não existe, e o apoio à criança dado pelo pai se resume a embalar o filho no colo quando estiver por perto. Os homens vão embora e as mulheres são deixadas para trás, para criar os filhos sozinhas e com seus próprios recursos. Essa é uma escolha difícil para qualquer mulher num casamento ruim. Elas não suportam ficar, mas não têm condições de sair.

Assim, ignoram as safadezas do marido e muitas vezes se envolvem em safadezas também. Quantos dos nossos parceiros traem? Uma pergunta mais fácil: Quantos não traem? As pesquisas dizem que pelo menos metade dos homens americanos trai. Mas por que realizamos esse tipo de pesquisa? Por que perguntamos a pessoas nas quais não se pode confiar se elas são confiáveis?

Os americanos parecem ingênuos comparados ao restante do mundo. Metade? Ha! O restante do planeta ultrapassa essa marca já no café da manhã. Os russos se vangloriam de índices de infidelidade de 75% ou mais, enquanto os outros 25% afiam suas cantadas na esperança de se juntar à maioria. Na República Tcheca, no Brasil, na Costa Rica, no Quênia e em outros países dominados pela testosterona, a traição é vista como um dos benefícios de ser um homem viril.

Seja qual for a taxa de infidelidade, o mundo a tolera. A maioria das pessoas nos Estados Unidos vê a traição como algo imoral, errado e prejudicial ao relacionamento. A maior parte das mulheres norte-americanas não vê justificativa para casos fortuitos. Isso, claro, não impediu que várias gerações de homens no país usassem desculpas ridículas para trair, como despedidas de solteiro em Las Vegas, martínis demais ou "foi apenas sexo". A relação pode sobreviver, eles apelam, enquanto a parceira congela a conta bancária do marido e toma medidas para que ele use uma coleira eletrônica.

Dos nossos cem casais, um grande número vê a infidelidade da mesma maneira que vê as secas, a corrupção no governo e o programa *SOS Malibu* – um fato da vida, algo a ser tolerado, e não mudado. Dois terços das mulheres peruanas acreditam que a infidelidade é justificável. E encontramos taxas semelhantes nos outros países da América Central e do Sul. Nos países do antigo Bloco Oriental, onde o sigilo tem sido a regra, com inspiração governamental, há várias gerações, as mulheres chegam ao extremo de ignorar traições e até mesmo se tornar amigas das amantes do marido, a fim de acompanhar melhor a infidelidade.

Diga à sua amiga nos Estados Unidos que o marido dela está tendo um caso e vocês duas passarão dias planejando a morte lenta e dolorosa do infiel, de preferência transmitida pelo programa do Jerry Springer. Diga a uma amiga na Europa que o marido a está traindo e você perderá a amiga. Claro que o marido a está traindo. É a Europa!

Como o planeta restringe a infidelidade? Simples: não a chama de infidelidade. O termo implica uma agressão, um crime. Na França, trata-se simplesmente de um caso. É tão mais divertido e frívolo assim. Em Botsuana, fala-se em traição como "O ratana le mongwe", isto é, "Ele está saindo com outra pessoa". Saindo para onde? Na língua tswana, não existe palavra para *infidelidade*.

A prostituição é legal ou tolerada num número crescente de países-membros das Nações Unidas. Nações ocidentais, como a Alemanha e a Austrália, se juntaram recentemente ao clube dos cafetões, afirmando que o sexo pago já não é considerado imoral, e sim um serviço sobre o qual se pagam impostos. A Alemanha, inclusive, importou dezenas de milhares de prostitutas dos países vizinhos para suprir a demanda durante a Copa do Mundo de 2006. Acho que foi assim que conseguiram controlar os Hooligans.

Dezenas de outros países, embora proíbam oficialmente a prostituição, descriminalizaram a prática e permitem que o sexo pago prospere em "bairros da luz vermelha" e bordéis improvisados. Independentemente da região, entre nossos cem casais haveria muitos frequentadores de prostíbulos.

Se a infidelidade é um problema, você sempre pode se mudar para países como Arábia Saudita, Nigéria ou Iêmen, onde esses encontros secretos são punidos com a morte. Mulheres ocidentais, contudo, devem atentar para um fato: não são as vítimas que aplicam a sentença.

Nós maltratamos o amor. Literalmente. Gravemente. Mais de um terço das mulheres de nossa amostra seriam vítimas de abuso emocional, sexual ou físico. E esse número se refere apenas àquelas que tiveram coragem de se expor. Não se esqueça dos milhões de mulheres silenciadas, sem opções ou apoio, aquelas que usam maquiagem pesada e véus escuros para esconder os hematomas. O Banco Mundial estima que a violência doméstica fere ou mata mais mulheres do que os acidentes de trânsito ou a malária. Juntos.

O álcool é um acessório para esses crimes. Se você vir um olho roxo, geralmente haverá uma garrafa por perto. Um em cada sete norte-americanos tem problemas relacionados ao álcool. E somos praticamente abstêmios. As estatísticas são muito maiores no Japão, por exemplo, onde bebedeiras que duram a noite toda e versões incompreensíveis de "Danke Schoen" em karaokês são consideradas etapas obrigatórias da ascensão profissional. Mas os japoneses são apenas bebedores sociais se comparados aos russos. As pesquisas mostram que metade da Rússia tem problema com bebidas. Os cínicos que já estiveram no país afirmam que a outra metade devia estar dormindo, se recuperando da bebedeira, quando a pesquisa foi feita.

A pornografia é outro ataque ao amor, principalmente com a internet, em que uma infinidade de obscenidades pode ser acessada com o clique de um mouse. Os Estados Unidos podem não ser o país mais populoso do mundo nem o maior em extensão, mas somos os reis da pornografia. E as rainhas. E as princesas, duques, lacaios e bobos da corte. De acordo com uma reportagem recente do programa *60 Minutes*, produzimos três quartos da pornografia mundial, que devoramos na mesma escala, numa indústria que gera dez bilhões de dólares por ano.

Isso quase nos faz sentir pena do McDonald's. Os críticos citam a rede de lanchonetes como o principal exemplo do consumismo americano por produtos de má qualidade. Mesmo assim, há três vezes mais lugares para se comprar pornografia no nosso país do que lugares para se comprar um Big Mac.

Nenhuma novidade, você diz. A Índia tem o *Kama Sutra*. Os museus europeus estão cheios de orgias rubenescas. Sim, mas os capítulos que nós, americanos, acrescentamos à história mundial do sexo têm títulos como *O túmido dos moicanos, Raspando o soldado Ryan, Analconda* e *Pornóquio*. Pelo menos foi isso que eu li.

A religião pode ser o ópio do povo, mas ela apenas ressalta os argumentos contra o amor. Leia os principais textos religiosos. Eles estão cheios de meninas que se casam, incesto, estupro e assassinato – e isso entre os protagonistas e principais profetas. Seus autores são pessoas realistas e frias, que nos dizem, repetida e explicitamente, que o amor entre os seres humanos está condenado ao fracasso, enquanto o amor devotado ao nosso criador é a única salvação. Eles desistiram do amor entre dois adultos em favor de uma relação com um parceiro que nem sequer fala conosco.

Nossos pobres cem casais. Será que algum deles se ama? Pegamos um ideal – inocente, poderoso, puro – e fizemos de tudo para destruí-lo. Nós o encarceramos, com restrições sobre restrições aplicadas a qualquer um que ousasse se apaixonar. Vão! Abracem-se! Amem, dizemos às nossas crianças. Entre para essa religião ou para aquela seita. Case-se apenas com alguém dessa classe social, daquela casta, dessa raça, daquele tom de pele. Você acha que o Ocidente é mais esclarecido nesse ponto? Antes de responder, pense em quantos dos seus amigos vivem casamentos inter-raciais, com pessoas de condição financeira diferente ou até mesmo que não sejam suas amigas no Facebook. Não precisamos de restrições governamentais ao amor, muito obrigado. Nós mesmos realizamos um belo trabalho nesse sentido.

Nós não damos o devido valor ao amor, fugimos e falamos mal dele pelas costas. Nós o exploramos, distorcemos, ignoramos, politizamos e escondemos. E também o incluímos em algumas músicas horríveis.

Algumas pessoas tentam preencher o mundo com canções bobinhas de amor. O que há de errado nisso? Muita coisa. Os cantores românticos da década de 70 nos imploravam que amássemos a pessoa ao nosso lado, entendêssemos que ser um casal não é ruim e nos inspirássemos nas virtudes do amor dos ratos silvestres. Essas criaturinhas, aliás, podem gerar até três ninhadas por ano com vários parceiros, copulando poucos dias depois de parir. Mas estou divagando.

Ficamos um pouco mais amargos na década seguinte, convencendo-nos de que o amor fede, o amor machuca, o amor é um campo de batalhas e o amor vai nos separar. Já no fim do século, jogamos a toalha. Abandonamos as rosas e o champanhe e queríamos apenas f**** como animais ou fazer um mexe-mexe.

Não é de admirar que Andrea Bocelli, o tenor mais vendido do mundo, tenha desistido de cantar novas canções de amor. "Na minha opinião, estamos vivendo uma séria crise de criatividade", disse o tenor italiano para o *Times* de Londres. "Por que insistir em gravar novas músicas quando nos falta inspiração de verdade, aquela honestidade fundamental que é a única coisa que emociona as pessoas?"

E quanto aos nossos exemplos de amor? Ei! Alguém em casa? Brad e Angelina? Bill e Hillary? George Michael e qualquer cara que precise usar o banheiro público? Charles e Camilla? J.Lo e qual-o-nome-dele? As mais famosas e celebradas histórias de amor do mundo não saem mais da pena dos poetas, e sim dos canos de esgoto dos tabloides. É triste constatar que hoje, ao que parece, o casal mais amoroso e são do mundo é Ozzy e Sharon Osbourne. Ah, nós estragamos tudo, pessoal. Estragamos mesmo.

Em frente à TV, nos envolvemos com salas de emergência e investigações forenses, com aspirantes a ídolos e ex-celebridades. Aplaudimos donas de casa desesperadas, solteirões em estado terminal e crianças que, de algum modo, têm de lidar com tudo isso. O que falta à televisão é um programa no qual o amor, o amor puro e simples, seja o tema central. Desculpem, mas as novelas não contam.

Nós já não escrevemos cartas de amor; enviamos torpedos. As serenatas e os músicos ao pé das janelas estão extintos; hoje vamos a karaokês. Os flertes e os namoros estão mortos; hoje "ficamos".

Esqueça o aquecimento global e a proliferação das armas nucleares. Precisamos é de um movimento mundial em prol do amor! Mas não em Las Vegas.

Possibilidade

Brasil

Eu sabia qual seria nossa primeira parada antes mesmo de consultar Kurt. Brasil. Só o nome já sugeria fantasia e fuga. Várias vezes eu o repeti. Brasil. Brá-SI-uuu. Bráááááá. Talvez eu jamais volte.

Estive no Brasil várias vezes desde a lua de mel, passeando pelo litoral da Bahia e de Santa Catarina, andando por Curitiba e Manaus, explorando a Amazônia e o Rio de Janeiro, sempre o Rio. Depois de cada viagem, eu me autoflagelava por ter descoberto o país tão tarde. Por que raios eu desperdicei todos aqueles verões da universidade comendo pão velho com Nutella e tomando banho de chuveirinho nas estações de trem da Europa quando poderia ter me apaixonado todos os dias no Brasil? Talvez então eu não estivesse na minha situação atual.

No que diz respeito ao amor, o planeta precisa do Brasil. O país é a nossa musa, nosso guia. É nossa inspiração para sair de casa e dar um pouco mais de atenção ao coração. Com molejo e um olhar, o Brasil nos chama e nos diz que, sim, o amor é possível. Para você também, gringo. Você só precisa se abrir. Você precisa dançar.

Todas as regiões do mundo exercem seu papel. A Suíça optou pelo chocolate. As ilhas Cayman optaram pela lavagem de dinheiro. Branson, no Missouri, saiu-se com Mickey Gilley e Yakov Smirnoff. Já o Brasil escolheu o amor e a sexualidade. Agora me diga quem escolheu melhor.

Claro que o país tem seus problemas. Problemas graves. Traficantes de 8 anos de idade que levam tiros de policiais corruptos. Trabalhadores rurais em condições de quase escravidão, que trabalharão a vida toda e nunca conseguirão quitar suas dívidas. Políticos corruptos que prometem mudança e depois enviam todo o produto de suas promessas para contas no exterior.

Mas o Brasil tem forças muito maiores. Esperança. Crença. Uma esperança tão grande que ultrapassa fronteiras e chega até o restante do mundo. Talvez, dizemos ao olhar para o Brasil, também sejamos capazes. O Brasil nos inspira de um modo que as nações ricas não conseguem, extraindo do nada um amor incondicional e incrível.

Esqueça as aparências. Quer saber um segredinho sobre o Brasil? Ele não é o país das pessoas mais lindas do mundo. Claro que há hordas de homens e mulheres maravilhosos, saídos diretamente das páginas de um anúncio da Coppertone. Mas no meio dessas pessoas lindas estão os espinhentos, os desmazelados e os comuns. O resto. Temos a tendência de ver o Brasil do mesmo modo que vemos nossas relações antigas – lembrando os pontos altos e a paixão e esquecendo as brigas às duas da madrugada por causa da conta de luz.

Não se trata de aparência, e sim de atitude. A atração do Brasil não está em como ele se mostra, e sim em como se destaca. Ele nunca hesita em se exibir. A terra do "Ordem e progresso" acorda sem nenhuma das duas coisas, tira um traje barato do armário e o ostenta como se fosse alta-costura. O Brasil é uma mulher gorda na praia, rindo e usando um biquíni fio dental. É o operário que passa o ano todo confeccionando a fantasia de Carnaval e gasta o salário de um mês inteiro nisso. É aquele desvio manhoso do português tradicional, que dá às palavras um quê de conversa íntima. *Bei-jus. Sau-dá-di.*

A maior parte do planeta se relaciona com base em considerações práticas: famílias, dotes, cabeças de gado, combinações em sites de relacionamento. O Brasil ainda dá prioridade a relações de coração para coração. Os brasileiros não recorrem tanto à sensatez quando descrevem o par ideal. E isso faz com que o restante de nós se sinta vivo e esperançoso.

Quanto mais eu visitava o Brasil, mais via o país como o nosso oposto, meu oposto – sambas suados em comparação com nossas danças rígidas. Segundas na praia contra nossos domingos no escritório; decisões emotivas contra nossas listas racionais de afazeres. Os brasileiros fazem com que as coisas mais simples pareçam uma carícia preliminar, feito o modo como se agarram ao corrimão do ônibus ou a maneira como realçam as conversas com o inclinar dos ombros e o jogar dos cabelos.

Até mesmo a locutora do aeroporto do Rio de Janeiro transborda sedução. Senti a tensão desaparecer de todas as sinapses quando ouvi pela primeira vez sua voz pelo sistema de som. "Embaaarqueee Vaaaarig, voo trêssss, zeroooo,

zeroooo." Há quatro décadas, Iris Lettieri tem criado a atmosfera de seu país. Com uma cadência tranquila e o talento para transformar simples números em algo convidativo, ela acende as velas e cria um ambiente um pouco mais confortável para milhares de passageiros cansados que têm a sorte de sentir sua presença.

Na verdade, os nativos me confidenciaram que a voz de Lettieri não foi lapidada por murmúrios doces, e sim por anos como fumante. Aliás, dizem, ela já se casou seis vezes. Eu os ignorei. As separações obviamente foram por culpa dos homens. Iris era boa demais para eles, perfeita e linda em todos os sentidos.

Se eu pretendia reavivar o amor, e de uma vez por todas, eu precisaria do Brasil.

O interesse pelo país também tem uma explicação um pouco mais pessoal. Débora. Débora, com seu sorriso sonolento e seus quatro sobrenomes, que exigiram de mim um ano de prática para pronunciá-los corretamente. Nós nos conhecemos no ano anterior, quando ela aceitou um cargo importante na cultura amorosa brasileira: a amiga de segurança.

Kurt – que Deus o abençoe – arranjou um encontro duplo para nós com duas brasileiras que conhecemos numa casa noturna no Rio de Janeiro. Quando aparecemos no café ao ar livre, no dia seguinte, para almoçar, Marina, em quem Kurt estava interessado, estava lá, mas encontrei outra mulher no lugar daquela com quem eu almoçaria, uma jovem esguia e tímida, seus joelhos encostando um no outro como os de uma estudante. Débora. Fiquei preocupado enquanto pedíamos sanduíches de carne. Era assim que as coisas aconteciam no Brasil? Será que eu disse algo ofensivo na noite passada? Será que me esqueci de escovar os dentes?

Assim que a comida chegou, notei algo em Débora. Com os cabelos escuros e a pele de porcelana, ela parecia uma mulher em preto e branco, como aquelas atrizes da década de 40, do tipo que soldados e prisioneiros grudavam nas paredes para se inspirar. Simplesmente troque os sapatos de salto por Havaianas e todos aqueles cachos por cabelos lisos e compridos. Ela sorriu e fez uma piada sobre como os homens americanos depilam o corpo e tentam parecer mulheres, enquanto as americanas usam calças largas e andam como se fossem homens. Ela podia falar mal dos meus conterrâneos. Eu gostava mais dela a cada mordida.

– Como uma brasileira consegue ser tão branca? – perguntei.
– Não sou branca!

Ela era branca. E nesse momento descobri que "branca" é uma palavra ofensiva no Brasil, de algum modo um xingamento, quase um palavrão.

Enquanto Débora comia suas batatas fritas, descobri mais uma coisa. Ela e Marina mal se conheciam. Quando Marina soube que sua amiga não iria ao encontro, procurou entre seus contatos alguém que pudesse distrair um gringo por algumas horas, ou ao menos que fingisse rir quando ele fizesse algum comentário clichê sobre as garotas de Ipanema. Uma colega de turma sugeriu Débora, que morara um ano em Washington, D.C., num período sabático com a família. Débora não achou o convite estranho, assim como a maioria das brasileiras não acharia. O Brasil odeia ter alguém sobrando. Quando convidados, eles vão.

Foi uma troca maravilhosa, pensei, enquanto Débora e Marina conversavam num português muito veloz. Geralmente, passamos tempo demais nos protegendo e não agimos. Débora e suas amigas brasileiras me fizeram perceber quantos dos meus momentos preferidos envolveram pouquíssimo planejamento. Prometi dizer "sim" com mais frequência quando voltasse para casa.

Débora frequentava um curso de marketing no Rio durante o dia. Não que houvesse muitas possibilidades de emprego para as Déboras do Brasil, mesmo com suas notas altas. Os quadros de aviso na escola anunciavam cargos só para homens. Ela ia para a aula de ônibus e trocava suas roupas com as irmãs para que seu guarda-roupa parecesse mais sortido.

Nos Estados Unidos, ela se apaixonou pela Target, com suas lojas gigantescas. Ficou maravilhada com os corredores largos, os preços baixos, as mercadorias empilhadas até o teto. A seus olhos, a Target representava tudo que seu país não era: metódica, prestativa. O que é justo. Mais do que qualquer coisa, ela sonhava com um cargo de gerência na Target ou em qualquer outra grande loja de departamento dos Estados Unidos. Ela queria um emprego com benefícios e oportunidades. Ela queria sair do Brasil.

Quando não estava sonhando com uniformes vermelhos, Débora gostava de coisas simples. Lasanha a quatro queijos, olhar as vitrines da Zona Sul, as noites na escola de samba se preparando para o Carnaval, a feira semanal de artesanato em Ipanema. Ela tinha uma queda pelo George Clooney e pelo Jonathan Mann, da CNN.

– Jonathan Mann? – perguntei.
– Gosto do jeito que ele fala.

Gostei da Débora. Acabamos passando vários dias agradáveis juntos durante aquela viagem e em outras que se sucederam. Na minha cabeça, e na minha condição, eu via nossa relação como, se não séria, ao menos honesta e divertida. Eu voava para o Brasil, alugava um apartamento no Rio, bebia vitamina de banana nos botecos e escrevia muito todos os dias. À noite, depois das aulas dela, saíamos para jantar ou ouvir música. Eu perguntava e ela respondia.
– O que é veado?
– Gay. Um homossexual. Alguém te chamou disso?
– Não, claro que não.
– Meu veadinho.
– O que é depilação à brasileira?
– Depilação com cera.
– O que existe depois daquela linda montanha?
– Favelas. Favelas. E mais favelas.
– Recortei este artigo do jornal *O Globo*. Você pode ler pra mim?
– Eu queria que você falasse português.

Eu também queria, embora não achasse que isso bastaria para mudar nossa relação. Amizades que nascem em viagens tendem a continuar apenas como amizades, mesmo quando você as tempera com sexo e segredos mútuos. Isso eu havia aprendido na estrada. E os voos de volta são ótimas desculpas para evitar aquelas perguntas que todo casal em início de relacionamento deve fazer. Vocês conversam no tempo futuro, sobre os dias que ainda têm no país ou sobre a próxima vez que se encontrarão. Eu me felicitei por ter conseguido manter a conversa longe de palavras como "namorada" e "compromisso". Amor. Eu não prometi nada. *Mas você voltou.*
– Você sente saudade? – ela perguntava ao telefone, usando a singular palavra brasileira que significa sentir tanto a falta de alguém que chega a doer.
– Claro que sinto sua falta.
– Isso não é saudade.

Ainda assim, eu estava ansioso para rever Débora. Seu jeito despreocupado estava começando a me cativar. Talvez nossa relação também pudesse prosperar. Teríamos mais tempo dessa vez. Vamos ver.
Planejamos nos encontrar onde todo mundo se encontra no Rio de Janeiro: na praia. Como cheguei cedo a Ipanema, no Posto Nove, pechinchei com um vendedor antes de concordar em alugar um par de guarda-sóis e cadeiras

pelo equivalente a três dólares. "Venha", ele me acenou, guiando-me até um lugar na areia próximo a um grupo de belas garotas. Quero uma gorjeta maior por isso, era o que o sorriso dele parecia dizer. Débora viu minha cabeça grisalha da calçada que margeia a orla carioca.

– Fararanzo – disse ela, dando-me dois beijinhos no rosto. – Meu George Clooney!

– Mas sem o dinheiro dele – repliquei, beijando-a também. – E sem a mansão no lago Como.

Depois de ajustar o guarda-sol, o vendedor disse algumas palavras para Débora.

– O que ele disse? – perguntei.
– Nada.
– Ah, para com isso!
– Ele disse que sou mais branca que você.
– Viu?
– *Shhh!*

O bronzeado no Brasil é um uniforme, um modo de estabelecer uma gradação na importantíssima hierarquia do ócio. Uma pessoa de pele escura deve passar muito tempo na praia, pensa o país. Essa pessoa deve ser mestre em se esquivar do trabalho e se divertir. Eles celebram os bronzeados e zombam dos pálidos.

– Sou um pouco negra, sabia?
– Como assim? – perguntei.
– Minha avó era negra. A mãe do meu pai.

Mais que outros países, o Brasil em geral idolatra seu passado de miscigenação, que remonta à relação íntima e ativa entre os proprietários de terra portugueses e os escravos africanos e indígenas. E daí que somos o resultado de casos extraconjugais e misturas de raças?, dizem os brasileiros. Quem se importa se não recriamos a pureza de classe europeia no nosso litoral? Isso não é motivo para se envergonhar. Isso nos torna mais harmoniosos e fortes, vangloriam-se muitos, uma mistura do melhor de cada mundo. E isso também nos torna mais atraentes. Não limitamos o apelo sexual a uma única aparência ou cor. No Brasil, todos são sensuais. Ainda bem que nossos avós traíram e se misturaram.

Ainda assim, o Brasil foi o último país do Ocidente a abolir a escravidão, e a desigualdade permanece, visível e profunda. Você a vê nas favelas, onde brasileiros de pele escura lutam para viver em barracos com paredes de papelão e teto de plástico. A desigualdade também está presente nas empresas e nas capitais dos estados, ainda dominadas por brasileiros de ascendência europeia. Ela está nas páginas das revistas de moda brasileiras, em que os cabelos são sempre lisos, os narizes, finos, e as Giseles Bündchens aparecem muito mais do que suas colegas com mais melanina.

Apesar de seu tom de pele, Débora permaneceu fora do nosso guarda-sol. Cariocas não usam guarda-sóis. Eles só existem para os estrangeiros. O mesmo serve para protetores solares com fator de proteção maior que dois, mangas compridas, sungas e roupões. Ela estendeu sua canga colorida sob o sol e jogou a bolsa do lado. Como seus compatriotas, Débora sabe que não deve carregar coisas de valor. Ela já viu vários ladrões descerem das favelas para roubar o máximo que conseguirem em arrastões pela praia.

Passeamos, conversamos e compramos bebidas de diversos vendedores ambulantes que oferecem suas mercadorias sob um sol de mais de trinta graus. Ela bebeu Mate Leão, algo parecido com chá gelado, e comeu biscoitos Globo, um biscoito de ar em forma de rosquinha que, de acordo com a tabela periódica dos elementos, assemelha-se, em gosto e textura, a pedaços de isopor.

Um grupo de garotos passou por ali, todos vestindo calções de cintura baixa ou sungas. Eles formavam um círculo e chutavam uma bola de futebol, correndo para o mar em intervalos de dez minutos, pegando onda e ajeitando o saco com mais frequência do que um menininho jogador de beisebol que está usando um protetor pela primeira vez. Atrás de mim, ouvi a conversa ganhar um tom mais intenso.

– Só por curiosidade – perguntei –, sobre o que aquelas mulheres ali tanto conversam?

Débora ficou ouvindo por um minuto.

– Sobre o que todas as mulheres daqui conversam: como o namorado ou o marido as trata mal.

As brasileiras adoram odiar os brasileiros. E, mesmo que não os odeiem, têm de afirmar o contrário. Bastam umas poucas palavras inocentes, como "Fale mais sobre os homens daqui", para dar início a uma avalanche. Você ouvirá de tudo: traidores, preguiçosos ou, o pior insulto para um brasileiro, argentinos.

– É bom estar de volta – eu disse. – Me sinto cheio de energia aqui.

– É um país difícil, Fararanzo. É diferente para os turistas. Vocês não percebem o sofrimento.

Quando ela disse isso, notei rapidamente uma nova ruguinha no canto de seus jovens olhos. Pés de galinha e rugas de preocupação rendem bons negócios no terceiro mundo.

– Se alguém é capaz de enfrentar este lugar, esse alguém é você.
– Tenho uma entrevista de emprego na semana que vem. Numa empresa norte-americana.
– Ótimo.
– Umas quinhentas pessoas se candidataram.
– Você vai conseguir.
– Sabe o que eu estou fazendo? eBay. Vendendo óculos de sol pela internet.
– Você está ganhando dinheiro?
– Um pouco. Mas fico a noite toda acordada, respondendo às mensagens das pessoas. Elas querem te contar a vida inteira. São tão solitárias.
– Ah, para com isso – eu disse. – Anime-se. Vou te levar para sair hoje à noite.

A vida noturna no Brasil só começa depois que a novela termina, por volta das 21h30. Naquele dia, Débora chegou a um bar no Leblon, bairro do Rio de Janeiro, enlouquecida por conta do capítulo da novela *O clone*. Deixei de prestar atenção depois de algumas explicações torturantes envolvendo cirurgias plásticas, Marrocos e gêmeos maus.

Embora as paredes sem reboco e as poltronas de couro fossem idênticas às de uma casa noturna no Greenwich Village, o bar parecia muito menos reservado, e os frequentadores, mais abertos a encontros casuais. Eles conversavam com estranhos. As pessoas se pareciam com os jovens americanos das grandes cidades, só que mais bronzeadas e sem notas de vinte dólares recém--tiradas de caixas eletrônicos. Então notei outra diferença.

– Eu não me lembro de ter visto isso das outras vezes – eu disse.
– Você não está me ouvindo.
– Todo mundo está se pegando.
Ela virou a cabeça de um lado para o outro.
– Beijar é bom – respondeu com sinceridade.
– Estou vendo.
– Diz muito sobre a pessoa.

Os lábios das pessoas ao nosso redor pareciam ter vida própria. Eles davam um beijinho rápido, trocavam algumas palavras e depois se uniam como ímãs supercondutores. Alguns permaneciam grudados a noite toda, outros experimentavam e depois se separavam. Ninguém ficava olhando. Exceto eu.

– Eles estão tentando decidir se querem dormir juntos – Débora explicou.

Beijo, beijo. Murmúrio, murmúrio. *Slush, glupt, shuap.*
– E se a mulher não gostar do beijo do homem? – perguntei.
– Ela diz "Te ligo".
Eu ligo para você. Isso significa a mesma coisa nos Estados Unidos: "Você beija como uma lagartixa. Não espere meu telefonema".
– É melhor do que site de namoro – disse ela.
De acordo com Débora e seus compatriotas, você descobre mais sobre seu parceiro nos primeiros três minutos juntos do que descobriria em três longos encontros. Faça isso em público, diante de todo mundo. Quem sabe, talvez a multidão lhe dê algumas sugestões quanto à sua técnica.

Na verdade, os cientistas apoiam essa conclusão. Parceiros de beijo trocam muito mais do que saliva – eles trocam mensagens genéticas que indicam compatibilidade ou até mesmo a possibilidade de reprodução. Homens beijoqueiros também podem transferir traços residuais de testosterona, um afrodisíaco natural, apesar de imperfeito. No mínimo, os beijadores aprendem um bocado sobre halitose.

– Quero ir pra algum lugar com você – disse ela. – Fora do Rio. Aqui é muito deprimente.
– Eu achava que todos os brasileiros eram otimistas. Com todo esse sol, o Carnaval e tal.
– Você não mora aqui.
– Certo. Para onde você quer ir?
– Uma praia. Ilha Grande, Paraty, qualquer lugar. Não muito longe. Vamos de ônibus.
– Só se você me deixar pagar.
– Não. Fiz algumas economias. Com a venda dos óculos de sol.
– Ah, pare com isso!
– Então vamos dividir as despesas.

A multidão aumentou e as pessoas começaram a dançar no andar superior.
– Está vendo esses caras aqui? – ela perguntou. – Sabe por que eles se encontram com a namorada só às onze da noite?
– Por causa do futebol.
– É o que eles dizem, mas metade deles não assiste aos jogos. Eles simplesmente não querem pagar o jantar. Não podem pagar. Todo mundo come em casa com os pais.
– Bem, estou com fome. Vamos arranjar algo para comer.
– Eu comi em casa. Com meus pais.

Quando ela disse isso, senti um desejo avassalador de beijá-la. Olhei em volta antes de inclinar a cabeça em direção à dela e deixar que nossos lábios se tocassem.

– Não pare – ela disse.

– Desculpe. Eu me sinto como se estivesse numa daquelas festinhas que meus amigos davam na escola depois que tiravam o aparelho dos dentes. Um monte de adolescentes de 13 anos se apalpando no sofá.

– Vamos embora.

Quando os brasileiros conhecem o beijo dos seus sonhos, é uma sensação maravilhosa... e depois horrível. Assim que decidem que querem dormir juntos, eles se lembram de que não têm um lugar reservado para isso. Exatamente como nas festinhas da escola – um bando de gente com tesão se apalpando e sem lugar para ir.

O que fazer? Depende do tamanho da sua carteira. Os brasileiros que vivem em cidades menores e nas favelas – dois terços do país, de acordo com as estatísticas governamentais – conhecem todos os espaços disponíveis nas proximidades. Eles conseguem citar o horário de trabalho de todos os adultos da vizinhança, aqueles cujos barracos ou jardins talvez estejam disponíveis.

Brasileiros de todas as classes sociais se orgulham de sua capacidade de improviso. O "jeitinho brasileiro", como dizem, o talento para se livrar de qualquer problema. Isso se aplica principalmente aos brasileiros mais carentes. Você é o último de uma longa fila na agência do correio? Sem problemas. Com um pouco de conversa fiada ou oferecendo algum favor em troca, você consegue um lugar mais à frente. Os brasileiros acreditam que seus compatriotas que levam multas não são os piores motoristas – são apenas os piores no que diz respeito a "dar um jeitinho".

Esse talento é levado ao extremo quando um brasileiro encontra uma mulher que gosta do seu beijo. Ele pergunta a um amigo que tenha carro se ele pode emprestar o banco de trás do automóvel por algumas horas. Pergunta ao simpático porteiro de um prédio se ele aceitaria alguns reais em troca de um quarto vago. Ele descobre uma maneira e, ao mesmo tempo, garante a sua parceira em potencial que tudo foi meticulosamente planejado para o encontro amoroso.

Brasileiros com melhores condições financeiras têm outras opções – e outras dificuldades. Se forem solteiros e tiverem menos de 30 anos, ainda moram com os pais e uma empregada que dorme na casa e que contará tudo ao papai e à mamãe. Porteiros também são famosos pelas fofocas e por delatar os pecados daqueles que não lhes dão uma gorjeta de tempos em tempos. Esses jovens que moram em apartamento contam com a porta dos fundos ou com caminhos alternativos para não ter de enfrentar os porteiros. Os verdadeiros maquinadores chegam até a convencer uma amiga a se passar por namorada só para dar ao porteiro o que falar.

– Não é uma boa ideia – disse Débora, enquanto entrávamos em meu hotel.
– Achei que você tinha dito que gostou do meu beijo.
– Eles não me querem aqui.
– Quem?
– Eles. Os recepcionistas do hotel. Veja, estão falando de mim.
– E daí? O quarto é meu.

Quadrado e estreito como uma pilha de Legos, o hotel tentava parecer maior usando paredes espelhadas na entrada e na recepção. Débora se sentou numa poltrona perto da porta enquanto fui até os três homens de camisa social de manga curta e gravata preta desbotada.

– Wisner. Quarto 242, por favor.
– Duzentos e quarenta e dois – repetiu o mais calvo dos três.
– Débora, vem cá.

Ele parou antes de me entregar a chave.
– Senhor – disse ele –, devo alertá-lo...
– Ela é minha namorada – respondi num sussurro, para que Débora não ouvisse.
– Claro. Mas segurança é...
– Por favor, a chave.

Quando Débora se aproximou da recepção, o mensageiro disse algo que a fez desviar o olhar.
– Se ela vai entrar no quarto com o senhor, precisa preencher estes formulários – disse o gerente, entregando-lhe dois papéis.
– Isso é loucura – eu disse. – Ela só vai ficar aqui por uma hora. Ou duas. Duas.
– Desculpe.

Ele disse algumas palavras duras para Débora, mandando-a tirar a carteira de identidade da bolsa.

– Vocês estão tratando minha namorada como uma prostituta – eu disse.
– Ela tem todo o direito de subir comigo.
– Esqueça, Fararanzo – sussurrou ela. – Vamos embora.
– Não. Eu paguei por este quarto.
– Tivemos problemas no passado com hóspedes que foram roubados – disse o gerente. – É para sua própria segurança.
– Besteira. Se eu reservasse um quarto para ela, ela seria assediada dessa maneira?
– Não – disse Débora. – Por favor.
– Desculpe – disse o gerente, sem nenhuma sinceridade na voz.

Débora agarrou minha mão para irmos embora. Ela a segurou até que estivéssemos na rua.

– A União Americana pelas Liberdades Civis acabaria com esse hotel – eu disse. – Posso até imaginar alguns advogados bem agressivos o destruindo.
– Teria sido muito pior se eu estivesse sozinha.
– Filhos da puta.
– Obrigada por me defender.
– Estou surpreso de eles perceberem que você é brasileira, com essa pele branca, quer dizer, perolada que você tem.
– Ei! – disse ela, dando um tapinha no meu braço.

Eu lhe dei um tapinha também, no traseiro.
– Me beije – ela pediu. – Ninguém está olhando.

Dessa vez não me senti tão desconfortável. Por isso, beijei-a novamente. *Não é de admirar que no Brasil as pessoas se beijem em público. Os lugares reservados são todos proibidos.* Débora começou a rir.
– O que foi? – perguntei.
– Tive uma ideia – respondeu ela.

O taxista parecia querer conversar. Débora respondeu rispidamente, o que o fez parar de sorrir. Ele ligou o rádio, que tocava forró, e abaixou a cabeça, olhando apenas para a rua. Passamos pela praia de Ipanema, por postos vazios de salva-vidas e esculturas de areia com três metros de altura, com sereias e castelos europeus. Multidões barulhentas e copos plásticos se amontoavam do lado de fora dos botecos próximos, que paravam de vender suco e passavam a vender cerveja logo que a noite caía. No final da praia, algumas almas esforçadas se exercitavam numa academia improvisada com barras e pesos de concreto. O taxista entrou na Avenida Niemeyer, rumo a um grande complexo com vista para o mar. A voz de Débora o instruiu a seguir até um prédio menor ali perto.

– Para onde estamos indo?
– Um motel – disse ela.
– Já tenho um quarto.
– Não, não tem.

Ele parou o carro na entrada e falou alguma coisa por um interfone, fazendo com que o portão automático se abrisse. Paguei o homem, agora com um sorriso renovado, e segui Débora, a pé, até um guichê escuro e com vidro à prova de balas, com um cardápio colado ao lado. As opções pareciam um roteiro turístico barato pelos berços da civilização: Jardim do Éden, Reino do Faraó, Graceland. Trinta dólares por seis horas. Alguns reais a mais por algumas horas a mais.

– Um *motel* – eu disse.
– Gosto da Suíte dos Namorados.
– Você já esteve aqui.
– Não. Minha amiga Lívia me falou desse lugar.
– Que safadinha, essa Lívia. Vou conversar com ela sobre isso.
– Você nem conhece a Lívia. De qualquer modo, o inglês dela não é muito bom.

Apesar das minhas dúvidas quanto às preferências de Débora – Como se transa numa cama em forma de coração? Onde é que se põe as pernas? –, não disse nada quando ela perguntou à voz sem rosto por detrás do vidro fumê se a Suíte dos Namorados estava disponível. Mas era um sábado. Os quartos com cupidos e serpentes malignas estavam todos ocupados pelos ousados cariocas. Podíamos ficar com uma suíte padrão ou, por oitenta dólares, com a suíte presidencial.

– Que presidente? – perguntei.

Débora pegou a chave e me empurrou através de um estacionamento coberto até uma das diversas garagens privativas. Um carro alemão passou raspando por nós e entrou numa unidade separada – um velho e uma mulher com metade da idade dele. Mais que do machismo ou da falta de educação, as mulheres brasileiras reclamam muito dos homens mulherengos. Pergunte a qualquer brasileira qual a qualidade mais importante num homem e você ouvirá "fidelidade". Trair, para elas, é "chifrar", enfiar chifres em alguém.

E é o que elas fariam se pudessem. Em outros territórios dominados por homens, as mulheres geralmente aceitam a desigualdade de tratamento e ficam resmungando entre si. No Brasil, elas brigam. Querem arrastar o namorado/marido/caso infiel até o sofá do dr. Phil e se recostar enquanto o doutor castiga o homem por seus pecados.

Os homens? Eles não percebem o problema. Os vitoriosos, com os espólios de guerra, raramente percebem. Poucos são os que falam de infidelidade. Eles juram que a namorada é fiel ao mesmo tempo em que admitem que não são.

– Os homens gostam de experimentar biscoitos variados – disse-me João, um homem que conheci em Curitiba. – Precisamos experimentar antes de escolher. Assim, não nos divorciamos.

E o Brasil adora seus biscoitinhos. A exigência da fidelidade dá uma trégua a ambos os sexos durante o Carnaval, período em que as regras e restrições explodem como os fogos de artifício sobre os desfiles. Pergunte aos brasileiros e brasileiras quantos namorados eles já tiveram e você provavelmente vai ouvir algo como: "Bom, sem contar o Carnaval..."

Conduzi Débora pela escadaria até um apartamento às escuras. Finalmente estaríamos a sós. Já fazia um certo tempo.

– É melhor do que eu pensei – eu disse, acendendo as luzes.
– Uma banheira! Vamos para a banheira.
– Eca, barril de vagabunda.
– O quê?
– Esqueça. Tá, depois.
– Mal posso esperar para contar para a Lívia.

O quarto tinha duas camas. *Duas?* Débora tirou a calça jeans e mergulhou as pernas finas na água. Por trás, fiquei olhando suas pernas, rosadas na parte sob a água, as coxas espalhadas sobre a beirada de fibra de vidro.

– *Gustosa* – sussurrei. – Vamos fazer amor.

Com um baque, nos jogamos sobre o colchão duro, uma criatura reta e sem senso de humor, obviamente testada em campos de batalha e pronta para outras guerras. O colchão não tinha mola alguma, e os fios do lençol podiam ser contados nos dedos de uma só mão. No criado-mudo e na cabeceira, no banheiro e perto da porta vi preservativos, dezenas de preservativos. *Malditos brasileiros. Eles nos fazem parecer tão inexperientes.* Acontece que os motéis são obrigados a fornecer preservativos em todos os quartos. Eles chamam isso de Lei do Preservativo, ou Lei da Camisinha. Os homens brasileiros em geral não usam "camisa" nem no quarto nem na praia.

Nada disso parecia distrair Débora.
– Me beije. Como se quisesse mesmo – disse ela.
– Eu quero mesmo.
– Shhhhh.
Por mais que eu tentasse, não conseguia tirar da cabeça os antigos hóspedes daquele quarto. Isso nunca me incomodou num hotel. Eu apenas me convencia de que quem quer que tivesse dormido ali antes de mim era uma freira, um nerd ou uma velhinha que já passara da menopausa. Mas não ali. Aquela era a meca da aeróbica sexual, um motel do amor na cidade mais amorosa do país mais sensual do planeta. Rainhas do samba, mestres da capoeira, estrelas da praia e jogadores de futebol, todos já haviam aperfeiçoado suas técnicas cheias de suor entre aquelas mesmas paredes. Os jogadores de futebol provavelmente não precisavam nem usar as mãos. Não que eu estivesse enojado por tudo isso. Eu estava apenas me sentindo intimidado pra caramba.

Foco, foco. Olhei para as luminárias plásticas nos cantos do teto. Era isso que eu queria, não? Voltar ao Brasil e passar algumas semanas com uma de suas célebres beldades. Aprender alguma coisa sobre o amor, encontrar inspiração. As luzes se acenderam, primeiro brancas, depois verdes, roxas, depois *ahhhhh!* Débora apoiou a cabeça no meu peito e fechou os olhos. Eu acabara de fazer amor dentro de uma limusine gigantesca.

Olhei para o relógio. Um total de 24 minutos havia se passado. *Isso é tudo?* Percebi que estava preso naquele lugar por mais cinco horas e 36 minutos. Não havia como sairmos antes. O que o gerente pensaria? Mesmo que não pudéssemos ver seu rosto, ele sabia que um norte-americano adentrara seu território. Agora aquela história não dizia respeito só a mim. Eu estava ali em nome de toda uma nação.

Por isso, fiz o que qualquer pessoa faz quando quer passar o tempo dentro de uma limusine: comecei a apertar botões. O botão preto ligou o rádio; o outro, a televisão, que exibia um filme pornô idêntico aos americanos, só que com uma música melhor e tons mais escuros. *Agora entendo por que eles precisam de duas camas.*

– Ei, Débora.

Ela continuava cochilando. Alcancei os interruptores dourados na parede e o terceiro deu início a um zumbido, embora eu não pudesse identificar de onde vinha. Só quando me deitei de costas vi o teto se abrir para revelar um céu roxo-escuro, com algumas nuvens e constelações.

O que é que você está fazendo?
– Hããã, dê uma olhada ao redor. Não é óbvio?
Você sabe do que estou falando. E pare de brincar com esses botões.
– Qual o problema? Foi ela quem sugeriu este lugar.
Você planeja passar o resto do ano assim?
– Não.
Mesmo?
– Só as próximas seis semanas.
Pare de mexer nesses botões! Você vai acabar quebrando alguma coisa.
– Me deixe em paz. Sou adulto e estou me divertindo com uma adulta.
Você é um adolescente que acabou de aprender a abrir um sutiã.
– Não prometi nada a essa mulher. Nada. Eu disse a ela que saía com outras pessoas nos Estados Unidos. Eu disse a ela que nossa relação não tinha futuro.
E você veio até o Rio de Janeiro para dizer isso a ela. Repita esses sentimentos tão sinceros agora, num motel, depois de seus quinze minutos de diversão.
– Vinte e quatro.
O que você está conseguindo com essa viagem além de uma fuga temporária dos seus problemas?
– Eu vou conversar com ela.
Você deveria aprender alguma coisa nessa viagem. Então aprenda.
– Vou aprender.
Só que não aqui.
Esqueci tudo e peguei no sono.

Engraçado como o humor pode mudar o cenário. O Brasil não me pareceu um lugar tão esperançoso depois daquelas seis horas. Ele agora parecia sem rumo e às vezes inseguro, e isso no último lugar que eu imaginaria, na passarela mais famosa do país: as areias de Ipanema. Vovôs faziam alongamento para a caminhada matinal; belas mestiças estendiam a canga na areia. Jogadores de futevôlei, acrobatas bronzeados que jogavam vôlei sem usar as mãos, reuniam-se para as primeiras partidas de um dia todo de disputas. No alto dos morros próximos ficavam as favelas, barracos e fios amontoados, a coroa da cidade, com os dentes de metal enferrujado.

Eu sempre vira a praia como uma maravilha da vida saudável, onde os brasileiros se energizavam e se banhavam nos atributos do país. Mas agora a cena me mostrava um outro lado. Os frequentadores da praia me pareceram pessoas numa jornada infrutífera, em busca de um bronzeado mais escuro, um músculo mais forte, um flerte e um número de telefone. O problema dessas buscas é que elas geralmente levam somente a outras buscas. O Brasil e o restante do mundo consideravam Ipanema o ápice do desejo, mas será que esse lugar já foi algo além disso?

Assim, deixei a praia e fui para o interior da cidade, para os bairros dos trabalhadores, Botafogo e Gávea, e para o alto das favelas. Conversei com carpinteiros e cabeleireiros sobre a imagem do país como o epicentro do amor e sobre como é difícil para os nativos entender e apoiar essa imagem.

O amor não é um dia na praia, eles me disseram. O amor no Brasil é difícil, como todas as outras coisas. Os homens aqui traem porque podem, porque viram seus pais fazerem o mesmo sem nenhuma consequência. As mulheres suportam a situação porque precisam, até mesmo para proteger os filhos. Além de tudo isso, há poucos empregos e poucas escolas decentes, grandes disparidades entre ricos e pobres, negros e brancos, e a promessa constante de que um dia as coisas vão mudar. Somos uma nação cheia de potencial. Mas há uma grande chance de não o alcançarmos. E é muito provável que o amor fracasse.

Mas, eles disseram, antes de perder as esperanças, esqueça o que existe aqui por perto e as probabilidades. Porque a possibilidade do amor sempre existe. O amor pode acontecer. Todos os brasileiros se animam ao ouvir a palavra, desde o varredor de rua até a dona de casa, o vendedor de sucos e o estudante. Fazemos de tudo por amor, dizem, moldamos toda nossa vida por conta dessa possibilidade. Talvez seja loucura. Certamente é uma imprudência. Mas o importante, o essencial, para o modo como o brasileiro vê o amor, é que dia após dia permanecemos abertos a ele, apesar de tudo. Vamos à praia, usamos aquela roupa especial, trocamos números de telefone e pensamos que talvez, quem sabe, essa seja a hora certa.

Longe das praias, o Brasil me mostrou sua vulnerabilidade e sua saudade. Depois, revelou sua capacidade de ignorar esses sentimentos e continuar em sua busca. E isso tornou o país ainda mais atraente.

Antes de voltar ao Brasil, eu havia passado horas, dias, me convencendo a dar uma chance a Débora. Agora eu sabia que isso não passava de um elaborado autoengano. Eu não estava me abrindo para aquele relacionamento. Na verdade, não estava aberto a nenhum relacionamento. Eu estava fugindo de relacionamentos. De que serviriam as lições que o Brasil tinha a me ensinar se eu não estava preparado para elas? Eu viera porque o país tão distante parecia ser tudo que eu não era – convencido, seguro, aberto ao amor. Mas, quanto mais eu permanecia no Brasil, mais deprimido ficava. Cada brasileiro exuberante me fazia perceber que eu não era nada daquilo.

Eu teria de lidar com Débora primeiro. Nós nos víamos cada vez menos. Os estudos a mantinham ocupada, mas ela ainda queria viajar comigo num fim de semana. Talvez uma mudança de cenário provocasse outras mudanças, era o que ela parecia sugerir. Eu sabia que isso não aconteceria, mas pelo menos poderíamos conversar.

Débora traçou mais um plano enquanto fazíamos o check-in na pousada em Paraty, uma antiga cidadezinha portuária algumas horas ao sul do Rio de Janeiro. Ela pôs um anel na mão direita e tentou convencer o gerente de que éramos noivos. Eu a abracei pela cintura para dar mais veracidade à história e entreguei a ele meu cartão de crédito. Ficamos com um quarto menor, nos fundos.

– Odeio meu país – disse ela.

– Isso é estranho. Nós, estrangeiros, temos a visão de que o Brasil é um país ultrapermissivo.

– Tudo se resume a dinheiro. Sempre. Se eles puderem ganhar algum dinheiro, vão agir como defensores da moral. Se não, não estão nem aí.

– Você acha que isso vai mudar algum dia?

– A questão é que, no fundo, os homens brasileiros sabem que deveriam mudar. Eles são inteligentes. Eles sabem. Mas simplesmente não conseguem. Eles veem seus pais, seus amigos, e ficam na mesma.

– Parece os Estados Unidos.

– Nos Estados Unidos, os homens têm exemplos de conduta. Você pode ser várias coisas. Aqui você só tem um exemplo de conduta: o machismo.

– Você está com fome? Posso te levar para jantar? Tenho certeza de que vou conseguir fazer com que um homem nos sirva.

Ela sorriu.

– Vou tomar um banho – disse.

Esquecida durante décadas, Paraty se transformou de porto de exportação de ouro e diamante em uma fantástica cidade de férias para estrangeiros e famílias de classe média do Rio de Janeiro e de São Paulo, restaurando as ruas de pedra e os edifícios coloniais brancos, com seus pórticos em arco vermelhos e azuis, a fim de convencer os visitantes de que eles estão experimentando a exuberância do passado. Como é um Patrimônio da Humanidade segundo a Unesco, a circulação de carros pelo centro da cidade e a construção de prédios altos, como os que margeiam Ipanema, são proibidas.

Débora se demorava nas galerias, admirando a arte nativa que não podia comprar, e parava para cantar com os músicos de rua. "Essa música fala sobre saudade", ela dizia. Todas as músicas no Brasil são sobre saudade.

Enquanto descansávamos sentados a uma mesa ao ar livre, eu lhe disse que aquela viagem ao Brasil provavelmente seria minha última em muito tempo. Ela não pareceu surpresa nem especialmente magoada; em vez disso, ficou falando de seus planos para o futuro. Percebi que meus sentimentos haviam se antecipado às minhas palavras, do mesmo modo que o preço das ações não necessariamente cai quando a companhia anuncia números decepcionantes, porém já esperados. Comecei a explicar, a buscar por respostas gentis, mas encontrei poucas. Fui honesto. Nossa relação havia terminado. Ela pediu outra caipirinha.

No sábado, alugamos um barquinho e tiramos sonecas na proa. Débora reclamou de dor de estômago e tive medo de ter sido o causador daquela dor. O capitão aportou numa ilhota e ancorou numa enseada para que pudéssemos nadar.

– Desculpe – eu disse.
– Não precisa se desculpar.
– Eu não iludi você, não é?
– Não. Só não te entendo. Como você consegue ser tão desapegado?
– Cauteloso.
– Você não é brasileiro. Senão, teríamos brigado ou coisa parecida.
– E você teria ganhado a briga.
– Sinto pena de você, Fararanzo.
– Não sinta.
– Você não acredita no amor.
– Não é isso.

Mas será que era? Será que era apenas com Débora ou com todo mundo? Eu pensava que a lua de mel com meu irmão havia praticamente curado meu coração. Naquela velha cidadezinha portuária, Débora me fez lembrar que algumas curas deixam cicatrizes.

Voltamos ao Rio e passamos uma semana mais afastados do que juntos. Algumas noites nos encontrávamos para um churrasco ou para ouvir música. Combinávamos um horário, mas ela começou a chegar cada vez mais atrasada. E, quando chegava, sorríamos e perguntávamos sobre o dia um do outro, fazendo aquilo meio no automático, sabendo que era um sinal do fim. O sabor da comida não é o mesmo no fim.

Uma noite, sugeri um restaurante/casa noturna na Barra da Tijuca, um bairro de classe média na região sul do Rio de Janeiro, numa viagem de ônibus que passa por favelas e atravessa a cidade. Débora disse que tentaria ir, o que agora significava que ela não iria.

A casa noturna estava agitada para uma quarta-feira, com grupos de funcionários terminando suas refeições e jovens chegando depois de terem jantado na casa dos pais. A pista de dança se encheu e ficou agitada, como uma ameba tentando capturar qualquer um que passasse por perto. Do meio da multidão, uma voz se dirigiu a mim:

– Ei, eu conheço você – gritou uma mulher de cabelos negros, usando uma legging preta.

Seguindo a batida da música, ela abaixou o rosto, depois virou-se novamente para mim.

– No avião – continuou. – Você estava no meu voo.

– Eu me lembro. O travesseiro extra.

Isso, o travesseiro que tínhamos em comum, foi o bastante para que eu me misturasse à multidão, passando por dançarinos que sabiam o que estavam fazendo.

– Franz.

– Vivian.

– Você não é carioca – gritei.

– O quê?

– Você não é do Rio.

– Porto-riquenha. Mas moro em Miami.

Ela podia não ser brasileira, mas se passava bem por uma, pulando e se contorcendo para dançar como os nativos, enquanto eu me remexia só para olhá-la.

– Você com certeza não é carioca – disse ela.

– Verdade. Sou da Califórnia. Com um nome do Império Habsburgo.

– Quem?

– Ah, esquece.

– De onde na Califórnia? De vez em quando vou para lá.

– Los Angeles.

O ritmo da música diminuiu e eu ajustei os espasmos das minhas pernas para combinar com o gingado dela. Dançando. Já fazia algum tempo. As pessoas ainda tentavam se movimentar em sincronia com o parceiro, ou eu estava deixando claro que era velho?

– Eu troquei... por sua causa – disse ela.

– Não consigo ouvi-la.

– Eu disse que troquei de função no voo porque queria conversar com você.

– Bem, então por que você não conversou comigo?

– Você dormiu o tempo todo.

– Ah. Verdade. Eu faço isso.

Assim que entendi o flerte, sugeri que fôssemos para o pátio externo. Lá, ela me contou que dividia suas rotas entre voos domésticos e voos para o Brasil e que, enquanto o restante da tripulação dormia, ela e um comissário gostavam de sair para dançar a noite toda. *A noite toda? Mesmo?* Sob a luz, percebi que provavelmente tínhamos quase a mesma idade. Toda aquela dança devia mantê-la em forma. Ela tinha o corpo e a autoconfiança de uma atleta, alongando os pés e os dedos enquanto conversávamos. Seus pés balançavam como se quisessem voltar para a pista de dança.

Eu a mantive por perto com outra rodada de bebidas, mas Vivian logo me arrastou novamente para a pista. Minha resistência a dançar não tem nada a ver com me preocupar com as aparências. Até os melhores dançarinos podem parecer desengonçados, incluindo os brasileiros. E eu não me importava com a música sintetizada com buzina de baleeiro ou com os cantores de vocabulário sofrível que preferiam usar reprimendas infantis como letra de música. "Ouça, ouça, ouça. Faça, faça, faça. Levante, levante, levante." O que eu odiava na dança em todos os países eram as conversas.

– Adoro este lugar – ela gritou.

– É.

– Você é casado?

– Se estou cansado?

– Casado.

– Não – gritei, mostrando o dedo anular. – Solteiro.

– Isso não significa nada.

– Tem razão. Os homens não usam aliança aqui.

– Tem namorada?

Parei de me mexer quando ela disse isso.
– Olha – eu disse. – Acho melhor eu ir embora.
– Sério?
– É. Tenho algumas coisas para fazer.
– Tudo bem.
– Vamos nos encontrar na praia ou algo do tipo? – perguntei. – Antes de você voltar?
– Acho que sim. Procure por mim no Caesar Park.
– Vou te procurar.

Inclinei-me para beijá-la, o que ela aceitou sem muito interesse antes de voltar para a agitação.

Pela manhã, liguei para o hotel de Vivian apenas para descobrir que ela já havia saído. Ou talvez nem tivesse voltado. Pedi um cafezinho numa barraca perto do Caesar Park e fui até a praia. Talvez ela passasse por ali.

Espreguiçando-se e bocejando, o ecossistema praiano aos poucos despertava. Guarda-sóis se abriam como cogumelos coloridos. Grupos de surfistas aguardavam, juntos, na areia. Dezenas de vendedores ambulantes negros carregavam suas mercadorias, como numa procissão de formigas. Europeus gordos espalhavam-se sobre a areia quente. Terminei de beber meu café e decidi caminhar. Apesar do barulho, a praia me pareceu um lugar solitário.

Talvez o Brasil não tenha sido uma grande ideia. Serviu para enfatizar minhas falhas, não para corrigi-las. Quantas pessoas vêm ao Brasil em busca de inspiração amorosa e saem daqui se sentindo piores? Eu provavelmente estabeleci algum tipo de recorde durante a viagem.

Pelo restante do dia, vaguei pelos bairros do Rio de Janeiro, observando o funcionamento da cidade. As pessoas se beijavam na orla da lagoa ou nos cafés à beira-mar, andavam de braços dados nas ruas do comércio do Leblon, acariciavam-se e esperavam que o apartamento ficasse vago para que pudessem fazer sexo a tarde toda.

Liguei para Débora para me despedir e voltei para a Califórnia naquela mesma noite.

Um ano depois, recebi um e-mail de Débora. Ela estava noiva de um americano e se mudara para o Meio-Oeste. E, sorri ao ler, ela estava trabalhando em uma grande loja de departamento.

Lições de interpretação

Los Angeles

– Essa mulher é ma-ra-vi-lho-sa – enfatizou minha amiga Martha, em sua melhor imitação de uma agente de Hollywood. – Você disse que tomaria um café com ela, lembra? Ela é perfeita.
– Todas elas são perfeitas.
– Ela é linda.
– Todas elas são lindas.
– Inteligente.
– Idem.
– Minha amiga Libby está morando com ela. Ela veio jantar em casa e nós duas tivemos um momento de revelação.

Então me lembrei da promessa que havia feito no Rio. Eu precisava ser mais brasileiro, exceto pela sunga mínima. Eles andavam sem nada sob o sol e achavam que estava tudo bem. Diziam: "Vá. Busque o amor. Faça amor". Mesmo que essa confiança fosse, às vezes, passageira ou forçada, eles ainda diziam sim. Estavam sempre prontos para o amor. Basta ver como eles se cumprimentam. *Tudo bom? Tudo bem.*

– Está bem, eu vou. Como é mesmo o nome dela?
– Tracy. Tracy Middendorf. Você pode vê-la na televisão hoje à noite. Ela está no filme da semana. Amber Frey em *Marido perfeito*.

Não, não. Não uma atriz dramática. Principalmente uma que interpreta Amber Frey. Por favor, não outra atriz em ascensão com talento criativo. Elas são esquisitas. *Desculpe, Angela.* Não há outra palavra para isso. Elas são diferentes. Fazem coisas como "se reinventar". Bebem chás com nome de estados de ânimo, como Paixão, Serenidade e coisas assim. São supersticiosas, emotivas e usam expressões como "eu interior" e "diafragma".

Além disso, elas conversam e analisam tudo. Fazem piadas sobre dentes e a postura dos outros. Eu não quero mais ter de pensar na minha postura. Eu gosto da minha postura como ela é, obrigado. *Você gosta mais da sua postura do que de estar sozinho?*

– Essa não é a mesma mulher que não quis ir comigo ao hotel só para casais? – perguntei.

– Wiz, nenhuma delas quis.

– Tá bom, eu vou tomar um café com ela. Por você. Estou viajando agora, mas me dê o e-mail dela que envio uma mensagem.

Tracy,
Seu fã-clube em Larchmont (ou seja, Martha e Libby) me deu seu e-mail e permissão para dizer: "Boa terça-feira". Sou o amigo vagabundo delas, Franz. [Pode inserir aqui sua melhor piada com Hans e Franz.]
Enfim, as moças a elogiaram muito. E sinto muito por não ter tido a oportunidade de conhecê-la ainda. Estarei de volta à cidade na próxima semana e adoraria conhecê-la.
Saudações,
Franz

No nosso encontro, Tracy usou preto. Eu, indiferença. Foi por isso que não sugeri que fôssemos a outro lugar quando entramos no restaurante de comida *creole* em Glendale, vazio exceto por uma senhora no bar, que bebia um manhattan e recortava cupons de desconto do jornal local. Minha passagem pelo Brasil me levara a concordar com aquele encontro, mas fizera muito pouco para me entusiasmar. A noite era uma promessa feita a Martha, um favor até. Foi assim que consegui a motivação necessária para ir até o fim daquela noite. Ela ficou me devendo.

Fiquei animado quando vi Tracy. Ela era linda, tinha olhos verde-esmeralda, e as delicadas curvas do rosto e do queixo tornavam sua beleza mais reconfortante que intimidadora. Usava o cabelo cor de champanhe preso num coque, mais como uma professora do que como uma aristocrata. E eu a olhei fixamente, me deixei levar e concluí que não era possível uma mulher tão bonita como ela estar solteira. Os defeitos deviam estar em outro lugar. *Em lugares mais profundos. Essa é a última vez que dou ouvidos a Martha.*

– Reserva para dois – eu disse à recepcionista enquanto ela conversava ao celular e me pedia para aguardar um minutinho. – Wisner.

Enquanto esperávamos, ofereci-me para tirar o casaco comprido de Tracy, um traje enorme que funcionou bem para esconder todas as curvas sob ele, uma burca americana felpuda. Afastei o tecido dos ombros dela e me demorei um pouco demais admirando-lhe as costas. Tracy se virou e me pegou no flagra, obrigando-me a olhar para o chão. O encontro acabaria rápido. *Placares da NBA, aqui vou eu!*

Depois que nos sentamos, acabei piorando a situação pedindo uma entrada de *curry* com pimenta conservada em gasolina de avião. Ela bebericava uma taça tamanho família de sauvignon blanc, enquanto eu bebia água e me perguntava o tempo todo se minha língua, que agora estava inchada e cinco vezes maior que o normal, tornava minha pronúncia incompreensível a qualquer pessoa, exceto os mais experientes dentistas. Todo primeiro encontro começa com possibilidades ilimitadas. Este provava que as possibilidades eram mínimas.

– Como *votê cometou*? – perguntei.

– Nas novelas – respondeu ela, com um suspiro. – Fui contratada ainda na universidade para filmar *Days of Our Lives*. É frustrante, mas as pessoas ainda se lembram de mim como Carrie Brady.

– Você já tentou se reinventar?

– O quê?

– Fiquei *tabendo* que atrizes *te* reinventam de tempos em tempos.

– Tome – disse ela, empurrando a taça de água na minha direção. – Mas acho que assim você está apenas diluindo a pimenta na boca. Você deveria pedir leite. Ou melhor, iogurte.

– Vou *ticar* bem. *Odrigado*.

O palco – essa era a paixão dela. Tracy ganhara dois prêmios de melhor atriz de teatro em Los Angeles, o que me pareceu impressionante, até eu lembrar que ainda não havia assistido a nenhuma peça em Los Angeles. Ela ganhou por *O anjo de pedra* e como a personagem que dizem ser a Marilyn Monroe de *Depois da queda*. Eu via a loira, mas nada parecido com Marilyn durante o jantar. Tracy parecia menos óbvia, o que, claro, a tornava mais interessante.

Chupando meu octogésimo cubo de gelo, descobri que ela crescera nas lânguidas colinas do norte da Geórgia, em meio a marmorarias, lanchonetes do interior e verões sob o ar-condicionado. A escola de interpretação em Miami e uma década de papéis na televisão acabaram com seu sotaque do condado de Pickens. Eu percebia vislumbres da Geórgia em seu comportamento: o requintado "Obrigada", o modo como ela permitiu que eu lhe puxasse a cadeira, sua tendência a não falar de sua vida, e sim da minha.

Não, Marilyn não. Naomi Watts, talvez. Gosto muito do coque loiro dela. E daquelas bochechas.

Por fim, minha boca voltou a algo próximo da normalidade.

– Então, ouvi dizer que você está publicando um livro – disse ela. – Algo sobre luas de mel?

– Um livro.

– Sim, sobre o que é exatamente?

Assim, nosso futuro pediu licença, jogou algumas notas de vinte dólares na mesa e chamou o primeiro táxi que passou pela rua. Qual a pior coisa que se pode fazer num primeiro encontro? Falar da sua ex. Exatamente. Não existe coisa pior. Se a mulher começar a falar sobre o ex-namorado ou o ex-marido no primeiro encontro, faça sinal para o garçom e peça a conta imediatamente. A noite acabou.

Eu fui cavalheiro. Esquivei-me do assunto. Tracy tentou novamente. Eu me evadi, mas o golpe voltou para mim. Havia algumas poucas opções: evitar o assunto, mudar de assunto ou me fingir de surdo. Acuado, optei por explicar.

Ela sorriu enquanto eu dava detalhes de minha trágica história, fazendo algumas perguntas aqui e ali, que agora me parecem obrigatórias. Eu não saberia como agir se estivesse na posição dela. Era admirável que um cara tivesse uma lua de mel de dois anos com seu irmão, ou apenas patético? A despeito da luz sob a qual você analisa o vagabundo, para qualquer mulher com um mínimo de bom-senso, um cara que sai em lua de mel com o irmão dificilmente parecerá um bom partido. Uma pausa se seguiu à minha explicação.

– Mas isso já acabou – disse ela.

– Sim. A lua de mel terminou.

– E no que você está trabalhando agora?

Qual a segunda pior coisa que você pode fazer no primeiro encontro?

– Ah, num outro projeto.

– Você foi abandonado de novo?

– Não. Essa foi boa. Quer outra taça de vinho?

– Estou bem. Então, seu projeto?

– Sim.

– É um livro de viagens?

– Bem, mais ou menos.

– Para onde você vai dessa vez?

– Sete países. Brasil, Índia, Panamá, República Tcheca, Nova Zelândia, Botsuana... e não consigo me lembrar do último.

– Parece muito trabalhoso.
– Egito. É isso.
– Seu irmão vai com você?
– Vou para a República Tcheca e Botsuana sozinho, mas ele vai comigo para os outros países. Ele tem compromissos como golfista.
– Qual é o foco do livro?
– Hummm, amor.
– O amor ao redor do mundo.
– Sim.
– Leve camisinha.
– Não, não se trata de me relacionar com mulheres ao redor do mundo. Até porque esse seria um livro curto. É uma análise sobre como as pessoas em diferentes países se conhecem, se apaixonam e fazem sexo. Talvez com uma ou outra dica.
– E tudo isso durante um ano.
– Por aí.

Pelo menos ela não cruzou os braços nem ficou olhando para o relógio o restante da noite. Se queria ir embora, fez um belo trabalho fingindo. Eis outro motivo para evitar atrizes. Conversamos sobre assuntos perfeitamente comuns – família, comida, a melhor maneira de cruzar a cidade na hora do *rush*, que é um assunto recorrente para quem mora em Los Angeles. Conversamos, só não nos envolvemos.

Claro que não. Você acabou de dizer a essa mulher que vai passar um ano vagando pelo planeta, pulando de cama em cama e em casas noturnas. Eu também falaria sobre o trânsito.

Tracy disse coisas interessantes, mas às vezes parecia que ela estava envolvida em dois diálogos, sendo que apenas um me incluía. Em alguns instantes, ela até parecia triste, embora seu sorriso extinguisse esses momentos.

Não, não, não. Não vá por esse caminho. Existem poucas coisas tão perigosas quanto uma mulher bonita com problemas.

O caminho para casa foi tão apático quanto o encontro, tornando-se cada vez mais silencioso a cada parada no sinal. Tímida, talvez. Não. Eu achava que não. Talvez ela estivesse cansada. Enquanto eu pensava nas razões para o silêncio, senti uma vontade louca de beijá-la. Quanto menos palavras, maior o desejo. *Eu devia parar o carro agora mesmo e dar um beijão nesses lábios. É o que os brasileiros fariam. Eu aprenderia mais sobre ela em poucos segundos do que aprendi a noite toda. Pense em todo tempo e dinheiro que economizaríamos.*

Estacionei em frente à casa dela, mas deixei o motor ligado. Ela abriu a porta e começou a andar em direção à casa. Rapidamente a segui, depois de desligar o motor.

– Não precisa me acompanhar – ela disse. – Meu cachorro vai começar a latir.

– Não me importo. Gosto de cachorros.

– Não, sério. Não tem problema.

– Obrigado novamente pelo seu tempo – eu disse. – Desculpe por ter bebido toda a sua água.

– Eu que agradeço.

– Talvez a gente...

E, enquanto eu balbuciava as palavras, ela se inclinou para mim no que eu jurava que era um sinal inequívoco para beijá-la. Aí. Brasil. Vai. Porém foi um equívoco, pois ela se inclinou para pegar as chaves. Esse gesto me colocou no purgatório dos beijos, com a intenção exposta, os lábios entreabertos, à procura de um lugar para pousar. Tracy, sentindo minha queda, virou rapidamente o rosto, e minha boca acabou se chocando contra a orelha dela. Do purgatório ao inferno. Destemido, concluí minha demonstração de afeto com um beijo bem barulhento, que, a julgar pelo modo como ela levou a mão à orelha esquerda, provavelmente não alcançou o resultado desejado. Felizmente ela encerrou a cena toda com um abraço e um tapinha nas minhas costas. Eu não era brasileiro.

Melhor assim, pensei, enquanto voltava para casa. Cumpri com minha obrigação. Além disso, meu hálito ainda cheirava a pimenta. Pela manhã, enviaria um e-mail a Martha dizendo que sua amiga era meiga e inteligente e tudo o mais que ela dissera. Depois, nunca mais a veria novamente. Continuaria com minhas viagens. *E fugas.*

Em vez disso, mandei um e-mail para Tracy. Eu tinha um camarote para o Hipódromo de Santa Rita no fim de semana. Convidei-a para torcer pelos cavalos e me impedir de jogar todo meu dinheiro fora em apostas previstas com base em numerologia, nos nomes dos cavalos e em quais deles fariam suas necessidades antes que fosse dada a largada. Sua resposta por e-mail dizia algo sobre "muitos compromissos".

As piores cantadas do mundo

1. "Eu não conheço você de outra vida?" **(Índia)**
2. "O que um lugar lindo como este está fazendo em volta de uma mulher como você?" **(República Tcheca)**
3. "Eu adoraria ser um fazendeiro, e você seria minha terra. Nossa plantação seria de bananas." **(Nicarágua)**
4. "A que horas um anjo como você precisa estar de volta ao paraíso?" **(Egito)**
5. "Você está muita cheirosa para mim." **(Botsuana)**
6. "Vamos tomar um cafezinho. Posso te ligar ou te seduzir." **(Brasil)**
7. "Meus pais já arranjaram nosso casamento. Eles só esqueceram de te contar." **(Índia)**
8. "Como você gosta dos seus ovos no café da manhã? Mexidos ou fertilizados?" **(Nova Zelândia)**
9. "Essa mulher é xiita. Ela está certa!" **(Egito)**
10. "Sua bunda quer meu telefone?" **(Brasil)**
11. "Por que você não tira essa roupa toda molhada?", dito por um morador de Brno de língua afiada, depois de lamber a manga da blusa de uma mulher. **(República Tcheca)**
12. "Então, você gosta de música?" **(Los Angeles)**

Na verdade, essa última foi dita para mim. Por um homem.

Eu estava dando uma olhada numa *jukebox* com meu amigo Anthony enquanto esperávamos por uma mesa num restaurante de Los Angeles. Ele sugeriu Otis Redding. Tentei convencê-lo a ouvir Beck, mas nenhum de nós encerrou a discussão pegando uns trocados na carteira.

Um homem com a barba por fazer e uma camisa de caipira se aproximou de nós. Caipira mesmo ou estiloso? Em Los Angeles, não dá para notar a diferença. Ele agiu como se Anthony não estivesse ali.

– Então, você gosta de música? – perguntou com um sorriso.

Comecei a rir.

– Eu disse algo engraçado?

– Não, gostei da abordagem. Parta do menor denominador comum e siga a partir daí.

– Ótimo.

– Não, não foi isso que eu quis dizer. Quero dizer: "Uau, temos tanta coisa em comum! Nós dois gostamos de música". Adorei o conceito. Talvez eu o use.

– Então você quer transar comigo?

– Não. Não, obrigado. Já estou com o Anthony.

Compromisso

Índia

Para ser honesto, fui para a Índia a fim de aprender sobre o amor, mas também tinha algumas questões pendentes sobre sexo. Afinal, essa é a terra do *Kama Sutra*, o mais sagrado manual de sexo do planeta. Comprei uma edição ilustrada e a levei comigo no voo até Nova Déli. Assim que a coreana de meia-idade sentada ao meu lado pegou no sono, apoiada contra a janela, tirei o livro da mochila.

Tinha de haver uma ou outra dica ali, algo que me ajudasse a superar aqueles momentos incômodos, como o que eu vivera com Tracy. Talvez houvesse um lugar secreto no corpo dela, um cotovelo ou lóbulo da orelha, por exemplo, um pontinho que eu pudesse ter acariciado com o dedo para fazer com que ela imediatamente aceitasse cada avanço. Na cabine escura do avião, liguei a luz e abri o livro.

Certo, fiquei um pouco desconfiado depois que descobri que Vatsyayana, o autor do texto de dois mil anos, morreu virgem. Não era possível. Imaginei um contorcionista eremita fazendo coisas terríveis com um travesseiro de palha todas as noites. Mas, à medida que avançava na leitura, descobri que os capítulos iniciais, os que falam sobre estilo de vida, organização da casa e boas maneiras, são bastante pertinentes e factíveis. Por assim dizer.

Por exemplo, a obra-prima começa aconselhando os leitores a "solucionar charadas, enigmas, quebra-cabeças orais com significado oculto". Feito. Eu completava uma página de palavras cruzadas todas as manhãs. O livro também aconselhava "esportes aquáticos, bater na água a fim de criar sons ritmados e mergulhar em várias posições; apostar e jogar dados". Soava como um fim de semana em Las Vegas. Até aqui, ótimo.

Meu quarto deveria ter um "colchão macio, mais baixo no centro, e coberto com um lençol branco limpo". Frascos de "unguentos perfumados, flores com cheiro adocicado e guirlandas, vidros com mais substâncias cheirosas" deveriam estar por todos os lados. (Nota para mim mesmo: Acrescentar o desodorizador Glade à lista de compras.) Eu deveria ter ainda "travesseiros grandes", "aves em gaiolas", "alguns livros" e "um alaúde preso a um suporte feito de presa de elefante". Tudo isso eu poderia encontrar, com certeza, no eBay.

Um adolescente a caminho do banheiro espiou sobre meu ombro, aproximando-se para ver o desenho de um marajá estoico e de turbante se debruçando sobre um grupo de beldades indianas nuas. Eu me ajeitei na poltrona, dando as costas para o corredor com o intuito de esconder os desenhos proibidos para menores, e continuei minha pesquisa. Evite "lunáticos, marginais, pessoas com língua venenosa e solta", aconselhava o *Kama Sutra*. Também fique longe de mulheres "que não sabem guardar segredo; que têm uma necessidade sexual inadequada e difícil de satisfazer; que são feias e sujas; e aquelas que perderam o viço da juventude". Acho que isso queria dizer que Pamela Anderson não era uma opção.

A parte picante vinha a seguir, capítulos sobre beijos, abraços, mordidinhas, arranhões e "congresso". Congresso. Um uso tão melhor para essa palavra. Coloque os lábios na "testa, olhos, rosto, pescoço, seios, lábios e no interior da boca". Isso pode ser feito de várias formas, entre elas o Beijo Direto, o Beijo Pulsante, o Beijo Torcido, o Beijo Prensado, o Beijo que Estimula o Amor ou a Luta de Línguas. Entendi. Dá para fazer, ainda que a Luta de Línguas me traga lembranças de uma namoradinha de escola agressiva demais e com aparelhos afiados nos dentes.

Quando minha parceira ficasse excitada, seria a hora de "pressionar o corpo alheio com as unhas ou arranhá-lo". O *Kama Sutra* é um tanto quanto exagerado no que diz respeito a mordidas e chupões. Quanto mais, melhor. Quem disse que aquelas marcas roxas na pele são feias? "O amor de uma mulher que vê marcas de unhas nas partes privadas de seu corpo, ainda que sejam antigas e já tenham quase desaparecido, renova-se e se fortalece."

Há 64 posições sexuais habilmente descritas no *Kama Sutra*, muitas difíceis de recriar até mesmo para uma boneca de pano com uma vida toda de aulas de ioga. Ah, coitadinho do travesseiro do Vatsyayana. Fiquei pensando nisso durante todo o voo, enquanto ele descrevia o Golpe do Javali, a Posição do Caranguejo ou o Congresso do Rebanho de Vacas, uma versão indiana antiga para as festas da Mansão Playboy. Nomes de animais são importantes no *Kama Sutra*. Eu gosto de animais, mas não *tanto* assim.

Uma comissária me surpreendeu com o carrinho de bebidas. Eu disse que não queria nada e voltei ao livro. Seguiram-se capítulos sobre flerte, casamento, "o comportamento de um rei" e como montar uma casa cheia de cortesãs. Depois veio uma seção para os seguidores de Warren Jeffs ou Billy Bob Thornton, chamada "Esposas jovens e velhas". O que pareceu um bocado proibitivo para mim.

Foi somente nas páginas finais que o *Kama Sutra* me desinteressou, num último capítulo intitulado "Sobre a virilidade". Para aumentar o vigor, fui aconselhado a "beber leite dentro do qual os testículos de um cordeiro ou de um bode tenham sido fervidos e misturados com açúcar". Ou, "para aumentar o *lingam* e fortalecê-lo, vários insetos recobertos com pelos que causem irritação na pele, como a *kandalika*, um tipo de lagarta, são tirados das árvores onde crescem e vigorosamente esfregados sobre a pele do falo e o prepúcio, o que resulta num doloroso inchaço".

Hummm, não.

Depois de chegar à Índia, enfiei meu exemplar do *Kama Sutra* de volta na mochila e comecei a perguntar às pessoas sobre o Par de Línguas e a Brincadeira do Pardal. Tentei fazer isso discretamente, sempre longe de outras pessoas. Sim, eu sabia que não eram perguntas que os indianos geralmente ouviam de turistas norte-americanos, mas eu estava louco para saber. Eles certamente tinham algo a dizer sobre o livro ou, melhor ainda, algo a acrescentar. Talvez eles acrescentassem um toque moderno aos encontros amorosos – bebidas energéticas com antigos afrodisíacos (de preferência sem testículos) ou exercícios baseados no *Kama Sutra* em academias locais. Minha caneta estava preparada...

Mas nunca cheguei a usá-la. Na Índia de hoje, o *Kama Sutra* não existe. Está morto. É mais uma piada do que um guia de referência. É um presente engraçadinho em casamentos, algo que aquele tio que adora fazer piada daria com uma piscadela. Os exemplares permanecem fechados nas estantes, geralmente escondidos das visitas.

– Não lemos o *Kama Sutra* – disse Rajiv, um estudante de Haridwar. – Mas todos já vimos o filme.

Perguntei a centenas de indianos em todos os cantos do país. Ninguém foi capaz de me dar qualquer informação. O horror. Aquilo foi devastador para mim, acabando com qualquer suposição dos indianos como mestres na cama. Era como ir a Memphis pela primeira vez e descobrir que ninguém ouvia Elvis.

– O *Kama Sutra* é só um livro – explicou-me Happy, um empresário de Rishikesh. – Não é importante para a vida. Sexo faz parte da vida, mas não é a finalidade da vida.

– Você não acha que ele poderia me dar... quer dizer, dar a você algumas boas dicas? – perguntei.

– Você está sentado no escuro e come alguma coisa. Você sabe que é comida. Não precisa praticar a mastigação.

– Então o que vocês fazem na noite de núpcias?

– Eu assisti a muita pornografia antes. É o que todos os homens da Índia fazem.

Apresento-lhes Suresh, com todos os seus 54 quilos, incluindo o bigode de pontas recurvadas. Suresh restaurou minha fé na sexualidade indiana. Ele conhecia o *Kama Sutra*.

Por acaso, nós nos conhecemos em Khajuraho, cidade que abriga os mais agitados templos hindus e jainistas da Índia, estruturas milenares feitas para garantir que todos os turistas se ruborizem e exclamem: "Minha nossa!" Os templos do *Kama Sutra*. São como gigantescos tabernáculos mórmons de pedra, recobertos com milhares de esculturas proibidas para menores, mostrando deuses em orgias e pessoas comuns fazendo coisas que nem Larry Flynt sabia que eram possíveis. Imagine uma mistura de Cirque du Soleil com Calígula. Khajuraho, o epicentro da festa, inspira os hindus a rezar. Entrem. Namastê. E lembrem-se: o sexo tântrico os aproxima do nirvana. Só não se esqueçam de se alongar antes.

Conhecemos Suresh no único templo de Khajuraho que não foi tomado pelos turistas. Ele nos convidou para uma cerimônia hindu ao pôr do sol, em que ele batia num tambor de metal com um martelo de ponta arredondada durante quinze minutos. Isso dava a suas palavras, e a tudo o mais nos dias seguintes, um zumbido especial.

Fora do templo, Suresh explicou que Khajuraho vivia em êxtase até que uma dupla de convidados acendeu as luzes e acabou com a festa: os devotos mogóis e os pomposos britânicos. Foi como levar um imã e um membro do Parlamento a uma festa do pijama. Os mogóis, que estavam ocupados atacando estátuas e esculturas hindus por todo o país, pouparam apenas 22 dos oitenta templos de Khajuraho, riscando da lista de práticas recomendadas o sexo explícito aeróbico. Os imperialistas britânicos, incapazes de cobrir os templos remanescentes com um roupão gigantesco, apenas construíram um jardim inglês, como convém, ao redor deles. O que teve o mesmo efeito.

– Mas os templos são muito bons para se aprender algo – disse ele, enquanto caminhávamos pelo pátio de terra. – Tem muitas cenas de amor aqui.

– Então foi aqui que você aprendeu a fazer sexo, olhando essas esculturas? – perguntei.

– Sim. Khajuraho, *Kama Sutra*. E também na internet.

– Não acredito. Finalmente encontrei um homem na Índia que conhece o *Kama Sutra*. Você pode nos dar algumas dicas?

– A primeira: homens falando sobre sexo. Pior que críquete!

– Entendido. Alguma coisa mais prática?

– Algumas esposas gostam de fazer sexo com óleo.

– O *Kama Sutra* fala sobre isso.

– Sim. Muito óleo.

– Algo mais?

– Venha até minha casa – disse ele, agarrando-me pelo pulso. – Vou lhe mostrar. Você vai conhecer minha esposa.

Kurt virou a cabeça para disfarçar a risada.

– Isso é muito gentil de sua parte. Acho que vamos passear mais um pouco, dar mais uma olhada nos templos.

– Não, senhor. Por favor. Minha esposa gostaria muito de conhecê-lo.

Ele apertou meu pulso. Pensei nos contorcionistas do livro.

– Acho que vai ter um espetáculo de luzes aqui hoje à noite, não é? Melhor ficar por perto.

– Minha casa é perto daqui. Cinco minutos.

– Kurt. Kurt?

– Vamos andando.

Quando dei por mim, estávamos sentados na cama côncava de um apartamento de um quarto, atrás de uma loja de bugigangas. Havia pregos nas paredes de gesso, nos quais eles penduravam roupas e cinco calendários – três cronológicos, um astrológico e outro que não tenho a menor ideia do que seja. Um Buda de bronze nos olhava do alto de uma estante. Havia panelas empilhadas num canto. Da alcova, Suresh pegou um enorme álbum de fotografias e o pôs no meu colo. Alguém se mexeu na cozinha ao lado. Eu não.

– É minha esposa, ela virá em um minuto.

– Não precisa, sério.

– Vá, vá. Abra.

Lentamente, virei a capa do álbum para descobrir centenas de fotos de Suresh e sua esposa, todas tiradas no mesmo lugar, do mesmo ângulo e na mesma pose. Vestido de branco, ele sorria como um político durante um debate, o suficiente para mostrar segurança e diversão, mas sem jamais mostrar os dentes. Ela também parecia idêntica em todas as fotografias – muito envergonhada.

– Casamento arranjado? – perguntei.

– Sim. O primo dela sugeriu nosso casamento aos nossos pais.

– O que se passava na sua cabeça?

– Acho que ela é uma pessoa boa e sua família também. Somos da mesma casta.

– Um par perfeito.

– E ela também é linda – disse ele, como se a aparência dela fosse um brinde, o fatiador de batatas que você ganha ao comprar um conjunto de facas Ginsu.

– Ela é muito bonita. Muito mesmo.

– Sim.

– Não me entenda mal, mas ela parece um pouco séria demais nas fotos. Estava tudo bem com ela?

– O pai dela morreu nessa época. Cinco dias antes do casamento.

– Que triste.

– Ela estava muito triste nesse dia.

– Vocês não pensaram em adiar o casamento?

– Não. Nunca. Os astrólogos disseram que era um dia favorável. Não podíamos mudar.

Suresh chamou novamente e, da cozinha, surgiu sua esposa, olhando rapidamente para nós antes de voltar os olhos para o chão.

– No casamento ela estava magra – disse ele. – Agora está gorda!

– Não, nada disso – eu disse.

A esposa dele, pelo menos vinte quilos mais gorda do que nas fotos, meneou a cabeça em sinal de aprovação.

– Ela está grávida – ele disse.

– Claro. Quer dizer, parabéns.

– Água? – ela perguntou.

– Sim, obrigado – Kurt respondeu.

Ela voltou para a cozinha e de lá veio trazendo um copinho de água, que entregou ao marido. Suresh tombou a cabeça para trás e derramou metade da água na boca sem deixar que o vidro tocasse seus lábios, como manda o

costume indiano. Kurt fez o mesmo, derramando metade de sua metade na camiseta. Ele teria de praticar mais isso antes de compartilhar chá quente.
– Você não tem um exemplar do *Kama Sutra* – eu disse.
– Não, mas eu conheço. As posições dos animais e os beijos. Não se apresse. Isso é o mais importante. E não se esqueça do óleo.
– Como você já disse.
– É muito importante.
– Entendo.
– Prepare-se. Faça disso um grande evento.
– Nada de lugares ocultos ou pontos secretos?
– Ela ficou grávida bem aqui – disse ele, batendo na cama.
– Não, estou falando de lugares no corpo.
– Eu gosto de sexo todos os dias, mas minha esposa não.
Ela voltou ao quarto naquele exato momento e, novamente, meneou a cabeça em sinal de concordância.

Eu admirava Suresh, sua esposa e a honestidade dos indianos. Eles respondiam às minhas perguntas. Mesmo assim, há certa aversão natural a alguns temas, como afirmou V. S. Naipaul no livro *India: A Wounded Civilization*.

"Não é fácil para os indianos se distanciarem e analisarem algo", ele escreveu.

A diferença entre o modo de pensar indiano e o ocidental se mostra mais claramente no que diz respeito ao sexo. O homem ocidental é capaz de descrever o ato sexual; até mesmo no momento do orgasmo ele é capaz de observar a si mesmo. Kakar [dr. Sudhir Kakar, psicoterapeuta] diz que seus pacientes indianos, homens e mulheres, não são capazes de descrever o ato sexual; são capazes apenas de dizer "aquilo que aconteceu".

Mesmo com a internet e a MTV, Naipaul continua certo. A definição de "doloroso" é conversar com um indiano sobre sexo, enquanto a de "impossível" é fazer o mesmo com uma indiana. Faça uma pergunta relacionada a sexo e eles se contorcerão. Farão piadas. Ficarão vermelhos. Farão sinal para o *tuk-tuk* mais próximo.

São raros os pais que conversam aberta e regularmente com os filhos sobre sexo. Igualmente raros são os seminários educacionais sobre sexo nas escolas públicas. O governo federal retomou o debate durante nossa estadia na Índia, estimulando os estados da federação a incorporar aulas sobre sexo e aids no currículo. Eles distribuíram panfletos aos professores. Enviaram material audiovisual. Mas os estados torceram o nariz para a ideia. É arriscado demais, disseram; os desenhos vão estimular os jovens a fazer sexo com a primeira pessoa que virem pela frente. Eles fizeram o que fazemos nos Estados Unidos – culparam Bollywood (no nosso caso, Hollywood) por tudo.

Basta, eu disse. Desisto. Indianos são incapazes de dar qualquer conselho sobre como fazer sexo. Mas eles com certeza podem lhe dizer onde fazer sexo. Pergunte a qualquer homem como ele consegue fazer amor com a esposa ou a namorada em meio a casas cheias de gente e com vizinhos barulhentos e ele lhe dará uma lição detalhada de geografia sobre os lugares mais escondidos da região.

– Pegue a terceira estradinha de terra até o alto da colina, ao redor da pedreira, passando pelas vacas. Estacione sua moto e caminhe três quilômetros até uma caverna escondida. Só não vá até lá nas tardes de quinta-feira, que é quando o Sanjay está lá.

Os indianos, descobrimos, também são especialistas em quando fazer sexo.

– Da meia-noite até as duas da madrugada – afirmou Yogi, um funcionário do hotel.

– Meia-noite – disse Kapil, um estudante de medicina.

– Meia-noite – repetiu Suresh.

– Meia-noite – concordou a esposa dele.

– É por causa de alguma convergência astrológica harmônica? – perguntei.

É quando os outros estão dormindo, todos eles responderam.

É difícil mencionar a palavra "Índia" hoje em dia sem falar em "mudança". Hoje, a Índia vivencia uma revolução e uma mudança mais dinâmica que qualquer outro país do mundo. Rituais antigos e velhas normas sociais são substituídos diariamente pela economia global e as preferências ocidentais.

A Índia de hoje é o mestre de ioga na televisão ensinando exercícios de respiração enquanto, na parte de baixo da tela, leem-se os preços das ações. É a mistura de casacos *sherwani* e trajes *salwar kameez* com camisetas do Radiohead e suportes para iPod. São as estradas usadas por sedãs de luxo, carros de boi, *tuk-tuks* e caminhões multicoloridos com as palavras BUZINE, POR FAVOR escritas na traseira (como se algum motorista aqui precisasse de estímulo para isso). Sorveteiros vendem pirulitos do Bart Simpson e amêndoas apimentadas. Pastores levam seus bodes para pastar nos jardins de hotéis cinco estrelas. A onda atinge todas as esferas, incluindo os relacionamentos.

Ainda assim, em todo o subcontinente, todas as questões relacionadas ao amor e ao casamento ainda começam e terminam com os pais. Eles são a mola propulsora da sociedade, o núcleo pelo qual a vida é medida e garantida. O relacionamento entre homem e mulher começa primeiro com o relacionamento entre o menino e sua mãe ou a menina e seu pai. A maior parte dos indianos vive com os pais até se casar, e muitos continuam morando com eles depois do casamento. Nesse estilo de vida, os pais estão presentes e influenciam todos os aspectos da vida pessoal.

Em outras palavras, é um pesadelo adolescente eterno. Lembre-se de todas aquelas conversas esquisitas que você teve com seus pais, as sugestões de namoradas ou os conselhos sobre higiene pessoal, "agora que já tem pelos lá". Amplifique esses ruídos e os prolongue por toda sua vida adulta. Isso é o inferno. Isso é a Índia. Eis a diferença:

– Meus pais sabem mais sobre a vida – disse Sugandha, um estudante de Jaipur.

Como é que é? Os filhos acreditam que seus pais têm uma opinião válida? Sim, diz a maioria dos jovens indianos. Sem dar uma risadinha ou uma gargalhada, devo acrescentar. Apesar de toda a proximidade e os atritos, existe uma forte relação emocional entre pais e filhos.

Os filhos, uma classificação que, na Índia, dura a vida toda, não apenas tentam agradar aos pais; eles fazem de tudo para ser como os pais, para manter a honra e a reputação da família. Pergunte a qualquer homem na Índia que qualidades ele considera as mais importantes numa esposa e ele citará coisas como "alguém que respeite e cuide bem dos meus pais".

Por tradição, são os pais que arranjam todos os estágios do relacionamento – os encontros, o namoro, o noivado, o casamento e a vida de casados. Em geral, eles resumem o processo todo num dia só, com os casais se conhecendo na própria festa de casamento. Não ria. Na maior parte das vezes, dá certo. Ou pelo menos dava. A taxa de divórcios tem crescido ultimamente por ali, mas ainda não chega a um terço da nossa.

A maioria dos casamentos na Índia ainda é arranjada, apesar de os casais terem cada vez mais poder de decisão sobre o assunto, o que aumentou as oportunidades de veto ou de sugestão, além de dar mais tempo para que eles namorem e explorem a relação antes de se casar. Cada vez mais os indianos têm optado por uniões ocidentalizadas, ou "casamentos por amor". É um termo curioso, já que a maior parte dos indianos afirma que o amor não é um sentimento que explode à primeira vista, mas algo que só pode existir quando cultivado.

Ah, mas os tempos são outros. Os filmes de Bollywood, que há poucos anos jamais mostrariam um casal se beijando, por medo da censura ou de protestos, agora exibem com regularidade atores nus. Há casas noturnas em Nova Déli e Mumbai. Há sites para encontros de uma noite (favor informar a casta e a religião).

O mais surpreendente disso tudo é que pais conservadores e sérios estão se adaptando e, em alguns lugares, até mesmo aceitando tudo isso. Nem tanto quanto à parte do sexo casual, mas no que se refere ao envolvimento cada vez maior de filhos e filhas solteiros nas decisões sobre os relacionamentos. Sim, eles aplaudem a simplicidade e o sucesso do casamento arranjado à moda antiga. Claro que culpam o namoro ao estilo ocidental e os "casamentos por amor" pela recente alta na taxa de divórcios. E claro que ficam furiosos quando seus filhos se envolvem com um homem ruim ou uma moça "fácil". Mas aceitam a maior parte – até que seu filho ou filha se envolva com alguém que não seja hindu. Nesses casos, as conversas duram a noite toda.

Os jovens que se envolvem de acordo com as normas ocidentais de namoro sabem que a dança é delicada. Eles anseiam por uma participação maior no processo, mas em 90% dos casos sugerem alguém que provavelmente receberá a aprovação do pai e da mãe – mesma casta, mesma religião, bom emprego, boa família e, o mais importante, um mapa astral promissor. Quando os jovens indianos conseguem se afastar um pouco do controle dos pais, raramente chegam a extrapolar os limites estabelecidos há gerações.

Nos rincões mais pobres da Índia, os casais se conhecem por meio de laços familiares ou comunitários. Os indianos mais ricos em geral encontram o parceiro pela primeira vez na escola secundária ou na faculdade. Em cidades maiores, os casais se conhecem no trabalho, embora isso seja um jogo delicado, com consequências perigosas. Dificilmente uma mulher se aproximaria de um colega lhe oferecendo algo além de um memorando. Flertar e ser rejeitada poria em risco seu emprego e sua reputação. Nos escritórios indianos, é o homem que tem de tomar a iniciativa. E, mesmo assim, a mulher abordada precisa tomar todo o cuidado para minimizar os riscos.

– Se um cara do trabalho a convida para sair, vocês só podem ir a algum lugar durante o dia – disse Huma, funcionária de um escritório em Nova Déli. – As mulheres não são livres para ir aonde quiserem, principalmente à noite, quando você precisa dizer a seus pais para onde está indo.

Cantadas não funcionam na Índia. Pensando bem, cantadas não funcionam em lugar nenhum. Se a pessoa se sente seduzida por sua cantada, é melhor questionar o bom-senso dela. Assim, mesmo quando dão certo, as cantadas fracassam.

"Qual o seu signo?" não funciona aqui, apesar de a Índia estar acostumada a buscar aprovação astrológica para todos os grandes (e pequenos e minúsculos) acontecimentos da vida. Nas profundezas da psique indiana, existe uma aversão cultural a cantadas em geral, assim como um medo mortal da rejeição. Existe ainda uma forte identificação dos indianos com o sentido literal das palavras.

– Se um homem me dissesse "Eu não conheço você de algum lugar?", eu me perguntaria se ele não me conhecia mesmo – afirmou Aparna, uma mulher de Nova Déli.

Na terra das castas e das classes, da preparação e do planejamento, até a mais sutil das abordagens geralmente falha.

– Se um homem sorrisse para mim ou para minhas amigas, nós imediatamente questionaríamos por que ele está sorrindo – disse Mona, colega de Aparna.

Kurt e eu estávamos interessados em saber como os indianos se conheciam, mas no décimo dia estávamos fazendo de tudo para evitá-los. Viajamos para a cidade sagrada de Haridwar, uma comunidade de sacerdotes *sadhu* e missionários às margens do rio Ganges, no norte da Índia. Os Beatles passaram por aqui há quarenta anos. Depois, gravaram *The White Album* e convenceram o mundo de que as drogas na Índia deviam ser bem loucas. Desde então, uma multidão de calças boca de sino não para de chegar.

Os nativos de Haridwar não se incomodam com o movimento. Eles vendem barras de cereais e *lassi*, vitaminas de iogurte, para os visitantes. Eles os cumprimentam com reverência, varrem as calçadas todas as manhãs e quase todos os dias do ano ficam em paz. Escolhemos visitar a cidade no único dia em que isso não acontece: Holi, o Festival das Cores.

Como tudo na Índia, o Festival das Cores tem uma origem complicada e controversa. Alguns dizem que sua origem envolve o deus Shiva incinerando o deus do amor carnal, Kamadeva. Outros garantem que a festa nasceu da relação entre Krishna e a bela Radha.

Como os indianos celebram o Festival das Cores atualmente? Com folhas de maconha e corantes tóxicos. Num dia de lua cheia de inverno, eles pegam sacos lotados de tinta seca – em tons de magenta, laranja e verde-radioativo – e bombardeiam qualquer pessoa que se aproxime, transformando o país todo numa enorme tela de Jackson Pollock. Para garantir que a obra de arte seja realmente abstrata, os indianos espalham a tinta enquanto mascam folhas de uma variedade de cânhamo chamada *bhang*. Isso confere ao olhar deles um brilho igual ao das roupas que vestem. E fazem isso durante o dia e a noite toda.

Kurt e eu normalmente gostamos de celebrações locais em qualquer país. Tentamos mergulhar na festa e nos divertir. Mas algo importante evitou que isso acontecesse dessa vez.

– É a minha camiseta – disse Kurt enquanto admirávamos a cidade aos nossos pés do alto do elegante templo Mansa Devi, discutindo como iríamos do alto da montanha até nosso hotel, do outro lado da cidade. – Não quero estragá-la.

Ele tinha um bom motivo. Aquela não era uma camiseta qualquer – era uma réplica do uniforme usado por Sachin Tendulkar, capitão da seleção indiana de críquete, o Mestre Destruidor, o homem que lideraria o esquadrão indiano na Copa do Mundo, que começaria na semana seguinte. Numa lista dos ícones nacionais indianos mais adorados, Tendulkar estaria em algum lugar entre Ganesh e Gandhi. A camiseta de Kurt provara ser uma arma infalível para iniciar conversas. "Ah, então você conhece o Tendulkar." Arruinar uma vestimenta preciosa como aquela com manchas do tipo teste de Rorschach em tons de fúcsia e turquesa seria um sacrilégio.

– Então tire a camiseta – eu disse.

– Somente os *sadhus* saem sem camisa – ele respondeu. – Eu me sentiria como se estivesse violando uma espécie de código sagrado. Além disso, acho que conseguimos escapar dessa.

– Olhe para as lajes das casas. Está vendo todas aquelas crianças com pistolas de água e bexigas cheias de tinta? Elas vão nos pegar.

– Deixa disso. Vamos andar em zigue-zague pela rua e nos proteger nas lojas abertas.

Assim, começamos a descer a montanha e a correr pelas ruelas, Butch Cassidy e Sundance na última fuga. O resultado foi o mesmo. *Puf!* Kurt recebeu um golpe direto de azul-royal na nuca. *Chuap!* Um atirador me atingiu com uma bexiga de água. *Zimmm! Zshhhttt! Zappp!* Os ataques vinham de todos os lados.

– O que aconteceu com todo aquele lance de não violência? – perguntou Kurt.

– Ficou azul.

Corremos mais rápido, fizemos mais zigues e menos zagues e seguimos em frente.

– Como estou? – Kurt perguntou assim que chegamos à recepção do hotel. Eu lhe disse para dar uma voltinha.

– Parece que alguém vomitou chupe-chupe nas suas costas.

– Merda. Vou ver se consigo limpar.

Os funcionários do hotel menearam a cabeça e riram da nossa condição quando passamos por eles em tons vivos de lavanda e escarlate. Uma família indiana andava de um lado para o outro perto da recepção.

– Gostaram da nossa festa? – perguntou um respeitável pai de família.

– É ótima – respondi.

– E vocês conhecem o Tendulkar.

– Por favor, não contem a ele sobre a camisa do Kurt.

A família riu enquanto Kurt subia os degraus da recepção.

– E o que os traz à Índia? – o homem perguntou, expressando o impulso comum entre os indianos por explicação e ordem.

– O amor – respondi.

– Nós também estamos aqui por amor. Meu filho está se casando.

– Parabéns. Quem é a noiva sortuda?

– Ainda não sabemos. Acabamos de chegar da Califórnia para conhecê-la.

– Um garoto bonito assim, vocês não terão nenhum problema.

– Vocês deviam tentar. Casamento arranjado é muito bom.

– Não, não – eu disse. – Sem querer ofender.

– Por quê? – ele perguntou. – Funciona.

Fiquei em silêncio por um instante.

– Heather Elms.

Toda semana, desde a pré-escola até que eu saísse de casa para ir para a faculdade, minha mãe tentava me juntar com Heather Elms. Ela e a mãe de Heather jogavam tênis juntas. Heather participava do movimento estudantil. Tocava violoncelo. Cursava aulas de aperfeiçoamento enquanto eu patinava nas matérias obrigatórias. Tinha cabelos castanhos compridos e me lembrava Ali MacGraw. Ela era perfeita. E, como minha mãe a aprovava, ela estava amaldiçoada.

Claro que Heather Elms e todas as outras meninas sugeridas pelos meus pais são hoje CEOs ou professoras universitárias respeitadas, mães excelentes que correm quinze quilômetros com seus filhos em carrinhos de bebê de alta tecnologia, mulheres impressionantes e meigas que jamais reclamam quando o marido se esquece de pegar as roupas na lavanderia. O que mais me irritava na insistência da minha mãe era o fato de ela estar certa.

Pensei em todas as mães e todas as Heather Elms do mundo, nas taxas de divórcio de 50% nos Estados Unidos e em todos os casamentos equivocados que poderiam ter sido evitados com algumas palavras sábias. Será mesmo insano envolver os pais, pelo menos pais sãos, no arranjo dos casais?

Menos de um em cada dez casamentos na Índia termina em divórcio. Se os americanos criassem um computador que passa metade do tempo quebrado, e os indianos produzissem um modelo muito mais confiável, correríamos para a Ásia a fim de copiar o projeto deles, ou ao menos adaptá-lo à nossa realidade. Por que não fazemos o mesmo com o produto mais importante de todos?

O principal motivo é que queremos aprender sobre o amor. Nas relações ocidentais, damos importância ao que dá certo desde o início e não ao que criamos a longo prazo. Tomamos decisões com base na emoção, com critérios tão fugazes quanto marquinhas de biquíni. Agimos por impulso, guiados por gostos que mudam a cada estação e sensações instintivas. Em geral, vemos o dia do casamento como uma conclusão, e não como o início de algo. Em metade dos casos, fracassamos.

Certa vez, terminei um namoro por causa de sal. O fim aconteceu durante um café da manhã de sábado, num restaurante. Minha nova namorada havia passado a noite na minha casa; foi a terceira noite que passamos juntos. Ela pediu frutas, eu pedi ovos mexidos – a melhor coisa para curar uma leve ressaca. Quando a garçonete pôs o prato na mesa, peguei o saleiro e enchi minha comida gordurosa com uma boa dose de cloreto de sódio para destruir as teias de aranha do meu cérebro.

– Franz! – disse ela, segurando-me pelo pulso. – Chega de sal!

Apesar do meu atordoamento, naquele momento vi todo meu futuro – implicâncias intermináveis sobre o tempo no banheiro e o futebol na tarde de domingo, brigas sobre cuecas e e-mails. E sal. Nunca amei tanto o sal quanto naquele instante.

– Acho que devíamos sair com outras pessoas – eu disse.

Ela soltou meu pulso.

– Está certo – eu disse para a Índia. – Entendo os benefícios do casamento arranjado. Sou capaz de ver, hoje, como a opinião dos meus pais era muito mais acertada que a minha. Eles talvez tivessem evitado que eu namorasse a nazista do sal. Mas, mesmo que eu me rendesse ao casamento arranjado, fazer isso no meu país seria impossível. O amor ao estilo ocidental está muito arraigado em mim. Somos consumistas poderosos. Exigimos celulares com toques específicos e águas minerais especiais. Então, como podemos abdicar dessa decisão, que é a mais importante de todas? Acho simplesmente que jamais seríamos capazes de aceitar a ideia de aprender a amar um estranho.

Mas vocês já fazem isso, responderam os indianos. Vocês não escolhem seus irmãos e ainda assim aprendem a amá-los. Seus pais o colocam num quarto e dizem: "Entendam-se". E vocês se entendem. Descobrem o que há de bom um no outro. Aprendem que, quanto mais respeito, carinho e altruísmo acrescentam à relação, mais forte ela fica. Quando não fazem isso, os laços se enfraquecem. É mesmo tão absurdo pensar que os mesmos conceitos podem ser aplicados ao amor romântico?

– Ah, um dia muito favorável – anunciou Ali quando nos conhecemos na calçada em frente ao hotel. Ele acordara com o nascer do sol, polindo seu amado táxi Hindustan Ambassador, um carrinho barulhento fabricado pela primeira vez em 1957 e sem grandes mudanças no projeto desde então. Taxistas como Ali tratam seus carros como se fossem esposas, bajulando, brigando, elogiando-os quando necessário, ameaçando-os de violência se saírem da linha. – Meu Amby e eu estamos juntos há 22 anos! – Ele já estava mascando o primeiro de muitos nacos de tabaco, o que deixava seus lábios vermelhos e seu bigode úmido.

Ali gostava de começar e terminar as corridas o mais cedo possível, não importava a distância. Isso não combinava com nossa preferência por tomar algumas xícaras de café, ler o jornal matinal e dar uma boa olhada nos arredores. Contratamos Ali para nos levar a várias cidades no norte da Índia: Rishikesh, Haridwar, Mussoori e, hoje, de volta a Nova Déli.

– Vamos partir ao meio-dia, Ali – sugeria Kurt.
– Ah, não, não, não – respondia ele. – Muito tarde para dirigir. Seis.
– Da manhã?
– O melhor da Índia você vê ao raiar do dia.

Isso dava início a uma complexa sessão de negociações quanto à hora da nossa partida, onde pararíamos para almoçar, quantos intervalos faríamos para que ele fumasse e qualquer coisa a mais que Kurt quisesse incluir na discussão. O resultado da negociação daquela manhã foi que acordaríamos com o nascer do sol.

– Um dia longo e feliz – disse Ali.
– Para você também, amigo – respondi. – Mas está frio demais.
– Mussoori é uma cidade de colina. Cidades de colina são muito frias – disse ele, referindo-se às dezenas de antigos refúgios coloniais construídos para os líderes do exército do império britânico.
– Estou vendo. Foi essa coisa de colina que me enganou. Se vocês a chamassem de cidade montanhosa coberta de neve, acho que eu teria trazido um casaco.

Ali abriu com os dentes um segundo pacote de *paan* e lá fomos nós em zigue-zague "colina" abaixo, a temperatura aumentando como o valor no taxímetro. Assim que chegamos a um vilarejo no fundo do vale, entendi o que Ali quis dizer com "favorável". Era um dia de casamento, um momento prescrito pelos astrólogos do país como ideal para consolidar uma união. Casamentos e eventos importantes tomariam conta do país naquela quinta-feira. Só Nova Déli abrigaria mais de quinze mil eventos.

É raro encontrar, na Índia, um casal cuja união não tenha sido abençoada por um astrólogo. Mesmo que todos os demais pré-requisitos para o casamento estejam certos – mesma casta, rendimento similar, mesma religião, parentes que se dão bem, mesmos atores preferidos de Bollywood –, cerimônias de casamento são imediatamente canceladas se os astrólogos fizerem qualquer objeção. Sem questionamentos. Há um bilhão de outras opções, dizem os indianos. Por que não encontrar uma que esteja em harmonia com os céus?

Narrain, um homem casado há quarenta anos, cancelou quatro noivados de seu filho depois que os astrólogos o aconselharam a fazer isso. Ele não pensou duas vezes sobre o assunto. A esposa e o filho também concordaram de imediato.

– Ninguém se incomoda – disse ele enfaticamente quando expressei minha surpresa ao saber que as pessoas aceitavam com tanta facilidade o que as estrelas diziam. – Tomamos todas as precauções. Cumpri minha obrigação.

– Depois de três cancelamentos, você não pensou em mudar de astrólogo? – perguntei.

– Não. O mundo está cheio de meninos e meninas. Por que correr o risco?

Os indianos citam a história, a ciência, a religião, a medicina e a mãe quando justificam a prática. Suas respostas são longas e complicadas, variam de família para família e geralmente envolvem o desenho das constelações. Eles falam de "cromossomos", "ordem natural" e "simetria universal".

Nem todo mundo na Índia acredita em astrologia. Os mais jovens falam que consultam as estrelas para agradar aos pais. Os muçulmanos dizem que o assunto não é tão relevante em meio à sua comunidade. Os indianos com diploma de universidades ocidentais questionam suas bases científicas. Eles riem e dizem que o país é obcecado pelos astros, depois concluem o raciocínio admitindo que também consultam o astrólogo da família de vez em quando. Nem todo mundo na Índia acredita em astrologia, mas poucos são corajosos o suficiente para contestá-la.

Pelo resto do dia, em cada cidadezinha por que passávamos, víamos multidões alegres se reunindo em terrenos baldios e em frente a hotéis, braceletes de bronze tilintando, homens dançando e acenando com cédulas de rúpias, mulheres com seus sáris mais coloridos, que pareciam ter vergonha dos homens. Isso era só um aquecimento – as cerimônias principais seriam realizadas à noite.

– Ali – chamou Kurt. – Estacione aqui. Esta parece ser boa. Quero tirar algumas fotos deste casamento.

Ali, em sua missão de nos levar até Nova Déli em tempo recorde, fingiu não ouvir.

– Ali. Pausa para o cigarro.

– Tudo bem – disse ele, parando o carro no acostamento.

Kurt desceu e mirou a câmera para o desfile de farristas aglomerados, uma massa de homens em círculo com as mãos para o alto, dançando ao som de canções de amor hindus que saíam de alto-falantes ribombando na traseira de um caminhão. Sem querer perder nada, também saí do carro e fiquei olhando por detrás do Amby. Foi aí que os gritos começaram.

– Ei! Senhor!

A princípio pensei que eles quisessem que saíssemos do caminho, mas logo entendi que o que eles queriam era que nos juntássemos à festa. Kurt declinou o convite segurando a câmera de vídeo, deixando o irmão mais velho para envergonhar o nome da família em mais uma pista de dança, dessa vez na rua, sob o olhar de incontáveis motoristas, que buzinavam em sinal de aprovação.

Depois de xingar Kurt, atravessei a estrada e me juntei a outros duzentos homens suados que se sacudiam e se remexiam ao redor de um noivo jovem e nervoso, no alto de um cavalo alugado, segurando as rédeas com as duas mãos, como se estivesse cavalgando pela primeira vez. O evento como um todo tinha um quê de espetáculo de Siegfried & Roy, com todos aqueles paletós enfeitados com lantejoulas e fileiras grandiosas de trompetistas, o toucado cravejado de joias do noivo, os jovens dançando e os olhares indiferentes dos animais. Um dos festeiros me segurou pelo pulso e ergueu meu braço no ar como um árbitro anunciando o vencedor da luta.

– Bem-vindo – disse ele. – Por favor.

Um adolescente passou o braço pela minha cintura, acompanhando a música como se eu fosse a noiva.

– Desculpe – eu disse. – Não conheço a letra.

Sacolejei e sorri e, depois de alguns minutos, comecei a me sentir à vontade, principalmente quando percebi que a dança dos outros homens era tão desengonçada quanto a minha. Eles se abraçavam e faziam reverências, e o noivo meneava a cabeça demonstrando apreciação, mas ainda parecia incomodado sobre o cavalo. Vá buscar meu irmão, indiquei para um convidado especialmente enérgico.

Repetimos a cena um punhado de vezes durante o trajeto até Nova Déli. Kurt filmava, eu observava e, às vezes, dançava, Ali mascava *paan* e fumava. Essas celebrações se espalhavam por todo o país. Venham, gritavam eles. Juntem-se. Celebrem. Ao fim da jornada, cheguei à conclusão de que o filme *Penetras bons de bico* não deve ter feito muito sucesso aqui. Na Índia, não existe penetra.

A maior cerimônia do dia, com mais de mil pessoas, foi realizada no nosso hotel de Nova Déli, um dos lugares preferidos pelos casais da Índia moderna. Ali estacionou na calçada e imediatamente nos descobrimos em meio ao *baraat*, o gigantesco desfile de convidados entrando no salão de baile principal. A multidão avançava pelo estacionamento e alcançava as ruas, dançando ao som de uma dúzia de músicos à frente, impossibilitando a fuga de Ali. Kurt e eu entregamos as malas ao mensageiro e entramos na confusão.

A essa hora, eu já estava totalmente envolvido com o casamento indiano. Eles são mais atraentes que qualquer outro tipo de casamento. As celebrações de aquecimento que se estendem ao longo do dia servem apenas para dar mais ânimo. Saboreamos os casamentos durante o dia e agora nos descobríamos no banquete principal.

Sem aviso, a multidão abriu caminho e um jovem noivo (o que na Índia é quase uma redundância) entrou montando um forte cavalo branco, com a crina enfeitada. O cavalo, guiado por dois homens vestindo terno preto, era o mais alto entre os que eu vira naquele dia. O noivo usava um turbante branco cravejado de joias e um terno branco, com enfeites creme e bordado de cima a baixo. No seu colo estava um menino, talvez irmão caçula ou primo. Os meninos são para trazer boa sorte, um sinal de que o casamento em breve gerará mais meninos. Ele repetia o que várias crianças ocidentais dizem em viagens longas – pedidos e mais pedidos para ir ao banheiro.

Ao nosso redor, as mulheres acenavam com as mãos cobertas por tatuagens de hena com desenhos florais e geométricos, e aqui e ali uma suástica. *Você tem certeza que quer celebrar essa união abençoada com o símbolo do Terceiro Reich?* Relaxe, elas pareciam dizer, usamos esse símbolo milhares de anos antes de Hitler. Aceitei a ideia – o filho da mãe não deveria se apoderar de nada. Senti a mesma coisa por Donald Trump quando ele tentou patentear a frase: "Você está demitido".

Os tocadores de tambor se juntaram às tubas e aos trompetes em frente a um carro de som cheio de alto-falantes e luzes, intensificando o passo à medida que a multidão se aproximava do salão de baile. De terno preto enfeitado com joias e as luzes piscantes, eles me lembravam a banda de Dick Van Dyke em *Mary Poppins*, exceto pelos pinguins. Pinguins, assim como outros símbolos colonialistas, não são bem-aceitos na Índia.

Olhei para a recepção do hotel cheia de sáris de todas as cores, turquesa e verde-amarelado, damasco e verde-limão. Os ocidentais ganham caixas gigantescas de lápis de cor quando crianças, e mesmo assim geralmente escolhemos usar roupas cinza. Os indianos ficam com as raspas dos lápis e, de algum modo, acabam explodindo em tecnicólor.

Finalmente o *baraat* chegou à entrada. A banda silenciou e vários convidados mais velhos acenaram para que todos nós parássemos. Os festejadores continuavam a menear a cabeça em nossa direção, sem jamais questionar por que uma dupla de vagabundos desejaria testemunhar o casamento de um casal que não conheciam. Claro que éramos bem-vindos, diziam. Aqui é a Índia.

O noivo deixou o cavalo na porta e se juntou a seus pais e família na entrada do salão. Lá, esperaram até que um irmão mais velho anunciasse a chegada deles. Depois de alguns minutos, a noiva, banhada em vermelho e dourado, surgiu com sua família, andando de braços dados com a mãe e o pai. Quanto mais perto chegavam dos futuros parentes, mais se agarravam uns aos outros. "Não, não levem a nossa bela filha", pareciam dizer. A mãe lamentava e uma das irmãs se desfazia em lágrimas.

– Adoro esses falsos protestos – eu disse para o homem calvo e de barba branca ao meu lado. – Eles realmente me fazem acreditar que não querem que a filha se case.

– Na verdade, eles não querem mesmo que ele se case com a menina. Castas diferentes.

Mas, na Índia, são poucas as noivas que fogem do casamento. Contratos matrimoniais foram assinados há muito tempo. Talvez não para a satisfação de todos, mas foram assinados mesmo assim.

A família do noivo ofereceu à nova nora guirlandas de flores para fazer as pazes. Ao que parece, a coroa de flores de lótus e jasmim funcionou, pondo fim à choradeira. Flores são capazes disso.

A multidão voltava a atenção para o casal a cada etapa da cerimônia, mas, assim que todos entraram no salão de baile, as pessoas se esqueceram completamente dos noivos. A comida parecia ser a culpada, um bufê de *puris*, *chutneys* e panelas de argila se estendendo por todo o salão, cestas de pães transbordantes, esculturas gigantescas de frutas e todos os tipos de doces imagináveis. Mas não havia nada com cebola e alho, explicou um corpulento idoso.

– Causam mau hálito.

Pegamos um pratinho com chocolate, frutas e castanhas.

– Parece que essas pessoas não dormem há uma semana – disse Kurt.

– Porque faz uma semana mesmo que elas não dormem. Aquele homem ali me contou que eles deram cinco festas para o casal.

– Talvez seja por isso que ninguém parece estar dando atenção aos recém-casados. Olhe lá para eles. Sozinhos.

– Quer ver outro motivo para ninguém prestar atenção neles? Olhe para a gorda usando um sári amarelo à sua esquerda.

– Estou vendo.

– Agora olhe para o filho ao lado dela. O cara com a "monocelha". Ela o está apresentando a todos desde que chegamos aqui. Estabelecendo contatos com mais vontade do que um político precisando de verba.

– Muitos casamentos serão marcados aqui.

– Esqueça o casal. Ao que parece, o verdadeiro objetivo de um casamento indiano é gerar mais casamentos.

Ouvi um homem dando ordens perto da porta da frente e vi uma pequena confusão. Um grupo de mulheres de aparência masculinizada tentava entrar na festa, mas foram impedidas por alguns homens e levadas para fora, em uma discussão acalorada.

– O que está acontecendo? – perguntei ao homem que me explicou por que não havia comida com cebola e alho.

– Eunucos – disse ele.

Ele me explicou que os eunucos eram os únicos convidados indesejados num casamento e, por isso, como acontece em todas as culturas, era muito provável que aparecessem. Rejeitados pela sociedade e pelo governo, os indianos sem gênero específico se juntaram nas grandes cidades e criaram seu próprio programa de bem-estar social. Eles aparecem em casamentos, nascimentos e outras celebrações familiares importantes, exigindo dinheiro em troca de bênçãos e prometendo não exibir a falta de genitália e não machucar os convidados.

Os eunucos são o equivalente indiano dos grandalhões de New Jersey que batem à sua porta e prometem proteção. A diferença é que, aqui, eles usam sáris e batom rosa, e não ternos suados e barbas por fazer. Também como a máfia, quanto mais rico for o cidadão, maior a ameaça. O escritor William Dalrymple descreveu os eunucos como "um misto de talismã e motivo de zombaria", o que também se aplica à máfia. Eu me perguntava quanto eles conseguiriam tirar dessa família.

Pela manhã, aceitamos outro convite, dessa vez de uma mulher educada que lera meu primeiro livro e nos enviou um e-mail dizendo: "Se vocês alguma vez vierem à Índia..." Digo que ela era educada porque Priya não nos enviou um e-mail com uma ordem de restrição depois que Kurt e eu respondemos: "Obrigado. Na verdade, em breve iremos para Nova Déli e, sim, adoraríamos ter um lugar onde nos hospedar". Uma americana-indiana criada ao redor do mundo, ela estava vivendo em Nova Déli fazia alguns meses, com a mãe, o padrasto e os avós. Ninguém pareceu muito surpreso quando batemos à porta.

Estávamos nos tornando cada vez mais fãs do convite às cegas que encontrávamos no estrangeiro, cada vez mais convencidos de que o mundo era muito mais hospitaleiro do que pensávamos. Existe um modo melhor de ver e conhecer um país do que cair de paraquedas na vida cotidiana local? Depois de algumas refeições juntos e conversas, você ignora as atrações turísticas e mergulha nas notícias, costumes, piadas e, em nosso caso, no amor dos nativos. Expliquei o propósito da nossa jornada no café da manhã.

– Você devia conversar com meus avós – disse Priya. – Daqui a pouco eles descem. Minha avó está terminando suas preces matinais.

Surendra juntou-se à mesa primeiro. Ele nos cumprimentou e pegou uma xícara de chai, deixando que o restante de nós conversássemos sobre as manchetes da manhã. Olhei para o homem, os cabelos grisalhos penteados para o lado, o casaco azul abotoado até em cima, prestando atenção na neta, e senti sua calma influência na discussão, mesmo que ele ainda não tivesse dito nenhuma palavra.

Saraswati apareceu pouco depois, recebendo-nos com as mãos juntas, num sinal de prece. Namastê. Ela usava um sári florido discreto e um casaco cinza e também se fazia notar. *Quando eu ficar velho, quero ser indiano.*

O delicado *bindi* entre as sobrancelhas formava um círculo perfeito, de tom castanho, como se tivesse amadurecido – do vermelho vivo na noite de núpcias para a cor de um merlot envelhecido. Saraswati aplicava a marca todas as manhãs, um sinal para o mundo de que ela contava com a garantia do casamento.

O Ocidente usa batons vivos e sutiãs que destacam os seios, atraindo a atenção do estranho para as partes mais sugestivas do corpo. O mundo árabe se esconde ao máximo, preferindo que as mulheres não mostrem nada. As mulheres indianas, com seus brincos no nariz e *bindis*, nos atraem imediatamente, e com a mesma rapidez nos repelem. "Olhem", elas parecem dizer, "mas não por muito tempo. Vejam como sou feliz. Admirem-me pela minha posição, pelo que sou, e não pela minha beleza."

Depois de comer rapidamente algumas fatias de torrada de pão branco com marmelada, mudamo-nos para o sofá e para as poltronas da sala de estar. Eles estão casados há 59 anos. Cinquenta e nove anos. E se conheceram no dia do casamento.

– Você estava nervosa? – perguntei.

– Estava muito empolgada – respondeu Saraswati. – Mas foi difícil vê-lo do outro lado do salão, com todos aqueles convidados em volta.

– Muito feliz, realizado – acrescentou Surendra. – Eu conseguira uma companheira para a vida toda.

– O que você sentia era amor? Ou outra coisa?

– Uma afeição profunda, eu diria – respondeu Saraswati. – Imediatamente. Você se rende ao processo.

Render-se. Que termo interessante. Temos a tendência de ver todos os tipos de rendição como algo negativo – na guerra, no esporte e até nos acessos à rodovia. Você nunca vai nos ouvir descrevendo uma relação como uma espécie de rendição. Mas talvez devêssemos. Será errado abrir mão do espetáculo solo em favor do dueto? Render-se não significa que você perde, apenas que não quer mais lutar.

– É uma mudança de mentalidade – disse Surendra. – Não existem dois seres humanos iguais. Não existem duas folhas iguais. Aceite as diferenças, porque elas são superficiais. Apesar delas, ainda somos bons seres humanos. Concentre-se no lado bom do outro, e não nas diferenças.

Sim. Sei que isso soava simples, mas percebi como era raramente dito. Nós nos dividimos o tempo todo. Loira ou morena. Estados democratas ou republicanos. Depois, nos definimos por essas divisões. E fazemos o mesmo com o amor.

Enquanto conversávamos, Saraswati segurou a mão do marido sem olhar, entrelaçando os dedos e apoiando as mãos dadas e os braceletes de ouro na almofada que os separava. Se ela puxasse a mão do marido em sua direção, seria um sinal de que estava desconfortável. Mas deixá-la ali no meio parecia querer dizer: "Nós somos um". Nunca quis tanto segurar a mão de alguém como naquela manhã.

– O amor é algo muito mais profundo do que acreditamos – disse Surendra, parafraseando Krishnamurti.

A Índia tem problemas tão complexos e extensos quanto suas fronteiras. É a maior contradição do mundo – ao mesmo tempo o lugar mais e menos tolerante do planeta, às vezes brutal e às vezes o auge da compaixão. Como Sarah MacDonald escreveu em seu livro *Holy Cow*: "A Índia vai além de qualquer descrição, porque, para qualquer coisa que se diga, o oposto também é verdadeiro. Ela é rica e pobre, espiritual e material, cruel e gentil, furiosa e pacífica, feia e bela, inteligente e estúpida". Casais que vivem felizes, como Surendra e Saraswati, são um caminho iluminado em meio a esse terreno.

Quanto mais tempo você passa ao lado deles, mais quer se tornar um deles. Eles empolgam até mesmo o mais cínico descrente no amor. Ali, naquele sofá, comecei a sentir uma coisa por dentro, como uma dose de uísque, primeiro um golpe, depois um arrepio que se estende por todos os dedos.

Por dentro, eu queria me apegar a cada pedacinho de conhecimento que eles compartilhavam e colocá-lo em prática na minha vida. Eu queria me apoderar das experiências deles e transportá-las para meu cérebro. Mas, se há uma coisa que aprendi na Índia, é que os indianos são hesitantes quanto a dar lições de vida. Eles meditam sobre o amor há milênios, mas ainda assim são os últimos a subir num pedestal e nos dizer como fazer; são gurus contemplativos em comparação aos nossos tele-evangelistas.

– Ouça o que você sente – disse Surendra. – As respostas estão dentro de você. Somos todos iguais.

– Mas, se você pudesse mudar alguma coisa para fortalecer as relações no Ocidente, o que faria? – perguntei.

– Pense menos como indivíduo – disse ele. – E mais como um ser único.

– E pense menos em dinheiro – acrescentou Saraswati.

Os ocidentais são consumistas, eles e outros na Índia me disseram, embora raramente o tenham feito com ressentimento. É a natureza do acúmulo – quanto mais, melhor. Os indianos que conhecemos disseram que a riqueza era uma recompensa por feitos magnânimos na vida passada. Carma bom. Não, os indianos não menosprezam a riqueza ocidental. Apenas não acreditam que sejamos capazes de ver suas consequências, como seu impacto no amor.

O dinheiro cria uma cultura de indivíduos, dizem. O dinheiro divide. O dinheiro segue num caminho contrário às forças necessárias para que as relações prosperem. Distorce, confunde e faz com que nossos critérios para amar sejam... bizarros.

O que também chamou minha atenção no caso de Surendra e Saraswati foi algo que eles não diziam: "Amo você". Na verdade, jamais ouvi tais palavras serem ditas na Índia, nem como um adeus ou reservadamente.

– O amor é visto nas ações – explicou um idoso em Agra, enquanto se sentava ao lado da esposa. – Você não precisa das palavras.

– Um sikh jamais dirá "eu te amo" diante de outras pessoas – disse Harbhajan, um homem que conhecemos em Jaipur. Sua esposa, Jaswant, concordou com a cabeça. – Principalmente diante de idosos ou vizinhos.

As mulheres concordam.

– Espero ensinar meu filho a amar vendo seus pais se amando, e não nos vendo dizer "eu te amo" – disse Tanuja, uma jainista de Udaipur.

Lembrei-me dos meus relacionamentos e de todas as vezes que disse essas palavras querendo apenas ouvi-las de volta. "Você me ama? Ama?" Os dias em que eu me sentia mais inseguro no amor eram aqueles em que eu mais dizia "eu te amo".

Um grupo surgiu na recepção do hotel com as mãos molhadas. *Acho que é assim que os quiromantes fazem. Eles não querem que as toalhas de papel apaguem nenhuma pista.* Foi então que lembrei que estava na Índia. Não existe toalha de papel aqui.

Consegui marcar um encontro com um astrólogo/quiromante para aprender mais sobre um passo fundamental nos relacionamentos em toda a Índia: a bênção celestial. Na doença e na saúde, nos negócios e no romance, antes das partidas de críquete e dos exames escolares, os indianos contam com o conselho dos astrólogos para "encontros promissores", "parcerias compatíveis" e "caminhos oportunos". Eles veem os astrólogos como uma combinação de cabeleireiro/melhor amigo fofoqueiro/tio experiente.

A astrologia hindu remonta aos Vedas, os compêndios sagrados do conhecimento, entregues por Krishna aos mortais há mais de cinco mil anos, milhares de anos antes de Cristo transformar água em vinho ou Maomé fundar seus exércitos. Os astrólogos indianos têm se intrometido na vida dos outros desde então, guiando os bons hindus quanto a com quem casar, o que comer, como lidar com todas aquelas ligações de clientes furiosos, pessoas que "só querem tratar com alguém que fale inglês como um americano". A astrologia, ou *Jyotish*, a ciência das luzes, domina grande parte desses oniscientes. E enquanto a astrologia ocidental entra e sai de cena (tendo causado o fim das Cruzadas, por exemplo), a astrologia védica é e sempre foi a regra da casa.

Arun com certeza parecia competente. Com rapidez e precisão, ele fez uma ligeira oração, abriu a pasta e dela tirou uma lanterna de acampamento, que posicionou como se fosse um microscópio sobre a palma da minha mão. Ele ajustou os óculos e tirou o colete.

– Por que você fez isso? – perguntei.
– Porque está calor – respondeu ele.
– Está mesmo.

Como a maioria dos astrólogos, Arun aprendeu com um colega de ofício. Desde o princípio ele sentiu que tinha talento para a coisa. Vários clientes satisfeitos o convenceram a largar seu trabalho de comerciante e devotar todo seu tempo à leitura das mãos e dos sinais.

– Tudo no universo é governado e controlado pela astrologia – explicou ele. – O hinduísmo está lado a lado com a astrologia. Em vez dos planetas, são as linhas da palma da mão. Assim, na astrologia temos Saturno, enquanto na quiromancia temos a linha do destino. Os resultados são os mesmos.

– Já ouvi histórias sobre técnicas sutis que os pais usam para moldar o resultado de uma leitura – eu disse. – Coisas como dizer "Minha esposa e eu gostamos muito desse moço e esperamos que tudo seja favorável". Ou então eles dizem que convidarão o astrólogo para a festa de casamento se "tudo for compatível".

– Às vezes há pressão sim, mas, se você se compromete com base na pressão, acaba comprometendo toda a prática.

– Bem, não farei nenhuma pressão – eu disse. – Vamos lá!

Ele começou olhando minhas unhas, que haviam sido cortadas bem curtas naquele mesmo dia. Não queria que Arun visse a sujeira em volta de cada cutícula. Depois ele marcou 31 pontos com uma caneta na palma da minha mão direita e traçou uma linha de uns cinco centímetros abaixo do dedo médio. Marcou nove pontos com a caneta na minha mão esquerda, três no dedo anular e um no dedo que geralmente uso para expressar meus sentimentos nas ruas de Los Angeles, desenhando, depois, outra linha que se estendia por esse dedo. Ele ligou os pontos com a caneta, pressionando contra a pele macia, e exercitou minha mão por uns cinco minutos, dobrando-a para frente e para trás.

– Seu número da sorte é sete – disse ele, voltando a vestir o colete.

– Frio?

– O ar-condicionado. Esta linha representa sua vida emocional – continuou. – Ela mostra um comportamento bastante impulsivo e satisfação. Essa satisfação está presente na vida até que o relacionamento acabe. Você não é do tipo que continua com uma moça mesmo não estando satisfeito.

Na verdade, fui até o altar e teria ido mais longe. Mas decidi não desafiá-lo quanto a isso.

– Aos 29 ou 30 anos e aos 33 ou 34, houve um relacionamento que não foi para frente.

Minha noiva e eu nos separamos pela primeira vez quando tínhamos ambos 29 anos. Ela me abandonou no altar quando eu tinha 33. Ele não especificou as datas, mas acertou as idades.

– A conclusão da sua vida amorosa começa aos 43 anos. Essa relação será muito boa. Porque sua linha da vida e sua linha do destino são muito fortes.

– Parece ótimo. Continue.

– Dos 43 aos 49, será a época de ouro de sua vida. Você deve estar casado e, profissionalmente, fará algo grandioso. Essa época deve ser aproveitada ao máximo.

– Perfeito. Posso vadiar por mais alguns anos.

– Depois dos 49, há estabilidade. Você estará mais centrado, mais adaptado aos relacionamentos. Cercado de pessoas, você é mais feliz. Muito sensível. Bom coração. E um desejo contínuo de viver uma vida plena.

– Bacana.

– Sua mente está estressada. Você deve aliviá-la. Você vai morrer entre os 76 e os 78 anos.

– Uau. A gente não estava falando sobre a minha vida amorosa?

– Isso faz parte e é a mesma coisa.

– Há algo que eu possa fazer sobre essa coisa de morrer aos 76 anos?

– Viva a vida com menos intensidade. Se você diminuir a intensidade, ficará saudável até lá.

– E viverei mais.

– Não.

– Ah.

– Você é uma pessoa que se magoa com facilidade – continuou ele. – É uma combinação de dois aspectos: por um lado muito alegre, mas, por outro, muito sério. Sempre que vemos essa combinação, ela mostra uma carreira de sucesso. Você adora dominar. Um lado é agressivo. O outro, submisso. Com você, trata-se de uma dominação submissa. Se sua dominação é aceita, você fica muito feliz. Se não, você sai da relação.

– Você está querendo dizer que sou passivo-agressivo? Não sou passivo-agressivo! Sou?

– É o que sua mão diz.

– Podemos voltar à minha vida amorosa?

– Vejo que seu relacionamento vai prosperar com satisfação. E longevidade. Não é caso de divórcio. Essa mulher vai lhe propiciar todo tipo de sucesso e felicidade na relação.

– Parece otimista.

– Mas essa moça não pode ser dominada. Se houver alguma coisa da qual você discorde, por favor explique seus sentimentos, em vez de tentar forçá-la. Ela não pode ser forçada a nada.

Agradeci-lhe pelas dicas e paguei cinquenta dólares. Arun prometeu me enviar por e-mail uma leitura completa do meu mapa astral em alguns dias. Mas nunca enviou. Acho que ele não previu nenhum carma ruim.

Não houve nenhum amor na Índia durante nossos últimos dias lá. Saindo de Nova Déli, viajamos para o sul, passando por Jaipur, Jodhpur e Udaipur, andando em ônibus caindo aos pedaços e fazendo vários trajetos de *tuk-tuk*. Exploramos diversos templos, mas, assim que chegamos a Mumbai, nos empenhamos na busca por um lugar de adoração diferente: o restaurante da estrela do críquete Sachin Tendulkar. As partidas da Copa do Mundo nas Índias Ocidentais começariam naquela noite, e queríamos torcer pelo país diante de televisores enormes ao lado de torcedores fanáticos. Os jornais previam uma vitória avassaladora sobre Bangladesh, um dos competidores mais fracos, chamado no mundo do críquete de "peixinho".

Chegamos cedo para garantir um lugar, mas não cedo demais. A várias horas do início da disputa, o restaurante de Tendulkar parecia (e cheirava como) um trem lotado de pessoas a caminho do trabalho na manhã de Mumbai. Kurt usava seu uniforme com orgulho, gerando vários meneios de cabeça entre os fanáticos por críquete. A poderosa Índia seria a primeira a rebater.

Senti que havia algo errado quando todos os presentes levaram as mãos à cabeça e os jogadores do time de Bangladesh se amontoaram uns sobre os outros na televisão. Os jogadores de críquete, ao contrário de seus primos, os jogadores de beisebol, podem levar horas e até mesmo dias antes de rebater. Eles admiram a bola como um pintor contempla uma tela em branco, debatendo sobre quando e onde golpeá-la. Depois, fazem um intervalo para o chá. As jogadas não se realizam em minutos. Ainda assim, antes que eu terminasse de beber minha cerveja, a Índia já estava perdendo por três.

"Tendulkar vai nos salvar", diziam os nativos. Mas, depois que ele também foi eliminado, o restaurante que levava seu nome começou a amaldiçoá-lo. Bangladesh marcaria mais pontos e, ao fim da noite, o peixinho teria engolido a baleia.

Alguns dias mais tarde, a Índia perdeu novamente, dessa vez para o rival Sri Lanka. Tendulkar, o Mestre Destruidor, marcou o total de zero ponto, num jogo em que o rebatedor pode marcar centenas deles. No críquete, isso é uma humilhação. Kurt e eu só queríamos dar o fora dali.

A Índia está imersa no amor, sempre disposta a simpatizar e a criar conexões. Os seguidores de Gandhi apostam a vida na crença de que o amor e a fé são capazes de vencer qualquer força hostil. Os monges jainistas se desfazem das roupas e tiram todos os pelos do corpo, se esforçando para não fazer mal a nenhum outro ser vivo. O país adorna cada prédio caindo aos pedaços com flores, incensos, estátuas e amor.

Mas nada disso importa quando a Índia perde uma partida de críquete. Os jornais, que nas semanas que antecederam a Copa do Mundo faziam previsões de vitórias avassaladoras, agora voltavam suas penas contra o time e seu capitão. "Agonia", "Devastação", "Fim", gritavam as manchetes. Grupos de torcedores vândalos (sim, eles existem até no críquete) queimavam imagens de Tendulkar. As mães e os primos dos jogadores caídos em desgraça foram obrigados a implorar perdão para seus parentes em rede nacional. A Índia queria sangue. E Kurt vestia um alvo.

O uniforme que ele protegera a tanto custo, a camiseta que ele lavara à mão vinte vezes para remover as manchas de tinta do Festival das Cores, agora se transformara numa fonte de zombaria nacional. Esse gringo está usando esse uniforme para nos provocar? Ele não acredita na fúria indiana? Ele nunca ouviu falar da Caxemira?

Havíamos iniciado dezenas de conversas graças àquele uniforme. Nunca mais. Agora ele valia tanto quanto um uniforme dos Yankees no sul de Boston. Kurt o guardou na mala e voltamos para casa.

O flerte ao redor do mundo: o bom, o mau e o feio

Pancada

Os homens da tribo suma, no sudoeste da Etiópia, às vezes optam por um flerte brutal e direto: lutas com bastões em forma de pênis. Depois de raspar os pelos púbicos e pintar o corpo nu com intrincados desenhos a carvão, os homens da tribo pegam bastões com quase dois metros de comprimento e entalhes em forma de falo para uma série de batalhas de vale-tudo, a fim de descobrir qual deles é digno de se casar. Eles se digladiam num torneio de lutas eliminatórias, e vence aquele que deixar o oponente inconsciente ou obrigá-lo a desistir. Matar o adversário não é uma opção aceitável, e o assassino e a família têm de deixar a tribo.

Sequestro

A tradução de *ala kachuu* é algo como "pegar e sair correndo" no Quirguistão, e é o método de flerte preferido por aproximadamente um terço de todos os aspirantes a noivos. Com tradicionais "resgates nupciais" tão caros quanto oitocentos dólares, mais uma ou duas vacas, os homens frequentemente optam por sequestrar a noiva escolhida, geralmente contando com a ajuda da família, dos amigos e do álcool. Uma vez presa, os futuros parentes da pobre moça tentam convencê-la a vestir uma túnica nupcial branca, o símbolo de que ela concordou com a união. Se conseguirem fazer com que a moça passe a noite no cativeiro, a vila suspeitará de que ela não é mais virgem e, portanto, ninguém mais a desejará como esposa, exceto o sequestrador. Embora proibido, quem pratica o *alu kachuu* raramente é punido legalmente, sendo que a maioria dos idosos concorda com o velho ditado que diz: "Todo bom casamento começa em lágrimas".

Luta

Na ilha da Nova Bretanha, na Papua-Nova Guiné, os homens da etnia sengseng morrem de medo das mulheres, e por um bom motivo. De acordo com a superstição tribal, as mulheres são possuídas pelo mal e por espíritos contagiosos, principalmente durante a menstruação e a gestação. Ter qualquer contato com elas pode causar doença ou morte, afirmam os homens. Isso pode tornar o casamento e o flerte um bocado complicados. As mulheres dão início ao processo, oferecendo comida e tabaco a fim de seduzir maridos em potencial. Se não der certo, elas usam um chicote trançado e com bolinhas na ponta. Os homens podem fugir (se conseguirem) ou aceitar o ataque, concordando, assim, com o pedido de casamento. As mulheres sengseng podem escolher quase que livremente o parceiro, cabendo aos homens, às vezes, aceitar forçadamente seu destino. Se o homem der início ao flerte, isso é visto como um estupro.

Desfile

Os nômades do Níger usam uma abordagem menos violenta. Os homens da etnia wodaabe entram num concurso de beleza às avessas, em que são as mulheres que determinam que candidatos são os melhores parceiros. A celebração, chamada Geerewol, dura sete dias e começa com uma dança de apresentação, seguida por passos ousados de sedução. A seguir, há concursos que levam em conta a personalidade e a etiqueta, e os homens ganham pontos se forem capazes de ficar vesgos ou, melhor ainda, mover um olho para cada lado. Depois acontece o Geerewol propriamente dito, em que os finalistas pulam e cantam numa dança hipnótica durante várias horas. As mulheres disponíveis escolhem seus preferidos, e os casais recém-formados saem para dançar juntos.

Gritos

A mitologia da Papua-Nova Guiné acredita que os ilhéus são descendentes de um aparentemente infinito número de aves exóticas que habitam a região, espécies magníficas e de tons variados, com nomes como cuco violáceo ou pita soberba. A fim de honrar essa herança, e para provar às tribos vizinhas que eles próprios são espécies realmente soberbas, os homens e mulheres decoram o corpo com as cores do pássaro preferido, usando saias com penas, tintas de cores vivas e intrincadas coroas de conchas, ossos, plantas e plumas. Eles dançam, saltam, gorjeiam e cantam, sapateiam e ciscam e, como seus ancestrais pássaros, tentam convencer o parceiro do sexo oposto de que são aves dignas de nota.

Dança

Os chilenos também veem os pássaros como inspiração para seus rituais de flerte, mas se inspiram numa variedade mais doméstica: a galinha. Numa dança nacional chamada *cuenca*, homens e mulheres recriam o acasalamento no galinheiro, dando dois passos para perto e para longe um do outro em semicírculos e acenando com lenços no ar para imitar as penas. Os músicos gritam canções de amor, acompanhados por violões estridentes e acordeões. Se isso não funcionar, sempre há a poesia de Pablo Neruda.

Compras

Quem precisa de rosas e jantar à luz de velas quando se pode simplesmente comprar a noiva numa feira nupcial? Esse é o rito da tribo berbere Ait Hadiddou, do sul do Marrocos. Uma vez por ano, viúvas, mulheres divorciadas e virgens se reúnem para esse mercadão nupcial, em que homens em busca de uma parceira avaliam mulheres escondidas atrás de véus pelo tom de voz ou pelo olhar. "Você conquistou meu fígado", dirá o homem para sua nova amada. Se ela disser que seu fígado também foi conquistado, os planos para o casamento são finalizados. Mulheres divorciadas e viúvas podem ir para a casa do novo marido no mesmo dia, sem que os homens tenham de pagar nada. Virgens, contudo, devem entrar num noivado-negociação de dote, que dura um ano, antes de ser entregues sobre uma mula para o futuro marido. Os expositores não garantem a devolução do dinheiro em caso de insatisfação.

Papéis invertidos

Entre as tribos nômades e matriarcais tuaregues, no norte da África, há uma importante inversão de papéis. É o homem quem usa véu, e são as mulheres que escolhem o marido. Assim que atingem a idade de se casar, os homens passam a usar um véu escuro e um turbante chamado *tagelmust*, que cobre a cabeça e deixa o rosto azul por causa do corante anil. As mulheres escolhem o parceiro por meio de outros critérios que não a beleza, como família, riqueza, prestígio e a habilidade de montar um camelo. Se o casamento vai mal, cabe apenas à mulher decidir quando se divorciar.

Tatuagem

Reza a lenda que o povo chin, da Ásia, começou a tatuar o rosto das mulheres solteiras a fim de evitar que elas fossem "roubadas" pelos inimigos, os birmaneses. Se fossem sequestradas, com as marcas seria mais fácil buscá-las. Ainda que em declínio, a prática durou mais de mil anos, e as tatuagens evoluíram de simples marcas de identificação a símbolos de beleza para seduzir os aldeões, desenhos que cobriam todo o rosto, como nasceres do sol para atrair o olhar dos homens ou teias de aranha para capturá-los.

Fuga

A cena dos bares norte-americanos é, provavelmente, o mais bizarro ritual de flerte entre todos. É impossível pensar numa situação pior para facilitar apresentações e avaliar compatibilidades. Só Deus sabe o que os antropólogos do futuro concluirão disso nos séculos vindouros.

Os bares dos Estados Unidos se inspiraram nos pubs ingleses, como um lugar público para as pessoas se reunirem. Mas de alguma forma permitimos que eles se transformassem em lugares de fuga. Gostamos de bares totalmente escuros, para que, assim, não possamos ver ninguém, e com sistemas de som potentes, para que não possamos ouvir ninguém, e várias televisões de plasma, para que não tenhamos de prestar atenção em qualquer outro ser humano, e BlackBerrys e iPhones à mão, para aumentar ainda mais o isolamento. Nós nos disfarçamos com uma camada extra de delineador e cremes autobronzeadores, saias emprestadas e relógios que são cópias baratas, de modo que, se alguém olhar para nós, não tenha ideia da nossa verdadeira aparência. Frequentamos esses bares em grupos, reunidos nos cantos, para dissuadir qualquer pessoa que não pertença à nossa tribo de se aventurar por ali, depois reclamamos aos nossos amigos que "nunca conhecemos ninguém".

Qual a nossa solução para o problema? Doses abundantes de um líquido intoxicante que torna nosso cérebro lento, dificulta nossa fala e anuvia nossa memória! Agora com coragem, vasculhamos o bar na esperança de encontrar alguém no mesmo estado estúpido, alguém com quem possamos dividir embelezamentos e distorções. *Ah, por favor, por favor, por favor. Por favor, me ajude a encontrar alguém neste bar cujo discernimento seja tão fraco quanto o meu.*

Graças a Deus muitos casais se conhecem em outros lugares. Do contrário, não creio que nossa espécie sobreviveria.

A hippie

Los Angeles

Tive notícias dela logo depois de voltar – um e-mail gentil e um convite para fazer alguma coisa. Sim, eu disse. Eu estava por perto. Vamos nos encontrar. Um jantar na sexta-feira à noite? Ótimo. Eu a apanharia em casa.

– Oi – eu disse na recepção do hotel onde ela estava hospedada. – Que bela surpresa.

– Eu mudei minha escala de voo. Chega de Rio por um tempo. Tenho voos apenas para Los Angeles no próximo mês.

– Eu não achei que teria notícias suas. Eu liguei para o seu hotel, sabia?

– Eu tirei o telefone da tomada – respondeu Vivian. – Meus amigos e eu passamos a noite toda fora.

– Você está ótima.

Ela realmente estava ótima, usando uma saia colada marrom e uma blusa de chiffon, com o cabelo escuro bem preso para trás. Vivian exalava um ar de Miami, em parte latina, em parte uma fugitiva, em parte um estrondo. Eu tinha espinhas sempre que voava, saindo de todos os voos com o rosto de alguém que acabara de sair da escola. Ela ganhava a vida voando e ainda parecia descansada. Ouvi um quê de Porto Rico em sua voz.

– Está com fome?

– Claro – ela respondeu.

– Conheço um restaurante tailandês ótimo aqui por perto. Reservei uma mesa para a gente, por precaução.

Ela esfregou a barriga.

– É bom ver você – eu disse.

E estava sendo sincero. No Rio de Janeiro, eu lhe havia escrito meu e-mail num guardanapo, mas tinha certeza de que ela jamais me escreveria. Minha taxa de sucesso em contatos escritos em guardanapos era de aproximadamente 0,003%. Vivian me surpreendeu, mas eu estava começando a perceber que ela vivia uma vida de surpresas. Claro que ela passou a noite dançando. Claro que voou para Los Angeles para passar o fim de semana com alguém que vira uma única vez na vida. Ela parecia mais brasileira a cada dia. Não, melhor. Ela estava aqui.

Ela não está aqui. Ela está em Miami ou em algum outro aeroporto distante.

– Você sabe o que quero dizer.

Sim. A mulher perfeita para você: atraente, interessante, ausente.

– Quem sabe? Podemos fazer dar certo. Lembre-se da Índia.

Não foi isso que os indianos lhe disseram.

– Ela viaja de graça, lembre-se disso. Pode entrar num avião quando bem entender.

Se você perguntar a ela sobre passagens gratuitas, eu lhe dou um tapa.

– Passagens de graça?

É, aquelas que os funcionários das empresas aéreas ganham. E que dão para a família, coisa e tal.

– Quantas passagens eles ganham?

Um tapa. Forte.

No restaurante, pedi *pad thai*. Ela contou sobre sua mudança para os Estados Unidos quando criança, para o Bronx, onde aprendeu a sonhar e a lutar para transformar os sonhos em realidade. Eu não vi a lutadora naquela noite. Talvez Miami a tenha suavizado. Ela nunca se casou, tendo tido uns poucos namoros duradouros. Ela era atraente demais para nunca ter se casado. Qualquer um consegue se casar neste país. Foi então que me lembrei da minha tentativa frustrada. *Deixa pra lá.*

Olhei para a pequena cruz de prata no pescoço dela. Apontando para baixo. Um convite. *Uma cruz não é um convite.* Vivian estaria ali durante todo o fim de semana. Minha mente vagava pelas possibilidades infinitas do Hotel Ramada, perto do aeroporto de Los Angeles. Eu jamais passara um fim de semana em Los Angeles com outra pessoa além de Kurt e seus cachorros. *Calma.* Eu a queria. Agora.

Enfiei uma garfada gigantesca de macarrão na boca e senti uma onda de algo totalmente diferente.

– Está tudo bem? – ela perguntou. – Você está pálido.

– Não estou pálido.
– Tem certeza?
– Só preciso sair daqui um pouco. Continue comendo. Já volto.

O vulcão gastrointestinal entrou em erupção em algum momento entre as palavras "não" e "pálido". Cada passo que eu dava rumo ao banheiro era uma miniguerra contra o caldeirão fervente dentro do meu corpo. Foi o petisco de camarão ou os tacos de peixe que comi no almoço? Não importava naquele momento. Quando entrei no banheiro e comecei a relaxar minhas entranhas ansiosamente, olhei paralisado para a única cabine, trancada e com quatro pés visíveis, dois grandes e dois menores. Um menino e o pai discutiam sobre quem fecharia o zíper do garoto. Fiquei andando de um lado para o outro para que eles percebessem que eu estava esperando.

– Eu *seeei* fazer isso! – gritou o menino.
– Certo. Vá em frente – disse o pai.
– Papai!
– Posso ajudar, se vocês precisarem – eu disse.

De repente a discussão cessou.

– Vamos logo, filho.

A noite não sairia como o esperado.

Franz,
Se você demorar duas semanas para me responder, eu sei que mereço. Desculpe mesmo. Honestamente, tirei umas férias da vida (do mundo exterior) e tenho gostado de ficar em casa. A temporada de estreias foi tão estressante que eu senti que precisava de miniférias. Espero que esteja bem.
Gostaria de saber se você quer me acompanhar a uma festa de encerramento das filmagens. Eu não conheço muita gente, assim teríamos uma oportunidade de conversar. Geralmente não vou a festas do trabalho, mas essa talvez seja divertida.
Tracy

Se uma mulher demora duas semanas para responder seu e-mail, pouco importa o que ela diz. A demora fala por si só. Desculpe, mas não gosto desse ritual de espera. Não consigo lembrar o que aquele cara disse no filme *Swingers: curtindo a noite*. Você deve esperar uma semana antes de ligar ou só alguns dias? Qual o prazo limite para que a espera se transforme em grosseria?

No resto do mundo, ninguém faz esse joguinho. Eles não têm tempo. Se alguém lhe dá o telefone, você liga. Ela lhe deu o telefone porque queria que você ligasse.

Tenho certeza de que você percebeu as barreiras de proteção no bilhete dela. Eu percebi. Ela não conhece muita gente, não vai a esse tipo de festa. Talvez sim, talvez não. Tracy não parecia a típica atriz de Hollywood. Se bem que eu só a vira uma vez.

Mordi a isca; fui. Também mordi a língua e não disse nada sobre a demora na resposta. "Preciso ver minha agenda." Eu não tinha agenda. Minha mãe me deu uma, mas eu a repassei para Kurt, porque não usava. As páginas pareciam tão vazias...

A casa alugada de Tracy ficava no alto de uma colina, no extremo leste de Los Angeles, uma região em ascensão, mas que ainda não havia chegado ao auge. A casinha de dois quartos tinha piso de tábuas escuras na diagonal, carpetes gastos que precisavam ser trocados e estantes embutidas atoladas de livros com encadernação barata. Ibsen, Williams, Shepard. Atores das séries de televisão tinham casas com vista para o Observatório Griffith ou para o centro. A casa dela tinha vista para postes de luz, lajes cobertas de piche e pit bulls. Para usar a linguagem de um corretor de imóveis: "Sonho térreo" ou "Casinha de artista perto do céu".

Os visitantes tinham de subir 72 degraus para chegar à porta. Eram tantos os degraus que você tinha tempo de contá-los. Sessenta, 61, 62, eu subia ofegante.

No alto da escada, havia um portão fechado a corrente, um jardinzinho e um pátio que levava até a porta da frente. Um cão de guarda, do alto de seus quatro quilos – um misto de terrier com uma salsicha polonesa, pelo que eu podia ver –, latia com toda a força que seus pulmões permitiam. Ele tinha uns surtos rápidos, depois partia para uma coda prolongada e então ofegava como um fumante depois de uma gargalhada. *Rarrr-rarrr-rarrr-rarrr-rarrr-rrrrrrrrr-rrrrrrrrrr-hhhhhhhhhhkkkkkkkkk!*

– Oi – eu disse. – Olá!

O vira-lata fugiu para trás de um arbusto, com medo, mas ainda assim latindo.

– Tracy!

Olhei para alguns personagens de desenho animado inscritos com giz de cera no piso e concluí que aquele devia ser o lugar.

– Tem alguém em casa? – gritei, abrindo o portão.

Avancei a passos rápidos, prestando atenção no chão, assim não tropeçaria em bolas de futebol murchas e vasos de barro. Talvez por isso eu não tenha

visto o menininho na varanda de cima, vestindo uma túnica de seda verde e com uma espada de madeira na mão, encarando o intruso de cabelos grisalhos.
– Você não está usando calças – eu disse, olhando para cima.
O indomável matador de dragões olhou para sua cintura e depois de volta para mim.
– Você viu minha capa?
– Não, não vi.
– Preciso *muito* da minha capa.
– Eu acredito. Qual o seu nome?
– Calvin.
O menino se parecia muito com ela, loiro, fluido, forte e seguro.
– Meu nome é Franz.
– Vovó! – gritou ele, correndo para a porta. – Tem um homem aqui.
Vovó? Martha não havia dito nada sobre Tracy morar com a mãe, havia? Calvin ela mencionara. "Mãe" e "solteira" são as primeiras palavras usadas para descrever qualquer mãe solteira, muito antes de se falar sobre a cor do cabelo ou o signo.

Só uma vez eu havia saído com uma mãe solteira. Mas ali estava eu, de pé na varanda, tentando entender por quê. As viagens, talvez; elas ampliaram minha perspectiva sobre os relacionamentos e me fizeram parar de procurar por classificações simplistas. Ou talvez tenha sido o silêncio de Tracy no fim de nosso primeiro encontro. Ou talvez eu simplesmente gostasse dela.

– Entre – disse Linda, mãe de Tracy, parada na porta com um vestido com estampa floral e sem maquiagem. – A Tracy vai descer num minuto.

A casa parecia bagunçada, mas não o bastante para sugerir desleixo. Os brinquedos de Calvin tentavam, com algum sucesso, se apoderar de todos os cantos da casa, com aviões de papel e monstros de massinha. Fotos dele estavam espalhadas pelas paredes e estantes. Calvin beijando a mãe vestida com o figurino de *Depois da queda*. Calvin e Tracy passeando de mãos dadas. Calvin dentro da barriga dela. Calvin fazendo alguma coisa no jardim, nu em pelo. Ele era a própria casa.

– Não se preocupe – disse ela. – Nós estamos na cidade apenas para o aniversário de 4 anos do Calvin.

– Ah, não estou preocupado – eu disse, ouvindo gritos vindos do quarto dos fundos. – Quem são "nós"?

A irmã de Tracy, Tiffany, surgiu em meio a uma cacofonia de vozes, para se apresentar. Enquanto nos cumprimentávamos, olhei ao redor e vi duas meninas lutando no chão, usando vestidos amassados de princesa, e Calvin, o corajoso cavaleiro, erguendo sua espada de madeira para proteger as donzelas.

– Parece as Cruzadas – eu disse. – Quantos são seus?

– As duas meninas, Maddy e Sophie. As lutadoras. Não repare a bagunça. Eles fazem isso toda vez que se veem. Brincam o dia todo.

– Ah, eu adoro crianças.

Só que, geralmente, a distância. Claro que eu gostava de cuidar das duas filhas da minha irmã, Elizabeth e Eleanor. Durante três horas, elas não tinham nenhum defeito. Em três horas, é possível ler *Dora, a aventureira* no máximo 26 vezes, e não 2.374.292. As brigas delas pareciam se resolver facilmente, bem diferentes dos gritos incessantes capazes de fazer um homem adulto perder a cabeça antes mesmo de tomar a primeira xícara de café. E qualquer pediatra lhe dirá que uma fralda não trocada não faz mal algum por pelo menos cinco horas. "Ela fez cocô? Nem percebi." Eu via as crianças do mesmo jeito que via os barcos – divertidos, exibidos e geralmente melhores quando os donos são seus amigos, e não você.

Meu relacionamento com a Noiva em Fuga não ajudou. Nós já havíamos até escolhido os nomes. Eu tinha tanta certeza de que teríamos um monte de filhos que a convenci a ir a um daqueles quiosques onde um computador mistura as fotos do casal para mostrar como serão seus filhos. Ela fez uma cara feia – nosso filho cibernético parecia mais um hobbit do que um humano.

Enquanto eu me esforçava para encontrar um elogio adequado para crianças que enfiavam repetidas vezes o dedo no ouvido das outras com fantasias medievais ("Que crianças mais hábeis e culturalmente sensíveis", "Que uso criativo para o canal auditivo"), Tracy apareceu, poupando-me de emitir qualquer comentário inadequado. Ela me deu um rápido abraço e sugeriu que saíssemos. O trajeto demoraria 45 minutos. Todo trajeto em Los Angeles demora 45 minutos. Os latidos recomeçaram enquanto caminhávamos para fora.

– Pluto! – disse ela. – Acalme-se.

– Esse é o cachorro deles? – perguntei, esperançoso.

– Pluto? Não. Eu o adotei no abrigo para cães abandonados, para o Calvin.

– Ele parece um pouquinho nervoso.

– Acho que ele apanhava do antigo dono. Ele late sempre que vê um homem. Com mulheres e crianças, não tem problema algum. Mas qualquer pessoa com testosterona, *au, au, au*. Aceite isso como um elogio.

– Claro.

– Bem-vindo ao caos.

– Então a sua mãe e a sua irmã moram por perto? – perguntei a ela no carro.
– Desculpe por isso. Não, minha mãe mora na Carolina do Norte. Minha irmã é de Snohomish. Em Washington. Elas estão aqui para o aniversário do Calvin. Elas não lhe contaram? Eu contratei uma encantadora de répteis.
– Como alguém consegue encantar répteis?
– Não sei. Só sei que ela vai trazer serpentes, tarântulas e coisas do gênero.

Estávamos no carro havia apenas cinco minutos, mas assim mesmo eu podia notar que alguma coisa mudara desde nosso último encontro, um mês antes.

– Que coisa mais Animal Planet.
– Você é bem-vindo para comparecer à festa. É sábado.
– Estarei em Nova York. Mas obrigado.
– O Calvin vai explodir quando vir todos aqueles animais.
– Ele parecia bem corajoso com aquela espada. Para o caso de alguma coisa dar errado com a cobra.
– Elas gostaram de você. Minha irmã e minha mãe. Deu para perceber.
– Não. Eu não disse nada. O que, por sinal, geralmente é o melhor a fazer.
– Minha mãe me disse, quando estávamos de saída, que você tinha cara de honesto.
– Bem, pode dizer que gostei da cara dela também. Aliás, não. Diga que gostei de conhecê-la.
– Claro.

Ela tocou meu braço quando chegamos ao Bulevar La Cienega.
– É aqui – disse. – Deixe o carro com o manobrista.
– Jim Henson Studios. Uau. Eu não sabia que você interpretava um Muppet.
– Só o evento está acontecendo aqui. É uma festa de encerramento da temporada da série *O desafio*.

Ei, meu pai gosta dessa série. Talvez eu conte a ele.
– Quem você interpreta?
– Uma prostituta.

Talvez seja melhor não falar nada.

Lá dentro, ela deu uma olhada nas pessoas e afirmou não conhecer ninguém. Olhei para ela, com sua saia comprida de linho num lugar cheio de vestidos de grife, e vi uma atriz trabalhadora, não uma celebridade. Ela falava do trabalho, e não da pompa da profissão. O trabalho na televisão não era nada desafiador ou compensador comparado ao trabalho no teatro, dizia ela. Mas paga as contas e lhe permite procurar por papéis no teatro. Suas personagens eram, em geral, simpáticas – vítimas de câncer e mães com filhos desaparecidos.

Em vez de sair conversando com todos na festa, atacamos o bufê e nos sentamos num canto, sob esculturas de gesso gigantescas de Caco e Piggy.

– Quero lhe pedir desculpas por uma coisa – disse ela. – No nosso primeiro encontro.

– Diga.

– Eu estava passando por um rompimento.

– Entendo.

– E provavelmente devia ter esperado mais um tempo antes de sair com você. Mas a Martha disse que você estava viajando novamente. E eu já tinha recusado aquela viagem ao hotel só para casais no Caribe...

– Porque você estava saindo com outra pessoa. Já entendi.

– Não. Eu recusei porque nem morta eu iria a um hotel só para casais. Principalmente no primeiro encontro.

– Você não está mais saindo com outra pessoa?

– Não. Tivemos uma longa conversa outra noite.

– Maravilha – eu disse. – A conversa.

– Por que você está sorrindo?

– Estou?

– Sim.

– Desculpe, mas é difícil conversar sobre qualquer coisa séria aqui embaixo do Caco – eu disse, apontando para a escultura do sapo.

Ela riu e olhou para trás.

– Acho que eles formam um belo casal – ela comentou. – Os opostos se atraem.

– Mesmo? Eu assistia aos *Muppets* principalmente porque tinha certeza de que o Caco estrangularia a Piggy algum dia. Então eles teriam que interrogar o Gonzo e o Jairo e todos os outros, falando sobre como ele a atacou, que ele parecia um cara normal. Ou melhor, um sapo normal.

– Todo mundo odeia a Piggy, mas você tem alguma ideia de como é difícil ser mulher na indústria do entretenimento? Ela está sozinha, lutando contra todas aquelas marionetes cheias de testosterona. Pense nisso. O Urso Fozzie, o Caco, o Chef Sueco, todos homens.

– Na verdade eu não vejo os Muppets como homens. Eles estão mais para hermafroditas tolos.

– Com um forte sotaque do Bronx.

– E quanto à Zoe?
– Ela é da *Vila Sésamo*. Além do mais, tem 4 anos. Uma criança.
Fiquei em silêncio por um instante.
– Você tem razão – eu disse.

Depois de meia hora, ela sugeriu que fôssemos embora. Eu não me importava de me misturar com os diretores e os chefes de departamento, mas senti que ela ficava desconfortável em festas como aquela. Mencionei um bar ali perto, ela sugeriu um café.

Acabamos indo ao café preferido dela em Eagle Rock. Swork, com trema no w. Eles tinham uma área de recreação para crianças, disse ela. Parece que áreas de recreação deixam o café mais gostoso para mães solteiras. Pedimos café com leite e encontramos uma mesa vazia ao ar livre.

– Então, a Martha disse que você trabalhava com política – disse Tracy. – Você é democrata ou republicano?

– Cansei de política. Não suportava essas divisões. Nem as cores. Tudo tem a ver com cor em política. Primeiro eles dizem que vivemos em estados azuis ou vermelhos,[*] depois que devemos ser verdes. É difícil acompanhar. Viagens são o oposto. É tudo uma questão de semelhanças. Você vai a outro país e passa o tempo todo notando as coisas que temos em comum. É, estou de saco cheio de política.

– Então você é republicano.

O comentário fez com que um homem e uma mulher instantaneamente tirassem os olhos de seus iMacs para ver quem tinha a audácia de se declarar republicano naquele lugar.

– Olha – eu disse, baixando o tom de voz. – Você não pode dizer esse tipo de coisa em Los Angeles.

– Nunca saí com um republicano antes. Não sei muito bem o que fazer.

– Desconfie da imprensa, vote "não" em todas as propostas que representem gastos e cite os "valores da família" em todas as frases.

– O que isso significa?

– Não sei, só sei que é importante.

---

[*] A divisão dos Estados Unidos em estados azuis ou vermelhos indica em qual partido a maioria dos habitantes do estado vota. O azul representa o Partido Democrata, e o vermelho, o Republicano. (N. do E.)

– Acho que pode ser divertido sair com um republicano.
– Como uma espécie de experimento científico excêntrico?
– Aqui os republicanos perdem o tempo todo. Pense em todas as oportunidades que eu teria para rir da desgraça alheia.

Antes que eu terminasse de tomar meu café com leite, mudamos de assunto, da política para a circuncisão. Nem pergunte. Ainda não consigo lembrar como uma coisa levou à outra. Falávamos sobre cortes no orçamento e passamos a falar sobre cortes em bebês? Tudo que lembro é que ela se opunha ferozmente à circuncisão e me informou sobre isso enquanto tomávamos nossos cafés de 4,25 dólares.

– Você viaja bastante. Deve ir a países onde ainda se pratica a circuncisão em meninas. Você não apoia isso, não é?
– Bem, não – eu disse, olhando para meu corpo.
– Certo. É uma mutilação.
– Mas, no caso dos homens, há benefícios para a saúde. O produto fica muito mais limpo.
– Vou lhe emprestar um livro escrito pelo pediatra do Calvin.
– Tinha um menino na minha escola que não era circuncidado. Não que eu ficasse olhando ou coisa parecida. Ele costumava se vestir atrás do armário do ginásio.
– Metade dos meninos de Los Angeles não é circuncidado. Os planos de saúde não pagam mais por esse tipo de coisa. Não é um risco para a saúde.
– Então quer dizer que você só sai com homens que não foram circuncidados? – perguntei, rindo. – Você evita os mutilados e coisas do gênero.

Tracy tocou minha mão e riu.

– Tenho certeza de que seus pais nunca pensaram nisso. Era o procedimento padrão naquela época.

Fiz um inventário. O café dela era com leite de soja. A saia, de fibra natural. Esqueça a típica atriz hollywoodiana – eu estava saindo com uma hippie. Como é que uma adepta dos orgânicos consegue sobreviver em meio às cosmeticamente alteradas? Antevi jantares à luz de velas com discussões acaloradas sobre clonagem e Woody Harrelson. Por um instante invejei a paixão dela por esses assuntos. O grande problema é que eu não sabia se seria capaz de namorar alguém com esse estilo de vida.

O Brasil dizia para estar sempre aberto ao amor. A Índia aconselhava comprometimento. Nenhum dos dois lugares me disse o que fazer numa situação dessas.

Resiliência

Nicarágua

Assim, decidi viajar para um país onde se discutia política mais do que em qualquer outro lugar do mundo. Eu queria saber se o amor e os relacionamentos podem sobreviver a isso. Um homem de ombros largos com um sorriso banguela me convenceu a ir. Eu o conheci depois de uma palestra que dei em Rancho Cordova, na Califórnia.

– Adorei seu livro – ele disse. – Eu vi vocês no *Today Show* e corri para comprar. Obriguei minha filha e meu filho a ler.

Levantei os olhos na noite de autógrafos para encontrar uma cabeçorra com corte de cabelo militar e óculos de grau com lentes coloridas.

– Obrigado. Muito obrigado.

– Mas na palestra dessa noite você disse que está indo para o Panamá para o próximo livro – disse ele, mudando o tom de voz.

– Eu disse algo de errado?

– Sim.

– O quê?

– Panamá. Talvez eu não compre esse livro.

– O que há de errado com o Panamá?

– Não sei. Nunca estive lá.

– Meu nome é Franz – eu disse, estendendo-lhe a mão.

– Alejandro. E este é meu filho, Alex, e minhas filhas, Sabrina e Kristina. Você devia ir para a Nicarágua.

– Por que a Nicarágua? – perguntei.

– Porque sou nicaraguense. Minha esposa é nicaraguense. Ela não pôde vir hoje, desculpe. Nossos filhos nasceram aqui, mas são nicaraguenses também.

Estamos aqui há mais de vinte anos. Eu trabalho no Departamento de Transporte da Califórnia.

– Já ouvi coisas boas sobre a Nicarágua.

– É tudo verdade. E melhor ainda. Temos coisas muito mais interessantes do que o Panamá.

– Achei que você nunca tivesse ido ao Panamá.

– Nunca fui mesmo. Só sei que na Nicarágua somos muito melhores.

– Qual a melhor época do ano para ir para lá?

– Qualquer época. Posso tirar uma fotografia com vocês?

– Claro – respondeu Kurt, passando o braço em volta dos adolescentes. – No três, todo mundo sorri e diz: "Panamá!"

– Nicarágua! – eles gritaram em coro.

Kurt telefonou para Alejandro vários meses depois do evento e disse que havíamos mudado de ideia. O Panamá estava fora e a Nicarágua, dentro. Ele tinha alguma sugestão para nos dar? Viajaríamos dentro de algumas semanas.

– Vou com vocês – ele disse.

– Não. Sério? – perguntou Kurt.

– Já te ligo de volta. Preciso ver com meu chefe.

– Quanto tempo de férias você tem no Departamento de Transporte?

– Não, estou falando do meu chefe *de verdade*. Minha esposa. Sem a permissão dela, não posso viajar.

Depois de vinte minutos, o telefone tocou.

– Tudo certo, também vou – disse ele. – Estive lá faz algumas semanas, mas tudo bem. Vou tirar uma licença do trabalho. Podemos ficar com meus pais em Manágua pelo tempo que quiserem.

O voo para o Aeroporto Internacional Augusto C. Sandino pousou no meio da manhã, em meio ao caos.

– Amigo, amigo! – gritavam os taxistas.

Nicaraguenses, de volta das férias nos Estados Unidos, empurravam montanhas de caixas em seus carrinhos de malas, televisores e micro-ondas para parentes e amigos, que aparentemente tinham vindo todos recebê-los. Abrimos caminho em meio à multidão e sentimos a lufada de vento quente do lado de fora, uma mistura de imundice, suor e letargia. Um outdoor gigantesco com Daniel Ortega sorria do outro lado da rua. "¡El Frente, La Solución!" O que eu traduzi como: "Ei, *yankees*, volteeei!"

– Meus irmãos, filhos de outra mãe! – gritou Alejandro, a cabeça se destacando sobre as demais. – Bem-vindos à Nicarágua.

– *Hola, amigo* – eu disse. – Obrigado novamente por isso. Não acredito que você esteja mesmo aqui. Nem nós.

– Eu disse para minha esposa: "Você não pode negar isso aos irmãos da lua de mel". Estão com fome? Minha mãe está esperando vocês com um enorme café da manhã.

– É muito gentil da parte deles nos receber – disse Kurt. – O que eles disseram quando você contou sobre a viagem?

– Minha mãe disse: "Os gringos vêm aí. Tragam mais refrigerante e gelo".

– Como é que o Dan está se saindo? – perguntei, apontando para o outdoor.

– Todo mundo acha que ele vai ganhar as eleições. Ele dividiu a oposição, o que não é nada difícil de conseguir na Nicarágua. A gente se divide por qualquer coisa.

Manágua estava ativa no início daquela e de todas as manhãs, trabalhando duro para ganhar um salário decente. Vendedores de frutas ofereciam sucos em barracas:

– Bebidas!

Ao passarmos pela cidade, os letreiros luminosos anunciavam uma atividade frenética. Jornaleiros acenavam com o *La Prensa* e o *El Nuevo Diario*, adolescentes se ofereciam para lavar os vidros dos carros sujos e crianças descalças vendiam pássaros de origami e gafanhotos feitos com folhas de palmeira. Um empresário entusiasmado atravessou as seis pistas de tráfego intenso para enfiar uma iguana bem viva e com quase um metro de comprimento pela minha janela.

Alejandro narrava os acontecimentos enquanto avançávamos, falando sobre Ortega e as eleições próximas. Mesmo se perguntássemos aos nativos sobre amor, esse seria o assunto mais comentado durante toda a nossa estadia, previu ele. Depois de uma dezena de ruazinhas, que eu achava que fossem a periferia da cidade, ele estacionou diante de uma colina com uma escadaria que levava ao alto. Descemos do carro e subimos até uma clareira com uma estátua gigantesca, estranhamente parecida com a imagem do Marlboro Man.

– Augusto César Sandino – explicou Alejandro, apontando para a massa de metal escuro. – *El General de Hombres Libres*.

Olhei para o lago de Manágua e o vulcão Momotombo atrás. Palmeiras-imperiais e medronheiros margeavam igrejas coloniais e prédios comerciais nos quarteirões próximos.

– Onde fica o centro da cidade? – perguntei.
– Aqui.
– Não há uma paisagem tradicional com prédios?
– Está vendo aquele prédio branco? – perguntou ele, acenando com a cabeça para a única estrutura com mais de dez andares. – É o único. O terremoto destruiu todos os outros.

Impossível descrever a paisagem e o caráter nicaraguense sem recorrer à Mãe Natureza. Os mais velhos não falam em décadas, mas em intervalos entre os desastres naturais. Eles mencionam os nomes como se falassem de relacionamentos que não deram certo.

– Mitch? Mitch foi tranquilo para mim. Mas Joan... Joan arruinou tudo.

A mais destrutiva de todas, a ex do inferno, a antiga paixão que acordou no meio da noite, roubou as economias de toda uma vida e fugiu com o vizinho: o terremoto que atingiu Manágua em 1972.

Na véspera do Natal daquele ano, o tremor de 6,2 graus e os terremotos secundários arrasaram com as construções de Manágua, destruindo nove em cada dez prédios, incluindo hospitais e quartéis dos bombeiros. Os tremores seguintes destruíram o que restou. Com a infraestrutura comprometida, a ajuda dos outros países chegava de navio ou pelo aeroporto, sem que pudesse ser enviada a milhares de desabrigados ou às famílias das cinco mil pessoas que morreram. O governo Somoza roubou o pouco dinheiro e os suprimentos que conseguiram entrar no país.

Roberto Clemente, estrela do time de beisebol Pittsburgh Pirates, assistiu a tudo pela televisão, de Porto Rico, sua terra natal. Frustrado pelos atrasos e com raiva da corrupção, Clemente queria fazer alguma coisa. Se o governo não era capaz de agir, ele seria. Na pressa, alugou um avião cheio de problemas e contratou um piloto com um longo histórico de negligência. "O avião não parece seguro", alertaram os amigos enquanto o ajudavam a carregá-lo com mantimentos. Clemente os ignorou e acabou caindo com o avião e todos os suprimentos logo depois de decolar. O corpo jamais foi encontrado.

– Um lugar tão bonito – exclamei. – Água, montanhas, florestas tropicais. Poucas cidades têm essa combinação.

– Manágua jamais terá um horizonte com prédios. Sempre que os reconstruímos, alguma coisa os destrói. Há quatro grandes falhas geológicas sob nossos pés. E o pior – continuou ele – é o que os terremotos causaram ao nosso senso de comunidade. Antes, éramos unidos, uma comunidade mesmo. Meus pais viviam perto daqui. Eles tinham um posto de gasolina. Mas, depois do

terremoto, as pessoas e o dinheiro fugiram para os subúrbios. Manágua não é nada do que já foi um dia. E jamais será novamente.
– É uma pena – eu disse.
– Quase tão devastador quanto os políticos. Quase.

Como a fuga em massa depois do terremoto, prosseguimos rumo às cidadezinhas novas e aos vilarejos nos arredores de Manágua. Depois de passar por uma fábrica da Parmalat, viramos numa rua pavimentada com um punhado de casinhas térreas novas, com telhado de telha e guarita de vigilância. Alejandro parou o carro diante do portão e buzinou, fazendo com que o guarda levantasse a cancela.
– Meu irmão e a família dele moram aqui – disse, apontando para a rua.
– Meu outro irmão mora ao lado.
– E você? – perguntou Kurt.
– Queremos construir uma casa naquele terreno ali. É meu sonho. Nicarágua. Não dá para evitar. Está dentro de mim voltar.
Os pais e os irmãos dele haviam ocupado o quarteirão todo.
– *Calle Lacayo* – ele disse.
A chuva, pesada e repentina, recomeçou, e nos arrastamos com nossas malas.
Na casa, o cheiro de *tamale* caseiro e banana frita preenchia o ambiente, abrindo o apetite. Ventiladores de teto lutavam sem sucesso contra o calor úmido. A mãe de Alejandro, Olga, surgiu da cozinha, enxugando as mãos num pano, os cabelos escuros presos no alto da cabeça.
– Mamãe, esses são os irmãos da lua de mel.
– Prazer em conhecê-los – disse ela, estendendo a mão. – Fiquei muito curiosa quando ouvi essa história. Não temos esse tipo de coisa aqui. Mas o Alejandro explicou tudo. Sejam bem-vindos.
– A senhora é muito gentil por nos receber – disse Kurt. – Você estava certo, Alejandro. Os nicaraguenses são muito melhores que os panamenhos.
O pai de Alejandro, Ramon, riu e falou:
– *Bienvenidos*. Sejam bem-vindos.
Atendendo aos pedidos de Olga, fomos para a sala de jantar e nos deparamos com um banquete de papaias, bananas-da-terra, *gallo pinto* (arroz com feijão), *nacatamales* (farinha de milho, carne de porco e molho, tudo envolto numa escorregadia casca de banana), acompanhados de café vindo das colinas do norte e um suco roxo-Teletubby chamado *pitahaya*.

– Hummm – disse Kurt. – Eles não têm comida como essa no Panamá.
– Você está brincando, mas é verdade, Kurt – disse Alejandro. – O jeito mais fácil de insultar um nicaraguense não é falar de política, é dizer que eles não fazem o melhor *gallo pinto*.

Ramon puxou a cadeira para a esposa e sorriu, aprovando a refeição, numa rotina que eles obviamente viviam há vários anos. Durante o café, perguntei como eles se conheceram. Ele tinha 28 anos, contou Ramon enquanto eu me servia de mais café. Dez anos mais velho que ela. Ele a vira num baile em Manágua, depois do funeral de um chefe de Estado. Era 1956.
– As sobrancelhas grossas dela, o rosto afilado, os olhos profundos e as panturrilhas... corpo de violão – disse ele, fazendo um gesto com as mãos e arrancando uma gargalhada da esposa. – Isso é o que lembro. Eu queria conversar com ela, mas não conseguia imaginar como.
Então, encontrou um modo de quebrar o gelo. Ramon pegou sua câmera nova e a apontou, pedindo que Olga posasse para a foto. "Você é muito fotogênica", disse. "Por favor. Para a minha coleção."
– Alto, *fuerte*, o modo como ele andava, *todo* – lembrou Olga. – Ele parecia um militar. *Chachito lindo!*
– Então, depois que você tirou a fotografia, sentiu que teria mais?
– Não – respondeu Olga. – Eu era muito nova para qualquer coisa séria.
– Sim – disse Ramon. – Eu queria conhecê-la, saber o que ela pensava da vida, como ela se comportava. Pensei imediatamente que ela seria minha esposa. E, três meses mais tarde, isso se confirmou. Eu tinha três namoradas e disse a todas elas que havia mudado de ideia. Foi difícil.
– O que seus pais disseram?
– Minha mãe me disse para manter distância.
– Mães fazem mesmo isso – eu disse.
– Mas eu disse a ela que estava apaixonado e que queria me casar com a Olga, mas queria esperar até que tivesse dinheiro o bastante.
– Então vocês namoraram – eu disse.
– Por dois anos – Olga respondeu. – Íamos ao cinema, mas não assistíamos aos filmes.
– Naquela época, era considerado de bom-tom levar um presentinho sempre que nos encontrávamos – disse ele. – Flores. Doces. Quando eu não estava trabalhando, passava o tempo todo com ela.
– Como o namoro mudou no país? – perguntei.

– Os jovens nicaraguenses eram muito mais submissos antigamente. Se os pais dissessem que não podíamos continuar nos vendo, aceitávamos – disse Ramon.

– Mas você não aceitou – eu disse.

Ramon ficou em silêncio por um instante e depois sorriu.

– Acompanhantes – disse Olga. – Não se usa mais isso. Por causa da tecnologia, alguns costumes daqui desapareceram. Já não se pede a permissão dos pais.

Tecnologia e permissão. Eu nunca havia pensado na relação entre uma coisa e outra até que Olga a mencionasse. As novas tecnologias nos permitem muitas coisas diferentes: mais tempo, mais opções. Mais liberdade. Com iPods, celulares e computadores, os jovens solteiros de todo o planeta parecem menos sujeitos a restrições. No mínimo, eles conversam em termos mais grandiosos.

– Você acha que a tecnologia foi boa ou ruim para o amor na Nicarágua?

– Se você tiver bom coração, não faz mal algum – disse Olga. – Se começar a se preocupar com as coisas erradas, não é bom.

– A moralidade entrou em colapso – disse Ramon. – Naquela época, não passava pela cabeça fazer sexo.

Sem oportunidades na terra natal, Ramon e Olga se mudaram com a família para San Francisco na década de 80. Ele trabalhava num hotel, enquanto ela trabalhava no serviço municipal de atendimento a pacientes com aids. Eles tinham estudo. Tinham plano de saúde. Eram afortunados.

– Com relação aos filhos, a maior diferença é que nos Estados Unidos eles saem de casa aos 18 anos – disse Olga. – Tivemos sorte de ter bons filhos. Eles respeitavam as mulheres e se casaram com boas moças.

– Interessante todos terem se casado com mulheres nicaraguenses – eu disse. – Mesmo que estivessem frequentando a escola e trabalhando nos Estados Unidos.

– Sempre achei que isso aconteceria – disse Olga.

– O que você sentiria se seus filhos se casassem com uma estrangeira?

– Para ser honesta – disse Olga –, eu prefiro as latinas. E ainda mais as nicaraguenses. É mais fácil de resolver os problemas.

– O amor é o mais importante – disse Ramon. – A comunicação também é muito importante. Seria mais fácil com uma nicaraguense.

Essa afirmação não me surpreendeu. Os pais em vários países nos disseram a mesma coisa. A vida é dura, diziam eles, com razão. Preconceito de raça, de sexo, de classe social, intolerância religiosa – eles sabiam que as dificuldades seriam as mesmas para seus filhos. Assim os aconselharam a evitar dificuldades ainda maiores. Meu cérebro idealista e mimado desejava que houvesse uma alternativa. Ramon e Olga me fizeram imaginar o que eu sentiria no lugar deles.

– Os Estados Unidos me ensinaram a cuidar da casa – disse Ramon. – Aprendi a cozinhar. Aqui, se você sabia cozinhar, era considerado um *maricón*.

– E também mudou outra coisa – disse Alejandro, entrando na conversa.

– O quê? – perguntou seu pai.

– Você sabe – disse ele, arranhando as pernas com uma faca imaginária.

– *Sí, sí* – disse Ramon. – Olga quis começar a se depilar e a tirar a sobrancelha. Sempre gostei dela ao modo antigo. Os velhos nicaraguenses preferem pernas peludas.

– E o que aconteceu?

– Agora ela depila as pernas.

Depois do café da manhã, e contrariando o conselho dos guias de viagem, decidimos passear pelo caos do gigantesco Mercado Oriental, uma confusão de cabos de eletricidade, lojas com cobertura de alumínio, malandros e ladrões. Os livros dão a impressão de que é um lugar inacessível – violento, preguiçoso, obstinado e feio, que brota em meio aos quarteirões da cidade arruinados pelo terremoto. Há anos os políticos locais tentam acabar com o mercado, mas ele só faz crescer. "Daniel Ortega fez uma reunião com os comerciantes e as velhas gritaram com ele durante horas: 'Não sairemos daqui, você não pode nos mandar embora'", escreveu Salman Rushdie em *O sorriso do jaguar*.

Ortega transferiu os comerciantes ricos para os shoppings, mas os vendedores renascentistas permaneceram lá, capazes de vender qualquer coisa que seja um substantivo. O primeiro vendedor que vi no mercado aquela manhã oferecia um fogareiro portátil com uma das mãos e um tatu empalhado com a outra. A Nicarágua e o terceiro mundo como um todo ainda são um terreno estéril para os especialistas.

Enquanto eu imaginava qual era o discurso de venda do homem do fogareiro e do tatu empalhado, um sujeito nervoso, usando uma camiseta suja, pegou minha mão e me obrigou a sentir o plástico que tinha implantado na cabeça, resultado da queda do alto de um prédio de três andares.

– Veja por si mesmo – implorou ele, puxando-me pelo pulso.

Não sei por que ele achou que eu não estava acreditando no que dizia. Enquanto isso, um cachorro montava numa cadela para um acasalamento agressivo, que terminou mal, com os dois animais presos um ao outro. Kurt jogou água nos cachorros, que se soltaram e começaram a brigar.

Eu adorei o mercado por causa de tudo isso. Era real, honesto e intenso. Aquilo não era simplesmente um comércio por detrás de cartazes de publicidade e com música ambiente nos elevadores. Você podia sentir a atividade com as mãos – e às vezes ela o tocava também. Você também podia fazer uma coisa praticamente impossível nos shoppings caros: conversar com os vendedores como seres humanos, e não como parte de uma transação. Em todas as barracas havia uma história, uma discussão sobre filhos ou política. Ou amor. Tudo era possível ali. Inclusive o amor.

– Você vai ao mercado para conhecer mulheres – disse Juan, um homem com dicas duvidosas e heterossexualidade incerta que se aproximou de nós enquanto passeávamos. – Porque eles têm de tudo aqui.

Verdade. O Mercado Oriental pode ser o paraíso dos batedores de carteira, mas também é o lugar mais ativo para solteiros em todo o país. Homens e mulheres passam os dias negociando, muitas vezes por amor.

– Conheci meu marido aqui no mercado – disse Norma, de 39 anos, dona de uma banca de utensílios domésticos que deixou as panelas de cobre para conversar sobre sua vida amorosa. – Nós dois éramos casados na época.

– E ele a tirou do bom caminho? – perguntei.

– Ele se sentiu atraído por mim, mas eu não me senti atraída por ele. Ele não é bonito.

– E o que a fez mudar de ideia?

– Ele era atencioso. Ele me ouvia. E, na primeira vez em que fizemos sexo, eu não tive um orgasmo. Mas percebi que ele era um homem muito melhor do que o meu marido. Foi um tipo de orgasmo diferente.

Nunca ouvi algo assim nos shoppings chiques de Los Angeles.

– A aparência física é irrelevante – ela continuou. – Mas é importante ser bom de cama. Você precisa se comunicar na cama. Meu marido tem a cabeça aberta. Você pode conversar com ele sobre qualquer coisa.

Norma e outras mulheres que trabalham no mercado são especialistas em classificar os jovens interessados que param para conversar. Elas sabem instantaneamente a que grupo pertencem. *Andando* = namorando, mas não a sério. *Jalando* = namorando sério. *Carreteando* = atrás de um rabo de saia.

Algumas barracas à frente, Scarleth sorria quando falava do namorado, outro romance que nasceu no Mercado Oriental. Aos 24 anos, ela estava apaixonada pela primeira vez e tinha muita esperança de que seria também a última.

– Ele é atencioso – disse ela. – Gosta de abraçar, beijar, conversar. Ele me faz saber que sou amada. Diz essas coisas com mais frequência do que a maioria dos nicaraguenses.

– Vocês querem se casar?

– Se Deus quiser – ela respondeu. – Estamos transando. Mas esperamos cinco meses.

– Quem é responsável pelos métodos anticoncepcionais na Nicarágua? Os homens ou as mulheres?

– Os homens. Às vezes eles têm camisinha. Nenhuma das minhas amigas toma pílula.

– Por quê?

– Porque elas não têm medo de engravidar.

Nós nos aprofundamos ainda mais no labirinto, meneando a cabeça e sorrindo para os vendedores e observadores para os quais o mercado fazia parte do cotidiano. Os corredores se estreitavam, impossibilitando que caminhássemos sem encostar em estranhos.

– Não vou cobrar para cortar seu cabelo – disse uma mulher forte, usando uma bandana azul e branca.

Sua banquinha tinha duas cadeiras, alguns espelhos e uma enorme prateleira de madeira cheia de papel laminado, pentes, frascos de spray e comida. Ela usava um avental branco de cozinheira sobre uma camiseta preta e olhava diretamente para Kurt. Uma cliente que pintava os cabelos, cheia de creme alaranjado e plásticos na cabeça, levantou-se da cadeira e ofereceu o lugar ao meu irmão.

– Não, estou bem – disse Kurt. – Obrigado.

Ligia ouve todo tipo de coisa de seus clientes no salão improvisado, onde um corte custa três dólares. As mulheres preferem os cortes em camadas e gostam de uma aparência rebelde. Depilação não é popular, mas as manicures e pedicures se mantêm ocupadas. No ano passado, seu negócio prosperou porque ela conseguiu atrair uma nova onda de clientes, os metrossexuais.

– Que tipo de reclamações você ouve das mulheres? – perguntei.

– Ele me bate. Não tem dinheiro. Está me traindo.

– As mulheres também traem?

– Metade delas. Até mais. As mulheres estão tentando se vingar.

– Onde elas traem?

– Aqui. Em casa. Em todos os lugares.

– Aqui no mercado? – perguntei.

– *Sí, sí* – ela respondeu.
– E quanto à política aqui na Nicarágua? Ela atrapalha o amor?
– Acho que não. Ela é o que é. Mas vocês deviam ir para o norte e perguntar às pessoas de lá. É lá que a luta acontece.

Foi quando um blecaute silenciou a atividade. A música parou, as pessoas pararam e o calor continuou.

Na Nicarágua, a atrocidade tem muitos pais. Um minuto de história:

Os Somoza assassinaram e mutilaram à vontade; torturaram por prazer, às vezes enjaulando prisioneiros políticos com panteras e jaguares; botaram fogo na sede dos jornais que ousavam publicar notícias contrárias ao governo; e extorquiram milhões sistematicamente de empresários e dos cofres públicos.

Daniel Ortega e os sandinistas usaram de violência para lutar contra a violência, e seu poder aumentava a cada movimento de resistência dos Somoza. Eles roubaram bancos e empresas para financiar a luta; assassinaram e perseguiram, sequestraram e bombardearam. E, quando derrubaram os Somoza e assumiram o poder, em 1979, os generais seguiram o exemplo da União Soviética e de Fidel Castro, direcionaram recursos para armas, não para ajuda, e mergulharam o país numa crise econômica nunca antes vista. Eles atacaram as comunidades indígenas dos Misquitos, no litoral atlântico, com a mesma brutalidade antes empregada pelos Somoza, obrigando milhares de nativos pacíficos a fugir de suas terras.

O grupo de rebeldes de Oliver North, os contras, bombardeou aeroportos, instalou minas em estradas e portos, atirou em soldados e atacou civis, tudo financiado pelos Estados Unidos.

"Conheci muitos rebeldes dos contras durante a guerra, e sempre fiquei impressionado ao notar como eles eram parecidos com os sandinistas", escreveu Stephen Kinzer, repórter do *The New York Times*, em *Blood of Brothers*, seu relato em primeira mão do conflito. "Ambos os exércitos eram compostos por jovens, quase que exclusivamente das classes mais pobres. Ambos os lados tinham lemas, e poucos combatentes que os questionavam."

No fim, a revolução arruinou o país mais do que os terremotos, os furacões ou qualquer outro desastre natural.

A vida era mais simples antes da guerra, diziam as gerações mais velhas em ambos os lados. Os homens colhiam banana e tabaco, num conflito interminável entre o machado e a floresta. As mulheres cuidavam dos filhos e da casa. Os nicaraguenses passavam o tempo livre jogando beisebol e torcendo para o lançador da Liga Americana Dennis Martinez diante de televisores em preto e branco; pedindo outro prato de *ropa vieja* ("roupa velha", um picadinho de carne com arroz) e, claro, *gallo pinto*; frequentando a igreja e, às vezes, tendo fé.

Você se casava jovem, e com segurança. Casava-se com um amigo ou amiga do vilarejo, da mesma turma da escola do irmão, alguém de uma família próxima à sua. Muitos se casavam com primos – e ainda se casam. Havia problemas – corrupção, infidelidades e incompatibilidades. Sempre houve. Mas havia também papéis definidos e tradições. Na dúvida, os nicaraguenses recorriam à tradição e aos costumes consagrados. A revolução obrigou o país a rever todos esses aspectos da vida em sociedade. Incluindo o amor.

– O que você precisa entender é que o movimento sandinista cresceu e ganhou força durante o movimento feminista mundial – disse Gioconda, uma escritora de sucesso e ex-revolucionária sandinista que hoje mora em Los Angeles. – A moralidade já não tinha nada a ver com nossos pais. Inventamos um novo código moral, com base na igualdade. A Nicarágua gosta de pensar em si mesma como um lugar tradicional, mais do que de fato é – disse ela. – A Igreja Católica nunca teve força o bastante para mudar o modo como os homens e as mulheres nicaraguenses interagem. O amor livre existia aqui havia muito tempo, principalmente nas regiões mais pobres. A classe média e os ricos tinham casos extraconjugais também, mas eram mais discretos.

Fortaleçam-se, os revolucionários diziam. Unam-se. Lutem por igualdade. Lutem para viver a vida como bem entenderem. Vários homens e mulheres nicaraguenses entenderam que isso também significava uma revolução sexual.

– A revolução pregava a igualdade das mulheres – disse Gioconda. – A liberdade sexual estava nas entrelinhas, sem jamais constar da plataforma oficial do movimento. O resultado foi o mesmo: mais casos extraconjugais, mais amor livre, mas também mais divórcios e famílias divididas.

A força da Revolução Sandinista se concentrava nas montanhas do norte do país, em meio a florestas tropicais e plantações de café, entre os camponeses e aqueles privados de seus direitos, longe do alcance dos Somoza. O cenário provou ser mais que um campo de batalha.

– De certo modo, a revolução era romântica – disse Gioconda. – Você estava num belo cenário nas montanhas, lutando pelos pobres, ao lado de gente que morreria por aquela causa. A amizade que você criava com os *compañeros* era intensa, bela. Sua vida dependia dos outros. Éramos jovens. Tínhamos boa música e boa poesia. Era tudo muito atraente nesse sentido. Mas, quanto ao amor, não havia futuro. Você podia se apaixonar por alguém e, no dia seguinte, descobrir que essa pessoa se fora. Além disso, as condições de vida eram bem difíceis.

Quando Ortega e seus companheiros assumiram o controle do país, anteciparam uma nova era no amor e nos relacionamentos. Famílias leais aos Somoza ou preocupadas com o futuro de suas contas bancárias se mudaram para os Estados Unidos ou para a Europa. A Igreja Católica ficou em silêncio. Os nativos promoveram uma vida de liberdade e liberação, levando essas palavras para a alcova. As taxas de divórcio aumentaram. O impacto nas famílias ainda é tema de debate acalorado.

– Os sandinistas mudaram tudo – disse Rhina, uma médica que conhecemos em Granada. – A moralidade foi destruída. O amor livre virou moda. As pessoas não se importavam. Algumas vezes, elas se consideravam casadas apenas por cruzar suas armas. Perdemos toda a formalidade. Perdemos a moralidade. Que é algo difícil de recuperar.

– Toda a política mudou o amor – acrescentou Dora Maria, uma política sandinista. – Seria bom se o país relaxasse.

Ortega e seus generais falavam muito sobre igualdade para as mulheres, sobre tornar a Nicarágua menos machista e mais progressista. Eles proibiram os concursos de beleza e o uso do corpo feminino na publicidade. Estimularam as escolas e os centros de saúde a oferecer mais assistência às mulheres. Os resultados nunca se igualaram à retórica. Eles eram capazes de controlar um exército, mas incapazes de administrar um país.

– Depois que os sandinistas assumiram o poder, houve mais separações, mais divórcios – disse Manuel, um homem de Manágua que ganha a vida parodiando os políticos do país em cartuns. – Principalmente porque eles não acreditavam de verdade nos direitos das mulheres. Para eles, bastava que fossem revolucionários. Eles se separaram da Igreja... e das esposas.

Desencantados com as promessas não cumpridas e as referências constantes a "mañana, mañana", os nicaraguenses tiraram Ortega do poder pelo voto, e não com o uso da força, em 1990. Eles elegeram Violeta Chamorro, esposa de um dissidente assassinado e a primeira mulher eleita presidente do país. As famílias que se opunham aos sandinistas retornaram à Nicarágua. A Igreja Católica recuperou a voz. E os nicaraguenses, em sua maioria, se perceberam num terreno desconhecido, presos a uma mistura de tradições nostálgicas, evangelismo exacerbado, ideais revolucionários remanescentes, pobreza avassaladora, à economia do século XXI e às novas influências internacionais. Tudo isso criou uma sociedade complexa, principalmente no que diz respeito aos relacionamentos, dizem os nativos.

– Estamos copiando um modelo de relacionamento ao qual não estamos acostumados – disse Manuel. – O modernismo tem provocado vários problemas. Há 25 anos, éramos basicamente um país agrícola. A globalização foi um duro golpe para nós. Não estávamos preparados para uma sociedade moderna. Não temos educação o bastante.

Nos vilarejos e no interior, os jovens nicaraguenses usam camisetas com estampa de Che Guevara e enviam torpedos para a namorada. Nas páginas do MySpace, publicam letras de hip-hop em honra a parentes assassinados. Eles testemunharam toques de recolher, restrições e liberdades irem e virem a cada governo. Conversam sobre viagens e estudos com os olhos brilhando de otimismo, mas depois voltam para o mesmo caminho trilhado por seus pais. Seus exemplos de conduta são guerrilheiros e empresários de sucesso, rappers e familiares que fizeram fortuna no exterior. Eles testemunharam o amor livre e o aumento na taxa de divórcio e de aids. São como os americanos que nasceram durante a Segunda Guerra Mundial, os quais adotaram alguns ideais dos pais e depois criaram um estilo de vida próprio. Como todas as gerações, eles querem melhorar o que já existe.

– Olhe só para isso – disse Alejandro, apontando para a vitrine de uma loja enquanto caminhávamos pelas ruas de Matagalpa. – Isso é típico daqui.

Ele parou diante de uma loja de artigos fotográficos que oferecia revelação em uma hora com o equipamento mais moderno. Na vitrine de outros estabelecimentos do mesmo tipo, você veria fotos de casamentos e retratos de famílias, mas o dono da loja em Matagalpa exibia fotografias coloridas de sandinistas treinando nas selvas das redondezas. Os sandinistas buscavam se fortalecer e recrutar jovens na cidade. Seus habitantes morreram aos montes.

Prosseguimos, passando por um grupo de crianças que jogava futebol sob o olhar de um enorme mural com a imagem de Carlos Fonseca. Filho da terra e um dos fundadores do movimento sandinista, ele olhava para as crianças com óculos de sol azuis e um cavanhaque grande demais. Bandeiras sandinistas vermelhas e pretas pendiam das janelas e das antenas dos carros por todos os lados.

Alejandro notou um grupo de rapazes reunidos numa escadaria, cinco caras fortes com pouco mais de 20 anos, usando camisetas Billabong e bonés de beisebol virados para trás. O maior deles usava uma bermuda larga com estampa militar e uma corrente que pendia do bolso. Eles apontavam e olhavam a esmo, entediados com a perspectiva de mais uma tarde de quarta-feira. Se pertencessem à geração anterior, seriam recrutas de primeira linha. Para a surpresa de Alejandro, eu me enchi de coragem, empunhei meu espanhol da escola secundária e segui na direção deles.

– *Perdon me* – eu disse. – *Estoy escritando una libra de amor en Nicaragua. Quiro hablar contigo.*

Puta. Essa palavra eu reconhecia. Acho que ouvi "gringo" e "madre" na frase também. Adiantando-se, Alejandro explicou num espanhol rápido o que eu queria dizer.

– Eles acham que você está escrevendo pornografia ou algo assim – disse.

Avener, Jasser, Pablo, Mario e Carlo tinham entre 22 e 24 anos. Três deles frequentavam a escola; um treinava para ser jogador de futebol; o outro era taxista. Eram os filhos da revolução.

– Tudo certo, eles vão conversar com você – disse Alejandro.

– *Gracias. Gracias*. Primeira pergunta. Muito importante. Vocês preferem mulheres com as pernas depiladas ou peludas? – perguntei, sério.

Por alguns segundos, tempo demais, eles ficaram em silêncio, olhando, fazendo-me procurar pela rota de fuga mais fácil no caso de um ataque. Então, Mario começou a rir e os outros o seguiram. Alejandro também riu. Pernas depiladas, disseram eles, embora Pablo confessasse preferir o estilo antigo, o que despertou a zombaria dos amigos.

Dos cinco, três eram casados, cada um com um filho e querendo mais um. *O planeta está realmente adotando essa coisa de dois filhos, um menino e uma menina.*

Todos já haviam traído, exceto um, e seus amigos não tinham tanta certeza disso. Um deles foi pego em flagrante. A esposa foi embora com o bebê durante um mês, depois voltou. Furiosa, mas voltou. Todos os cinco deixaram claro que, sim, apoiavam os direitos das mulheres, ainda que os três que eram pais esperassem que a esposa criasse o filho e cuidasse da casa. Eles sustentariam a família, disseram. Era assim que os pais deles dividiam as responsabilidades. Será que as esposas e namoradas deles também se reuniam para passar a tarde juntas assim? Sim, responderam eles, acrescentando:

– Com as crianças.

– O que é o amor para vocês? – perguntei.

– Uma sensação incomparável – respondeu Jasser. – Quando você não está apaixonado, dá para sentir a diferença.

– Um sentimento muito forte – acrescentou Mario. – Tão forte que o faz abandonar os amigos.

Kurt disse que estava com fome e por isso fomos conversar num restaurante ali perto. A televisão instalada num canto exibia um jogo dos Yankees, e o grupo conversava e ao mesmo tempo prestava atenção no jogo. Eles fizeram perguntas sobre o preço do aluguel nos Estados Unidos e as exigências para conseguir visto, sobre Kanye West, iPod e mulheres. As coisas eram muito diferentes lá? Um "sim" estava quase na ponta da língua quando eu o engoli.

– Não – respondi. – Não muito.

"Ortega", "Fonseca", "sandinista", "revolução" – essas palavras nunca eram mencionadas na nossa conversa sem que as evocássemos. Quando as mencionei, os rapazes menearam a cabeça numa aprovação silenciosa, do mesmo modo que as crianças das escolas americanas reconhecem a importância de Abraham Lincoln ou Martin Luther King. Suas roupas pareciam ter vindo diretamente de uma loja dos Estados Unidos, e eles se comportavam como jovens de qualquer esquina americana. Foi somente no fim daquela noite que descobri que Jasser havia perdido o pai em combate.

– Mas eu era muito pequeno para lembrar – disse ele. – Você devia ir tomar café na minha casa amanhã e conversar com a minha mãe.

Como vários pequenos comércios na Nicarágua, a lojinha mal iluminada funcionava também como casa, com a área comercial na frente e os quartos nos fundos. Sonia cuidava das duas coisas o dia todo. Manequins usavam vestidos simples e camisetas, a poeira acumulando sobre os ombros. Não vi nenhum cartaz informando o horário de funcionamento. No terceiro mundo, as lojas estão sempre abertas.

– Entrem, entrem – disse ela, convidativa, enquanto Jasser nos conduzia pela loja até a sala de jantar ao lado.

Sentamo-nos à mesa e nos servimos de omeletes de queijo e *tortillas*.

– Ela faz o café da manhã para todos os meus amigos – disse Jasser.

– Muitíssimo obrigado – disse Kurt, entre uma mordida e outra.

Sonia, duas vezes viúva, sonhava em se casar novamente.

– Com alguém com bons sentimentos. Respeitador. E carinhoso.

Cariñoso. Ouve-se muito isso. Ela não mencionou nenhum atributo físico até que perguntássemos. O que também é comum ouvir.

– Gosto de olhos com sobrancelhas bem escuras. E homens altos, musculosos.

– Fale mais sobre os homens daqui – pedi.
– A maioria é trabalhadora. Mas também bebe muito. E eu diria que uns 80% traem. A política piora as coisas. Os homens traem mais em anos de eleição. Eles dizem que têm de ir a reuniões políticas.
– E quanto às mulheres? – perguntei.
– Agora que as mulheres trabalham, elas acham que têm o direito de trair. Conforme elas conquistam igualdade, também traem mais. Igualdade significa coisas boas e ruins.

Sonia lê revistas de moda americanas e nicaraguenses, mas não acha que essas publicações tenham alterado seu gosto. Na maior parte do tempo, prefere ler a Bíblia. Ela assiste à televisão durante os raros momentos livres, mas ainda não aprendeu a navegar na internet no quarto de Jasser.

– Eles parecem mais liberais nos Estados Unidos – disse, referindo-se aos programas de televisão e às revistas. – Mas aqui é quase a mesma coisa agora.
– Você convidaria um homem para sair? – perguntei.
– Talvez – disse ela, ajeitando-se na cadeira.
– Você faria uma coisa dessas vinte anos atrás?
– Não. E, se eu fizer isso hoje, o homem ainda terá de pagar a conta.
– Mesmo que você o tenha convidado?
– É assim que deve ser.

Ouvi o estrondo de um trovão e olhei para fora, para uma tempestade que se aproximava. Sempre há uma tempestade se aproximando.

As estradas ao redor e fora de Matagalpa estavam cheias de anúncios da eleição presidencial. A campanha de Daniel Ortega optou por cartazes com sua imagem e vários pontos de exclamação. "¡La Solución! ¡Nicaragua Triunfa!" Já os eleitores de Eduardo Montealegre pintaram calçadas e postes de telefone com as faixas vermelhas e brancas do partido. Os outros candidatos disputavam para cobrir qualquer espaço disponível com seus símbolos e *slogans*. As eleições marcavam o país com promessas e divisões.

Mas, quando conversávamos com as pessoas sobre sua vida amorosa, elas raramente falavam de política, mesmo em cidades extremamente politizadas, como Matagalpa ou León, ou mesmo pessoas que lutaram na guerra. Percebi que Sonia e seus compatriotas fizeram algo incrível. Eles mantiveram o amor longe das rixas políticas. O amor não apenas sobrevive na Nicarágua como também é sua força mais poderosa.

Depois de conversar com vários nicaraguenses, repreendi-me por ter deixado que no passado assuntos triviais como debates políticos se infiltrassem na minha vida amorosa. Que estupidez permitir que rótulos políticos influenciassem a escolha de quem eu namoraria. "Bem, a política reflete meus valores", eu dizia antes. "E quero estar com alguém que compartilhe meus valores."

"Mesmo?!", eu me perguntava agora. "Limites estabelecidos por políticos que nunca conheci, simplesmente para ganharem minha predileção e meu voto, de algum modo refletiam uma parte profunda de minha psique? Pessoas cujo trabalho era dividir poderiam de alguma maneira me ajudar a unir? Livre mercado, comércio justo, produtos fabricados na América, abaixo as armas nucleares, abaixo a Nike, campanha contra o aborto, pena de morte, planejamento urbano, ruas seguras, mantenha nossas (preencha com o que quiser) limpas. ¡Mierda de vaca! Se os nicaraguenses não permitiam que os políticos se intromettessem em sua vida amorosa, por que eu deveria deixar que isso acontecesse?"

Pensei na Índia, cujo histórico era exonerar políticos de seus cargos e manter baixas as taxas de divórcio. Kurt e eu estávamos lá quando o partido da oposição teve uma vitória esmagadora. Então a Índia mantém seus casamentos e expulsa seus líderes, enquanto nós damos o fora em nossos parceiros e reelegemos nossos políticos. Aprendemos a fórmula ao contrário.

Talvez eu não fosse capaz de definir o amor, mas agora sabia que era o oposto da política. Basta perguntar para a Nicarágua.

Deixamos o terreno dominado pelos sandinistas e seguimos rumo à praia de San Juan del Sur, uma cidade pesqueira no oceano Pacífico, perto da fronteira com a Costa Rica, atualmente lar de um número cada vez maior de surfistas e empreendimentos imobiliários. Passeamos durante toda a manhã, assistindo às crianças que jogavam futebol nas areias da baía em forma de concha, parando para ajudar seus pais e os turistas a carregarem cargas de sarda e olho-de-boi dos barcos. As famílias administram tendas e cafés com acesso à internet em prédios coloniais de um ou dois andares, pintados de rosa desbotado, verde gasto e com telhados cor de ferrugem. Exaustos do passeio e do sol, descansamos por alguns minutos num banco de praça, sob a sombra de uma antiga igreja.

Perla estava sentada no banco ao lado, olhando para frente e contemplando o dia. Quando a cumprimentei com um meneio de cabeça, ela sorriu com seu sorriso de terceiro mundo, cobrindo os dentes com os lábios, para não mostrar as obturações de metal ou os buracos onde deveria haver os dentes incisivos, do mesmo jeito que sorri um adolescente que usa aparelho. Ela usava calças brancas largas e uma camisetinha alaranjada que talvez um dia tenha lhe servido, mas agora não mais.

Pedi para lhe fazer algumas perguntas e, como a maioria dos nicaraguenses, ela ficou feliz em poder contar suas histórias de amor, com todas as imperfeições e coisas do gênero. O ex-marido de Perla bebia muito, ela confessou. Ele a espancava quando tinha trabalho. E a espancava ainda mais quando não tinha. Ela suportava os tapas e socos. Mas, quando ele tentou molestar sua filha mais velha, Perla decidiu contra-atacar.

Hoje ele está na Costa Rica e Perla cria as quatro filhas sozinha, conseguindo dinheiro para o aluguel e a comida com o trabalho numa loja de frutas secas. Se existe alguém que tem o direito de repudiar a falsa esperança do amor, essa pessoa é Perla. E há milhões de mulheres com a mesma história.

Mas Perla ainda acredita no amor, diz ela.

– ¡Claro que sí!

À medida que as feridas se cicatrizam, ela procura paixão e uma relação duradoura em San Juan. É por isso que Perla senta naquele banco, sozinha, o dia todo. Quem sabe, disse ela. Uma amiga conheceu um homem bom aqui na praça e sugeriu que Perla fizesse o mesmo. Claro, os homens nicaraguenses são "irresponsáveis" e só "engravidam as mulheres e depois saem por aí bebendo". Ela espantou esses pensamentos dizendo-me, com um gesto em direção à cidade, que deve haver um homem decente por lá. Ela sabe que tem.

– Só quero um homem responsável, que seja trabalhador e carinhoso – disse ela, os olhos brilhando ao imaginar o homem dos seus sonhos. *Cariñoso*.
– A aparência não é tão importante quanto os bons sentimentos. O amor significa que um homem me entende. E nada daquelas coisas ruins: traição, bebedeiras. Só amor.

Perla pediu licença para voltar para a lojinha.

– Você vai encontrar o amor – eu disse.

– Eu sei. Só não quero ficar sentada aqui muito tempo. Está quente demais.

O sol havia roubado a sombra do nosso banco, por isso saímos dali. Foi quando ouvi algumas risadinhas atrás de nós. Um jovem pai com a barba benfeita beijava a barriga do seu bebê, um menininho roliço com dobras em volta dos pulsos e calcanhares. "Bebês-modelo", era como Kurt os chamava. Carlo aceitou de bom grado dividir o banco e conversar. Ele estava casado havia onze anos e, enquanto sua esposa trabalhava vendendo bilhetes de loteria, ele trouxera Randy ao parque.

– Eu cuido dos nossos dois filhos – disse ele, orgulhoso. – E eu gosto disso. Cozinho e lavo também. A gente se comunica bem.

– Isso é bem raro por aqui.

– *Sí* – respondeu ele, dando outro beijo no filho.

– Como o fato de ter filhos transformou você? – perguntei.

– Antes de ter filhos, eu era irresponsável. Quando você está sozinho, não se importa com nada.

– Seus amigos dão risada de você por bancar a mamãe?

– Eles me chamam de *mantenido*, um homem sustentado pela esposa. Eu só dou risada. Agora queremos ter uma menininha.

– Parece um ótimo relacionamento.

– Antes de conhecer minha esposa, nunca tinha me sentido assim. Estou muito feliz ao lado dela. Sinto a diferença no coração. É onde estão os sentimentos – disse ele, apontando para o peito. – O amor existe. Eu acredito.

O sol continuava a nos atacar, e decidi me separar de Kurt e Alejandro para nadar sozinho no mar. Kurt ficou com a minha mochila e fui para a praia. Algo em relação àquele país, àquele dia, àquelas duas conversas, ressoava em mim, e quis refletir sobre isso sozinho.

Foi quando entendi. A conversa com Perla abriu-me os olhos.

O amor é a única coisa importante com a qual o mundo todo concorda. Metros ou pés, café ou chá, Buda ou Alá, futebol ou futebol americano, carros na esquerda ou na direita – nosso planeta não é capaz de chegar a um consenso sobre coisa alguma. Exceto no que diz respeito ao amor.

O mundo acredita no amor. Profundamente. Ardentemente. Com um sorriso tímido e um aceno de cabeça imediato, as pessoas ao redor do mundo dizem que o amor existe dentro de cada um de nós. Que ele pode prosperar. Claro, as pessoas têm dificuldade para descrevê-lo e mais ainda para captá-lo, mas ele existe. E elas sabem disso. Desde as sociedades mais reclusas até o Ocidente, em corpos enrugados ou lisos, com preferências pelo sexo oposto ou pelo mesmo sexo, com ou sem dinheiro, o mundo canta a mesma canção de amor. As práticas variam, mas o afeto permanece o mesmo.

Perla provava isso. Se havia alguém que tinha o direito de estar infeliz com o amor, era ela. Ela poderia facilmente ter desistido. Da última vez que ela entregou o coração a um homem, ele a atacou com golpes físicos e emocionais. Mas, em vez de desistir, Perla recuperou a força e redobrou a fé.

Nunca esperei que fosse me sentir tão inspirado assim na Nicarágua. Só o nome do país evocava imagens de guerrilhas, aldeias em chamas, o álbum *Sandinista!*, do The Clash, e o advogado de Oliver North dizendo "não sou uma planta num vaso". Amor? Nunca. Mas ali estava eu, um crédulo em lágrimas saindo de uma igreja depois de um sermão dominical inesperado. Se o Brasil me mostrou a abertura que se deve ter para o amor, e a Índia, a habilidade que o amor tem de prosperar, a Nicarágua me mostrou a resiliência do amor.

Na água, tirei a camisa e mergulhei.

Nosso amigo nos deixou em San Juan del Sur. Fiquei triste ao vê-lo ir embora. Alejandro tirou duas semanas de folga, tempo que restava de suas férias no Departamento de Transporte da Califórnia, gastou dinheiro com uma passagem aérea de última hora, despediu-se da esposa e dos filhos e convenceu os pais a abrirem sua casa, tudo para que pudesse mostrar seu país a dois estranhos norte-americanos. Ele era um exemplo da boa vontade e do coração generoso deste lugar, que deixa tudo de lado só para fazer com que nos sintamos bem-vindos. Se os nicaraguenses tivessem recursos, a maioria deles faria a mesma coisa.

Na verdade, a maior parte do terceiro mundo faria o mesmo. Os melhores anfitriões deste planeta são as pessoas mais simples. O mundo tem orgulho do seu pedacinho de terra. As pessoas anseiam por mostrá-la a você. Acima de tudo, elas são loucas para fazer amizades, para se sentir relevantes num mundo de decisões unilaterais e de uma cultura dominada pelo Ocidente. Como em qualquer outra relação, elas querem ser ouvidas.

– Toda essa conversa sobre o amor me deixou com saudades da minha esposa – disse Alejandro.

– Coitadinha – disse Kurt.

– Você deveria ser presidente deste país, Alejandro – eu disse. – Você tem o maior coração da Nicarágua.

Ele voltou de carro para Manágua, enquanto Kurt e eu pegamos um ônibus rumo a Granada.

As duas cidades estão localizadas em cantos opostos da Nicarágua: León no oeste e Granada no leste. Elas são centros de poder e de orgulho nacional, cada qual com seus fãs e uma história marcada pela violência. León, a cidade intelectual, é a sede do liberalismo desde muito antes dos sandinistas. Granada, que representa o *yin* para o *yang* de León, fica na costa noroeste do lago Nicarágua, é cosmopolita e conservadora, geralmente adotando a personalidade contrária de León. No meio está Manágua, um gigante atrapalhado e ferido. Manágua representa o comprometimento e, como todo comprometimento, está longe de se realizar. Esqueça Manágua, diz metade da população do país. Vá para León. Esqueça Manágua, contra-ataca a outra metade. Vá para Granada.

Embora se recusem a admitir, Granada e León são muito parecidas. Elas têm as mesmas riquezas e oportunidades que o restante do país, os mesmos escritores e idealistas, ruas de paralelepípedo e prédios coloniais, dólares de expatriados e menções em revistas americanas. São guardiãs do passado e cidades do futuro. León se orgulha de seu progressismo, mas age de modo conservador, geralmente seguindo as orientações da Igreja. Granada se diz conservadora, mas aceita várias liberalidades.

Kurt e eu descobrimos isso ao entrarmos no Asia Latina, um restaurante de esquina num dos vários prédios coloniais restaurados de Granada. As paredes brancas com detalhes em azul no entorno das janelas e da porta de entrada dão ao estabelecimento a sensação de um lugar nacionalista, com as cores da bandeira do lado de fora. Mas foi outra bandeira que chamou nossa atenção, uma bandeira com as cores do arco-íris instalada bem na entrada, como um rifle armado e apontado para a cidade.

O proprietário do restaurante, Rafael, um homem que não aparenta seus 40 anos, vestido com uma camisa de linho recém-passada, estava à porta, atraindo os turistas e seus compatriotas a entrarem, experimentarem.

– Os nativos sabem o que isso simboliza? – perguntei.

– Alguns – respondeu ele, acendendo um cigarro. – Eles falam sobre isso em código. "Há um lugar para você na Calle Libertad." As mulheres daqui são mais abertas a coisas como bandeiras com as cores do arco-íris.

Um táxi parou diante do restaurante tempo o bastante para que o motorista gritasse:

– Oi, querido!

Como se aquilo fosse algo comum, Rafael lhe jogou um beijo e nos convidou para entrar e ocupar uma mesa perto da janela, oferecendo-nos um *mojito*. Ele havia decorado o bar como uma exposição das Nações Unidas, com tapeçarias indígenas e máscaras de madeira africanas. Um jovem garçom árabe numa túnica avermelhada anotou nossos pedidos.

Rafael morou em Nova York durante a Revolução Sandinista e voltou para a Nicarágua em 1998, para ficar perto de sua família, em Masaya.

– Mas eles não estavam preparados para me aceitar naquela época.

O governo tinha uma política esquizofrênica quanto à homossexualidade, criminalizando nicaraguenses que "induzam, promovam, propaguem ou pratiquem a sodomia de maneira escandalosa". Rafael voltou ao país em 2004 e escolheu Granada como porta de entrada.

– Eu poderia ter aberto um restaurante em Masaya, mas teria sido mais difícil. Eu teria que fazer algo mais pelos nativos. Isso também é um problema aqui. Tenho muita dificuldade para atrair as pessoas do lugar. Tenho clientes heterossexuais e gays que vêm aqui e se beijam. É o único lugar. Se as pessoas se sentirem incomodadas com isso, então tchau – disse ele, com um aceno de mão.

– A Nicarágua está preparada para sair do armário?

– Depende da classe social... e da personalidade. Se você for pobre e afeminado, verá que todos nas redondezas o aceitam. As pessoas podem rir de você, mas o toleram. Elas defendem o gay como se fosse da própria família. O problema é quando o gay se muda para outro bairro.

Os nicaraguenses têm curiosidade sobre os gays, afirma Rafael, dizendo que os homens frequentemente o interrompem para perguntar sobre seu estilo de vida. Alguns o tocam. Outros querem experimentar. Com olhadelas e aos sussurros, a Nicarágua de hoje olha com fascinação para o estilo de vida homossexual. Rafael não reclama de sua opção sexual.

– Se você é homossexual aqui, pode fazer sexo com qualquer um. Os homens flertam comigo o tempo todo. Os homens daqui têm namorada ou esposa e encontram alguém para fazer sexo oral. Não há nada de errado com isso. Os machistas não veem isso como um problema. Não consideram traição. Você não tem de ir a um "bar gay" para arranjar parceiros.

– Qual a melhor cantada? – perguntei.

– Você pergunta o caminho para um lugar óbvio, que todos sabem onde fica – respondeu ele. – Se a pessoa quiser fazer sexo com você, vai levá-lo até lá. Você lhe paga uma bebida e o resto se resolve.

– Mas e se os amigos dele descobrirem? Esse lugar é pequeno.

– Se alguém descobrir que um machista fez sexo com um gay, não vai fazer nada, porque todos eles já fizeram o mesmo. No fim da noite, se você tiver feito sexo com um jovem, o homossexual vai pagar ao hétero o "dinheiro para o táxi". Algo que varia entre cinquenta e cem córdobas [de quatro a oito reais]. Já quando eles vão até o fim, o valor varia de duzentas a trezentas córdobas. Eles falam sobre dinheiro antes. Perguntam: "Você pode me pagar o táxi?" Mas depois voltam andando para casa. É mais fácil arranjar homem aqui na Nicarágua do que nos Estados Unidos.

– E quanto à aids? – perguntei.

– É cada vez mais discutida. Eles estão mais conscientes. Os gays estão usando mais preservativos. Os machistas têm filhos. O problema são os gringos velhos que vêm aqui atrás de menininhos. Estamos nos transformando numa mini-Tailândia.

Ele se levantou quando viu um jovem entrando no bar. Eles se abraçaram rapidamente e Rafael lhe deu um beijinho no rosto, sem ser retribuído. Enquanto Rafael tinha a postura indiferente de alguém que era assumidamente gay há muito tempo, seu amigo era fugidio, como alguém que tem um segredo a esconder. Kurt o convidou a se sentar conosco.

Depois de um aceno de cabeça de Rafael, Umberto falou abertamente sobre sua situação. Ele não achava que o ambiente em Granada fosse tão amigável quanto Rafael dizia. Ele tinha de manter sua homossexualidade escondida dos pais, dos colegas de trabalho e de todo mundo, exceto por seus amigos mais próximos. O Asia Latina era um oásis de independência para ele, mas, quando Umberto saía dali, era obrigado a se esconder novamente no armário.

– É muito difícil aqui – explicou ele. – Há muita discriminação. Eles não aceitam a maré de homossexualidade. Jamais um nicaraguense famoso se assumiu. Há vários políticos e pessoas famosas gays, mas é algo que não se comenta abertamente. Tive de romper com meu último namorado porque ele achou que seria demitido.

Umberto anseia pelo dia em que a Nicarágua legalizará o casamento gay e a adoção para casais homossexuais. Até lá, ele tem um "acordo" com uma amiga. Ela deixará que Umberto a engravide duas vezes, e ele ficará com uma das crianças.

– De preferência uma menina. Mas primeiro eu quero um marido, um homem bom, engraçado, encantador. Quero alguém atencioso e detalhista. A aparência não importa, mas prefiro alguém alto e com cabelos pretos, muitos cabelos.

– Você já namorou um americano? – perguntei.

– Sí – respondeu ele, sorrindo pela primeira vez. – Os americanos são simples demais. O sexo é diferente. Os nicaraguenses são quentes. Eles querem

beijar e abraçar e tudo o mais. Meu americano era legal, uma exceção. Mas prefiro os cubanos.
– Os homens são fiéis aqui?
– Há mais traições nas relações homossexuais aqui. O machismo não se restringe às relações heterossexuais.

Do alto, elas pareciam duas porções de massa verde numa assadeira azul no mar do Caribe. O voo durou apenas vinte minutos, partindo de Bluefields, mas a aterrissagem nos levou a um mundo bem diferente do da Nicarágua continental. As ilhas do Milho – a Grande e a Pequena – são uma mistura de música caipira e *creole*, caçadores de lagostas ociosos esperando que os crustáceos retornem à região, latinos, mulatos e gringos, mochileiros e crianças, muitas crianças.

E são também o lugar mais promíscuo do mundo.

As ilhas do Milho são o equivalente sexual a uma tempestade perfeita. Tudo começou com seus habitantes originais, os índios kukras. Eles sucumbiam frequentemente ao poder da carne. Eram canibais. Acrescente a isso os hábeis piratas franceses do século XVII, do tipo que aparece em *Piratas do Caribe*, perseguindo donzelas e mocinhas. Basta substituir as donzelas e mocinhas pelos kukras. Os piratas britânicos dominaram a festa no século seguinte, trazendo consigo escravos africanos para apimentar a mistura. Os ingleses aboliram a escravidão em 1841, mas levaram os escravos diretamente para a cama assim que aportaram na ilha. Nicaraguenses latinos arrombaram os portões no fim do século XIX, depois de perceber que as festividades aconteciam em seu quintal. Os americanos se juntaram à festa como adoráveis acompanhantes nas décadas seguintes.

Batizadas por causa de sua forma, e não por causa do produto, as ilhas do Milho sobreviviam à base de coco e copra, lagosta e peixes. Mas o furacão Joan passou pelas ilhas em 1988, acabando com a economia local de um dia para o outro. A maioria dos furacões se move para o norte depois que chegam ao Caribe. O furacão Joan avançou para o oeste, diretamente para as ilhas do Milho. A tempestade teve tempo de ganhar força, avançando lentamente. Seus primeiros golpes vieram na forma de ventos de 240 quilômetros por hora que derrubaram todas as árvores e prédios da ilha. De algum modo os moradores sobreviveram, graças às grutas da ilha e às orações. As chuvas devastaram o que restou, arrastando tudo para o mar, incluindo o estilo de vida local.

O que existe hoje são casas reconstruídas apressadamente e hotéis de uma estrela, barracas de praia e capitães de barcos de mergulho, além de adolescentes entediados que sonham em encontrar carregamentos de cocaína jogados no mar por traficantes colombianos que usam as ilhas como um lugar seguro. "Lagosta branca", é como os nativos chamam os pacotes de drogas. Com um pacote dá para comprar uma passagem de avião para longe. Para qualquer lugar.

O que não foi atingido pelo furacão Joan foi o principal traço da ilha: o sexo. O sexo sobreviveu. O sexo prosperou. O sexo sempre prospera em lugares como este.

As ilhas Milho nunca tiveram regras ou exemplos de conduta. Elas são o boteco onde os baderneiros preferem falar besteira e fumar longe de olhares vigilantes. São minúsculas. Você pode dar a volta na ilha Grande inteira em cerca de duas horas. Os residentes conhecem o terreno tão bem que informam os caminhos usando árvores como pontos de referência. São belas ilhas tropicais, com coqueiros arqueados e praias em forma de ferradura.

Sem emprego e com perspectivas limitadas, as ilhas são também mortalmente entediantes para os nativos. Você não vai para a faculdade nem vai conseguir aquela vaga como estagiário numa empresa local. Não vai se casar com sua namoradinha da escola e viver feliz para sempre. Você vai viver como seus pais, quem quer que eles sejam. Vai fazer o que bem entender para matar o tempo e marcar seu território. Vai fazer sexo. E muito.

Decidi enfrentar o calor e andar pela ilha sozinho, parando primeiro numa mercearia para comprar uma garrafa de água. O dono septuagenário, com os olhos pesados e pilhas de contas sobre a bancada, parecia jamais ter saído da lojinha. Um ventilador de metal girava a toda velocidade, sem fazer a menor diferença. Enquanto conversávamos, os aldeões entravam à procura de cigarros e pilhas. Todos conheciam Edward. Um outdoor de prevenção à aids fora instalado no alto de um prédio. Eu lhe perguntei sobre seus filhos.

– Só tenho doze filhos. Não fui muito ativo. Meu irmão tem 42.

– Quarenta e dois?!

– Quarenta e dois!

– E ele sabe o nome de cada um?

– Acho que sim. Mas ele está ficando velho.

– E você?

– Claro.
– E quanto aos nomes dos netos?

Edward deu uma gargalhada. Sua corpulenta e jovem namorada, com brincos de penas e sobrancelhas delineadas, surgiu de uma salinha nos fundos. Ela pôs o braço sobre o ombro dele e perguntou quem eu era. Edward achava que ela tinha uns 23 anos, mas não tinha certeza.

– Não. Mas eu ajudo qualquer um que me pedir.
– Você planeja ter mais filhos?
– Ela não pode – respondeu ele. – Ela quer, mas não pode. Não me importo. Nunca usei camisinha. Não, nunca. Não gosto. Não tenho problema algum em ter mais filhos.

Ele me contou que teve filhos com cinco mulheres diferentes.
– Quatro antes do meu casamento e oito depois.
– E quanto a filhos no casamento?
– Não. Tentamos, mas nunca aconteceu.
– Deve ser difícil.
– O casamento aqui não impede que você tenha outra pessoa ao seu lado. E eles não duram muito tempo. Nós trocamos muito de esposa.

Isso é só parte da realidade. Passe um dia nas ilhas do Milho conversando com as pessoas e você rapidamente descobrirá uma intrincada rede de parceiros sexuais e casos, meios-irmãos e enteadas, amantes em comum e velhos safados. As crianças que crescem nessa anarquia sexual sabem que não devem falar dos casos dos pais dos amigos, porque temem que seus pais também estejam envolvidos. Elas observam e fazem o mesmo. Repetem o modelo, fazendo sexo muito novas e com vários parceiros.

Mais adiante no meu passeio, conheci Yorda, que empilhava cocos no quintal de sua casa. Avó de várias crianças, tinha um cabelo afro curto e grisalho e o rosto marcado pelo sol. Deu à luz doze crianças nas ilhas do Milho, nove com o marido e três antes do casamento. Uma morreu no parto e outra não sobreviveu ao furacão Joan, contou ela, ajeitando os óculos grossos. Os outros filhos ainda vivem na ilha; como prova disso, vários netos enfiaram a cabeça pela porta enquanto conversávamos.

– Eles estão aqui o tempo todo – disse ela, dando de ombros. – Alguns aparecem do nada.

Perguntei-lhe sobre o amor na ilha e ela fez um gesto de desprezo com a mão. Claro, todos os homens traem. Ela não se importava. O problema com as mulheres jovens das ilhas do Milho hoje, disse apontando um dedo, é que elas se importam.

— Sempre deixei meus homens livres — ela falou. — Mas elas não querem que seus homens conversem com ninguém ou vão a qualquer lugar. Homem é homem.

— Você se preocupava com a aids? — perguntei. — Você usava proteção?

— Não acredito em preservativos. Acredito que eles provocam câncer. Do modo como eles usam, e quando estão bêbados fazem de tudo. A camisinha faz com que o homem faça coisas ruins.

No caminho de volta ao hotel, notei uma pichação em letras garrafais na lateral de um barco pesqueiro. "BARRIGÃO. SEM MARIDO. QUE VERGONHA." Todos os ilhéus conheciam a história, envolvendo um pai que se recusara a assumir a responsabilidade por um recém-nascido. A mãe, furiosa, expressou sua revolta em diversos outros muros livres ao longo da estrada.

Atacado pelo sol, caminhei com dificuldade até a Casa Canada, um hotel novo, construído por um grupo de comerciantes canadenses. A parceria era formada por eletricistas, pedreiros, contadores e encanadores que viajaram para a ilha durante vários meses para trabalhar na propriedade. Com a gigantesca piscina cheia de água e os bangalôs mobiliados, eles decidiram dar uma festa num pequeno restaurante no pátio interno para celebrar. Quem melhor para homenagear do que as mães?

— Tivemos ao menos 75 pessoas aqui no nosso almoço do Dia das Mães — contou o gerente. — O lugar estava lotado. Era impossível conseguir um lugar. Mães e filhos por todos os lados. Foi um sucesso tão grande que decidimos fazer o mesmo no Dia dos Pais. Encomendamos um monte de comida e esperamos pela multidão. Mas ninguém veio. Não vendemos nem uma refeição.

Impressionados, os canadenses perguntaram a alguns nativos o porquê.

— Vocês têm de entender — opinou um residente da ilha. — O Dia dos Pais nas ilhas do Milho é o dia mais confuso do ano.

As cinco maiores reclamações nos relacionamentos ao redor do mundo
(e cinco que eu tinha em relação a Tracy depois de um jantar num restaurante japonês e um retorno ao Swork)

1. Comunicação
2. Dinheiro
3. Infidelidade
4. Letargia
5. Futebol

A Nicarágua me convenceu de que a política não importava no namoro, mas estas coisas importavam:

1. *Ela não terminava suas bebidas*

Tracy obviamente não foi criada como *amish* nem na casa de Bob Wisner. No jantar, ela pedia uma cerveja, uma garrafa grande, e bebia três quartos antes que recebêssemos a comida. Depois, aquela pobre cerveja permanecia ali em meio ao *edamame*, à sopa de missô, ao sushi de atum picante e ao sorvete de chá-verde, implorando para ser bebida. Como uma dica nada sutil, empurrei o copo na direção dela quando Tracy se virou para falar com o garçom. Mas, em vez de beber a cerveja, ela pediu:
– Uma cerveja grande, por favor.
– Tem certeza de que não quer terminar esta?
– Por quê? Está morna.

Nota para mim mesmo: Mães solteiras adotam o padrão de comportamento alimentar dos filhos. Opte por copos menores para ela, mas não escolha copos de treinamento ou com personagens de desenho animado, que possam sugerir que você está ciente da questão.

2. Ela carregava dinheiro, documentos e cartão de crédito no bolso da calça

Quero dizer, o que é isso?! É uma irresponsabilidade! Como eu poderia levá-la ao Mercado Oriental, em Manágua, ou a qualquer outro lugar com batedores de carteira?

– Mas você faz o mesmo – ela disse.
– É diferente. Minhas coisas estão numa carteira.
– Ah.

3. As pessoas a reconheciam

Para uma estrela de cinema ou da televisão, essa é uma inconveniência da qual não se pode escapar. Para uma atriz trabalhadora, é ainda pior. Para quem a acompanha, é um inferno. Alguém invariavelmente se aproximava da nossa mesa e começava um diálogo mais ou menos assim:

Estranha: Acho que conheço você de algum lugar.
Tracy: Eu moro aqui perto.
Estranha: Não, não. Não é isso.
Tracy: Talvez daqui?
Estranha: Seu rosto...
Eu: Ela é atriz.
Estranha: Isso! Se bem que eu não vejo muita televisão.

Nota: Todo mundo em Los Angeles diz que não vê televisão. Todo mundo vê. A estranha continua ali, tentando solucionar o enigma. Tracy e eu ficamos paralisados, café com leite na mão, sem querer parecer grosseiros ao beber diante da pessoa. Como um sinal, eu assopro a espuma do leite.

Tracy: *Depois da queda*, no Teatro The Fountain?
Estranha: (*sorrindo, pensando*) Não.
Tracy: *24 horas?*
Estranha: Não.
Tracy: *Lost?*
Estranha: Não vejo *Lost*.

Como podíamos ser tão idiotas?

Tracy: *A sete palmos?*
Estranha: Não.
Eu: *Ally McBeal, House, Shark, Cold Case* ou qualquer uma das 723 variações de *CSI?*
Estranha: Acho que não foi nenhuma... *Barrados no baile!*

Agora já posso continuar bebendo meu café com leite.

Estranha: Laura Kingman! Você era a namorada do Steve Sanders!
Tracy: Sim.
Estranha: Você o acusou de estuprá-la e organizou um protesto antiestupro.
Tracy: Ele sabia que isso ia acontecer.

Mais café com leite.

Estranha: Uau. Laura Kingman. Mas ele nunca tocou em você.

Nesse instante, pego o jornal e abro na página de esportes, enquanto a mulher passa um sermão em Tracy por ter ludibriado Steve Sanders.

4. O modo como ela usava vírgulas e pontos de exclamação enquanto falava

Tracy pausava em meio às frases, como se estivesse reunindo os pensamentos para o golpe final. Ela esperava um pouco antes de responder. Isso me fazia acreditar que, ao mesmo tempo, ela (a) era inventiva e (b) estava guardando tudo que eu dizia para usar contra mim no futuro. Concluí que devia ser algum truque de interpretação.

Já os pontos de exclamação surgiam rápida e inesperadamente, em geral por conta de temas políticos ou qualquer coisa que tivesse a ver com filhos.

– Ouvi dizer que estão fazendo outro filme da série *Missão impossível* – eu dizia. – Sabia que eles filmaram o primeiro em Praga?

– O Tom Cruise pode estar equivocado em várias coisas, mas ele tem toda razão quando diz que as crianças estão sendo supermedicadas – ela respondia. – As crianças são vacinadas contra catapora hoje em dia! Catapora!

Uau. De onde é que veio isso? Achei que estávamos conversando sobre Ethan Hunt.

5. Os cabelos loiros

Isso fazia de mim um clichê ambulante. Até conhecer Tracy, eu jamais havia namorado uma loira, provavelmente o único californiano a evitar as loiras desde que Hiram Johnson foi governador. Depois percebi que as loiras é que me evitavam, e a coisa toda não me pareceu mais tão estranha.

A separação

Los Angeles

— Não posso fazer isso – eu disse para o espelho do banheiro do restaurante.

A vitela?

– O namoro. Não agora. Não daria certo. Estou de partida para a República Tcheca em alguns dias, onde passarei todo o verão. Como levar uma namorada na mochila? Ela não faz parte dos planos.

Sua lua de mel toda teve a ver com ignorar os planos, seguir o coração e as emoções. Você fez isso com todas as outras áreas da sua vida, mas aqui está você, voltando ao seu antigo eu.

– Estou indo para Praga. Por que eu ia querer namorar alguém se nem poderei vê-la?

Não grite comigo.

– Nada contra ela. Só acho que um namoro é demais para mim agora. Principalmente com uma mãe solteira.

Ah, o menino. Então, você está basicamente com medo.

– Se é isso que você acha, tudo bem.

Você está com medo de uma mãe e do filho de 4 anos.

– Aterrorizado.

Você tem medo de que eles mudem seu estilo de vida. Ou pior: tem medo de que eles mudem você.

– Não seja idiota.

Mostre-me o que você vai dizer a ela.

– Tracy, preciso conversar com você sobre uma coisa.

143

Isso me parece uma reunião de pauta.
– Tracy, que bom que temos a oportunidade de conversar esta noite.
Melhor. Você vai dormir com ela antes de viajar?
– Não. Isso complicaria tudo.
Mas você quer. Eu quero.
– Não, não quero mesmo.
Ah, que é isso? Nem um pouquinho?
– Por que eu mentiria para você?
Você já mentiu antes.
– Bem, eu mudei. O mundo me tornou uma pessoa mais honesta. Estou repensando toda essa coisa de amor.
Eu também.
– Ótimo. Talvez um dia a gente concorde.
Não temos alternativa.

Era uma decisão prudente, eu disse a mim mesmo ao me sentar para jantar no meu restaurante preferido de bairro em Los Angeles, o Il Capriccio, com suas massas animadoras e seu ambiente boêmio, tudo acompanhado por abraços da Mama e dos garçons. Tracy encheu nossas taças de vinho tinto enquanto eu me demorava no banheiro. Mesmo que eu quisesse que aquele namoro desse certo, seria impossível manter uma relação a distância. Então por que me amarrar agora?

– O linguado daqui é ótimo – eu disse. – E o rigatoni de cordeiro.
– Eu não como cordeiro.
– É verdade.
– Você parece distraído hoje. Está tudo bem?
– É só essa viagem para Praga. Eu estava pensando...
– Tive uma ideia sobre isso. Vou comprar um computador. Depois pensei que podíamos enviar um ao outro uma pergunta por dia. O que você quiser.
– Um teste?
– Não, um diálogo. Uma conversa longa e agradável numa varanda ao pôr do sol com uma grande taça de vinho. Eu tenho uma lista de coisas que quero lhe perguntar. Saúde! – ela disse, erguendo a taça.
– Como o quê?
– Não posso perguntar agora. Isso estragaria a surpresa.
– Ah, vai. Só uma pergunta.

– Tudo bem. Se sua esposa ficar grávida, você gostaria de saber o sexo do bebê antes do nascimento?
– Claro.
– Interessante. Por quê?
– Porque ia querer saber de que cor pintar o quarto. E coisas como roupas e tal.
– Bebês usam praticamente o mesmo tipo de coisa no primeiro ano.
– Você ficou sabendo o sexo do Calvin?
– Não. São tão poucas as reais surpresas da vida. E essa é a melhor.
Por que ela disse "é" em vez de "foi"?
Olhei para ela e vi um sorriso, aquele sorriso, um holofote irradiando de dentro, abrindo caminho por todas as fendas e cantinhos do rosto, um olhar que era mais uma impressão. Aquele sorriso arruinou tudo.
Ela está sorrindo para você ou por imaginar Calvin nos braços pela primeira vez?
– Vamos beber mais vinho – ela disse.
O que fizemos, e os detalhes do meu rompimento se tornavam incertos a cada taça. Eu usaria a abordagem "não é uma hora boa" ou "não somos a pessoa certa um para o outro"? Ao fim da refeição, não conseguia lembrar. *Melhor assim. Por que estragar um bom jantar? Você pode dizer alguma coisa no caminho de volta para casa.*
Divertida e insinuante, ela me beijou na boca quando a deixei em casa, permitindo que seus lábios se demorassem ali por alguns segundos.
– Uau – sussurrei sem perceber.
Puxando-a para perto, devorei tudo que ela me oferecia. Como resposta, ela agarrou minha nuca, arranhando de leve minha cabeça, como se para despertar o que havia ali dentro. Ela tinha gosto de damascos maduros, na melhor época da estação. Se Tracy não tivesse dito nada, eu a teria beijado a noite toda e nem teria percebido o tempo passar.
– Vamos entrar – ela disse. – O Calvin vai dormir com a Libby no quarto de baixo.
– E quanto ao Pluto?
– Ele está lá também.
Não nos demos ao trabalho de acender as luzes. Ela entrou apressadamente de costas enquanto eu a beijava, sem jamais deixar que nossos lábios se separassem, ambos tirando com dificuldade as roupas e ao mesmo tempo tentando não esbarrar na mobília. Eu a beijei um pouco mais no sofá e vi o corpo mais sensual que já tinha visto, branco e quente. Deixei "a conversa" para outro dia.
Você é a mulher errada na hora errada e no lado errado do mundo.

Dormi profundamente, feliz e seduzido. Em determinado momento, virei de lado, envolvi o corpo dela no meu e voltei a dormir, sorrindo ao perceber que eu nunca fora capaz de fazer isso antes. Tracy me dava a sensação de conforto e de algo que era certo. Eu nunca tinha dormido daquele jeito. Profunda e adoravelmente.

– Mamãe! – ouvi o grito ao raiar do dia. – *Mamãe!*

O golpe na porta do quarto deu origem a um espasmo imediato que fez com que eu me escondesse sob o cobertor, um soldado ao raiar do dia procurando por um lugar para se esconder do ataque aéreo. Tracy pegou seu roupão rapidamente.

– Calvin – disse ela. – Você acordou cedo. Onde está a Libby?

– Ela não quis acordar.

– Ótimo. Posso lhe preparar o café da manhã? – perguntou ela, afastando os ombrinhos do garoto do grande amontoado no meio da cama.

Assustado demais para sair, eu me espreguicei sob o cobertor e, de algum modo, voltei a pegar no sono. Pareceram algumas horas, mas não era nada disso.

– Que horas são? – perguntei, entrando na cozinha.

– Sete. Deixei você dormir mais um pouco.

– Sete horas é dormir mais?

– Na nossa casa, sim – respondeu ela, apontando com a cabeça para Calvin, sentado à mesa do café.

Ele brincava com um boneco musculoso que parecia ter saído de uma academia de tae bo nas colinas de Hollywood. Servi-me de uma xícara de café e me sentei ao lado dele.

– Qual é o nome dele?

– Chad.

– Ele é bem forte.

– Quer construir uma fortaleza?

– Claro. Me deixe apenas terminar essa xícara de café e acordar.

– O Chad tem vários amigos.

– Todos os fortões têm.

– Calvin, termine seu *waffle*. Você quer um?

– Quero, obrigado. Por algum motivo, não terminei meu jantar a noite passada.

Ela sorriu. Aquele mesmo sorriso. Aquele sorriso era ainda melhor pela manhã. Calvin colocou Chad no peitoril da janela e ignorou o café da manhã.

– Aqui, você pode brincar com esse cara – disse ele, entregando-me um boneco de Jesus.
– Jesus!
– Eu sei.
– Você acredita em Jesus?
– Sim.
– Isso é bem avançado para um...
– Eu acredito em todos os meus bonecos: no Homem-Aranha, no Incrível Hulk, no Bob Esponja.

Tracy me passou o *waffle* – coberto com manteiga e xarope de bordo e cortado em dezenas de pedacinhos. Calvin saiu correndo para a sala de estar. Eu parei e fiquei olhando para o prato.

– Ah, desculpe – disse ela. – É o hábito.
– Ei – eu disse, aproximando-me e abaixando o tom de voz. – Só por curiosidade, o que você disse a ele sobre a noite passada? Quer dizer, não sobre a noite passada. Sobre o que eu estou fazendo aqui.
– Eu disse que um amigo tinha dormido aqui em casa.
– Ah. Claro.
– Com crianças, a resposta mais simples geralmente é a mais eficiente.
– No caso dos homens também.
– Você se importa se eu tomar um banho?
– Vá em frente.

Ela saiu, deixando o projeto da fortaleza para um homem que havia tido dificuldades até mesmo para arrumar os quatro travesseiros na cama dela aquela manhã. Minha tentativa inicial de criar um forte – uma pirâmide de almofadas do sofá – desmoronou como um suflê malfeito. Calvin sugeriu uma estrutura com a mesa da cozinha e sua cama como base, mas achei que Tracy não aprovaria. Sugeri uma solução infalível: uma tenda indígena. Ele adorou a ideia, saindo para pegar vários cobertores e lençóis suficientes para cobrir metade da sala. O produto final parecia uma choupana depois da passagem de um tornado. Calvin saltitava ao redor da estrutura enquanto eu me servia de mais café e me sentava no sofá para admirar o resultado do meu esforço.

– Bom trabalho – disse Tracy, surgindo do banheiro.

Ao ouvir isso, Calvin começou a chorar histericamente.

– Está tudo bem, Calvin. Qual é o problema?
– Esse cara estragou minha fortaleza – ele disse, apontando para mim.
– Não, não. Você fez um ótimo trabalho.

147

Ele chorou ainda mais alto. Tracy se ajoelhou ao lado dele.
- Qual é o problema, meu bem?
- Isso! - respondeu ele, apontando para a almofada do sofá sobre a qual eu estava sentado.
- Você queria usar aquela almofada para construir sua fortaleza? - perguntou ela com candura.
- Sim! Ele estragou tudo!
- Tenho certeza que ele não queria fazer isso, Calvin.
- Eu, *hãã*, acho que vou tomar um banho agora que você terminou - eu disse.
Liguei o chuveiro para afogar a confusão que vinha do outro cômodo.
Lembre-se: ele tem apenas 4 anos. E é cristão.

Destreza

República Tcheca

Teoricamente, a pilha de livros no voo até Praga deveria me ajudar a esquecer Tracy. Mas, na metade do primeiro, descobri que só serviriam para me fazer lembrar dela. As elegantes cenas de sexo em *A insustentável leveza do ser*, de Milan Kundera, fizeram-me questionar o que eu havia feito, principalmente enquanto eu lia as aventuras de Franz, um acadêmico de mente fraca que abandonou a namorada para viajar e morrer no Camboja. "Um retorno depois de muitas viagens", estava escrito em sua lápide. *A orgia de Praga*, de Philip Roth, não foi muito melhor.

Essa era minha quarta viagem à República Tcheca e eu sempre me hospedava com meu ex-colega da Liga Infantil de Beisebol, Jonathan Terra (Bears, 1974), um amigo agradável e fiel, acadêmico da Europa Oriental e campeão mundial de procrastinação. Ao longo dos anos, discutimos jogos de fliperama, piadas sujas, a cena da música eletrônica nos Estados Unidos e o San Francisco 49ers, filés de peru, relações internacionais, namoradas estrangeiras e outros detalhes até a uma da madrugada. Fazia pouco tempo ele cortara os cabelos grisalhos arrepiados e adotara óculos italianos com armação escura. Jonathan tinha as maiores panturrilhas que eu já tinha visto.

Munido de alguns diplomas e dólares, ele veio para a República Tcheca em meados da década de 90 e, como tantos outros, ficou. Você podia alugar um apartamento de dois quartos num prédio cubista naquela época por cem dólares ao mês. Claro que a comida não tinha gosto e se restringia a frituras. Mas ninguém se mudava para a República Tcheca por causa da comida. O governo fixava o preço da deliciosa cerveja pilsner a cinco centavos a garrafa, temendo revoltas caso o preço fosse mais alto. Praga era um interminável passeio em meio à história e à natureza, arte e religião, o auge da arquitetura e os sabores imutáveis da Europa Central. Você nunca dizia algo como: "Imagine como era isso antigamente". Em Praga, ainda era.

Seus moradores, ainda mais do que os prédios, tornavam a cidade um lugar especial. Eles se aceitavam como nenhum outro povo. Abriam as portas de suas casas e permitiam que o mundo viesse e explorasse a cidade. Fiquem. Divirtam-se. Nunca vimos algo parecido, diziam os primeiros turistas. Tudo tão puro, tão simples, tão raro. Era como um narcótico para o estrangeiro, uma experiência única e verdadeira, num mundo com poucas coisas do gênero. "Posso praticar meu inglês?" ainda significava "Posso praticar meu inglês?".

Entre minhas viagens para a República Tcheca, notei que a atmosfera de festa havia mudado. Percebi algumas coisas primeiro. Eles vendiam Corona nos bares e camisetas Nike nas ruas. Os caixas eletrônicos estavam por todos os lados, e os vendedores de calças jeans haviam desaparecido. Depois os hotéis ocidentais começaram a ser inaugurados, e as cadeias de restaurantes seguiram pelo mesmo caminho, marcando a paisagem. Até mesmo os rostos começaram a mudar. As mulheres usavam maquiagens anunciadas em revistas de moda ocidentais, e os tchecos passaram a frequentar salões de bronzeamento, mudando a cor da pele, antes um cinza-rosado da Europa Central e agora um laranja enferrujado. Não se preocupem, diziam os anfitriões. Redecoramos um pouco, mas a celebração ainda é a mesma.

Na minha última visita ao país, alguns anos antes, senti que algo mais amplo havia mudado. O comportamento. Tanto dos turistas quanto dos moradores. Eles haviam perdido a inocência e ficado mais ariscos. Os tchecos se cansaram dos inúmeros expatriados exploradores e dos solteirões britânicos que vagavam por Praga com copos de plástico e camisetas com dizeres lascivos. "SÓ ME FALTAM DUAS MENINAS PARA UM SEXO A TRÊS." Bares e restaurantes começaram a exibir placas nas quais se lia "PROIBIDO DESPEDIDAS DE SOLTEIRO". Os estrangeiros reclamavam que os tchecos haviam se tornado mais frios e fechados, mais do que já eram, sorrindo apenas quando queriam um favor. Amanheceu e a festa acabou. Os expatriados e os nativos rolaram na cama, deram uma olhada um no outro e ambos reclamaram que foram usados. A culpa é sua, diziam. Praga agora parecia uma cidade como outra qualquer.

Reconheci a voz em meio ao barulho na saída do aeroporto e me virei para meu amigo.

– Wiz, meu amigo! – cantava Jonathan. – Wiz, meu amigo!
Ele me ergueu no ar com um abraço exagerado.
– Ei, cara – eu disse. – Como você está? E mais importante: como estão as batatas?
– Parecem boas. Dá só uma olhada – disse ele, colocando-me no chão e levantando as pernas da calça com dificuldade até os joelhos, para exibir as panturrilhas.
Uma família asiática parou para olhar a cena.
– Impressionante.

Quando lhe contei sobre minha ideia de pesquisar o amor ao redor do mundo alguns meses antes, Jonathan insistiu para que eu incluísse a República Tcheca em minhas viagens, oferecendo-se para traduzir entrevistas e me alugar um quarto em seu apartamento por seis semanas. Ele não havia mudado nada desde a última vez em que o vira. Recuperando o fôlego depois do abraço, peguei minha mochila e a joguei no banco traseiro do carro alugado da namorada dele. Eu estava empolgado para lhe contar sobre Tracy.
– E como vão você e Iveta? – perguntei, enquanto avançávamos pelo tráfego intenso.
– Estamos nos separando.
– Ah, que pena. O que aconteceu?
– É uma longa história, Wiz. Eu conto depois.
– Alguma coisa séria?
– Não. Ainda somos amigos.
– Vocês ainda estão morando juntos?
– Ela vai comprar um apartamento em breve. O pai dela vai ajudar com dinheiro.
– Cara, talvez eu devesse ficar em outro lugar.
– Está tudo bem. Você vai ajudar. Vai nos dar outro assunto para conversar.
Jonathan e Iveta se conheceram numa festa universitária havia cinco anos. Ela trabalhava na DHL e passava os fins de semana com os pais no interior. Eu gostava do sotaque dela, do sorriso tímido e, desde que a conhecera, achei que eles se casariam. Jonathan me garantiu que eles ainda gostavam um do outro, que tudo era muito civilizado.
Iveta me recebeu com um abraço apertado na porta, mais americano do que tcheco. Ela cortara os cabelos acobreados na altura dos ombros e parecia

serena e amável como antes. O que não existia mais eram os abraços e os tapinhas no bumbum sempre que um deles se levantava para pegar algo na geladeira. No mínimo, minha presença reprimia as conversas que deveriam ocorrer.
– Está tudo bem, Wiz. Mesmo.
A única coisa pior do que se deparar com um casal transando, concluí, é se deparar com um casal que já não transa mais.
– Você se importa se eu der uma olhada nos meus e-mails? – perguntei.
– Vá em frente. Meu computador está no seu quarto.

Franz,
Certo, eis a primeira. Você preferiria ter uma vida longa com poucos amigos e amantes? Uma vida mais previsível e sem muitas surpresas? Sem grandes tristezas, mas também sem grandes felicidades? Ou uma vida curta, sendo adorado por muitas pessoas? Morto no auge da vida, mas tendo curtido muito?
Como bônus, diga-me o que acha que acontece com a nossa alma (se é que você acredita nisso) depois que morremos.
Com amor,
Tracy

Amor? Certo, tudo bem, é um termo usado em abundância, principalmente em Los Angeles. "Ah, eu *amo* martíni de mirtilo." Mas essas quatro letras, vindas dela, pareciam calculadas, e não algo dito sem preocupação. Ela leu o "Sinceramente" no fim do meu e-mail e resolveu aumentar as apostas. Eu não dava a mínima para as perguntas dela e as questões sobre a alma e tudo o mais. Quer dizer, eu me importava, mas não foi nisso que prestei atenção.
Com amor, Tracy? Ela não estava falando sério, estava?
Cursei uma matéria na faculdade na qual o professor dizia que os filmes continham mensagens ocultas sobre a época em que foram filmados. Assim, se você estivesse vendo Dustin Hoffman recusar os encantos de Anne Bancroft em *A primeira noite de um homem*, também estaria testemunhando um protesto contra a Guerra do Vietnã. Com os relacionamentos não era a mesma coisa? Qual o significado real das palavras dela? O professor não abordou isso durante a aula.

Bonjour,
Namorando, hein? OK. Eu tenho um título ou coisa assim?
Bem, você pegou leve comigo na primeira pergunta. Valeu. Você sabe que eu escolheria a abordagem explosiva, e não a existência à base de Prozac. O cara lá de cima nos deu

um carro de corrida potente. Vamos dar uma volta! E dar carona ao máximo de pessoas possível.
Agora uma pergunta para você. Cite três coisas na vida que você considera supervalorizadas. Podem ser coisas simples ou profundas. Você que sabe.
E quanto à pergunta sobre a alma, acho que preciso de mais vinho.
Besos grandes,
Franz

Bonjour? Perguntas "fáceis"? Será que fui afetado demais? O computador de Jonathan não tinha a função para "desfazer" o envio de e-mails. Se tivesse, eu teria apagado aquele na mesma hora. Apesar disso, gostei da troca de perguntas e estava curioso para saber o que descobriria.

– Wiz, quer passear um pouco pela cidade? – perguntou Jonathan.
– Claro. Preciso comprar um celular. Pré-pago, para que eu possa ligar para os Estados Unidos.

Ele beijou Iveta no rosto e disse que voltaríamos mais tarde. Fiz uma anotação mental para passar o maior tempo possível fora do apartamento. Jonathan me entregou um punhado de passagens e descemos a colina onde ficava seu bairro, atravessamos o rio Moldava e fomos até o centro histórico da cidade, a Praça Venceslau. O bom rei parecia majestoso aquela tarde, moldado em bronze, sobre seu cavalo e com uma bandeira na mão.

– O que Venceslau fez para ficar conhecido como o Bom Rei? – perguntei.
– Foi assassinado pelo irmão, Boleslau, o Cruel. Mas também, quando seu apelido é "o Cruel", você tende a fazer esse tipo de coisa. Mas Boleslau sentiu um pouco de remorso pelo assassinato e por isso ordenou que o irmão fosse enterrado na Igreja de São Vito. Péssima ideia. Isso fez com que aqueles em luto fossem à igreja para refletir sobre a bondade de Venceslau e a crueldade de Boleslau. Ele passou de mártir a santo da noite para o dia. Séculos mais tarde, um clérigo britânico incluiu a história numa tradicional canção natalina escandinava, "O Bom Rei Venceslau".

Jonathan era ótimo para contar essas anedotas históricas, mas era preciso tomar cuidado para que elas não saíssem pela tangente e ocupassem o dia todo.

– Sabia que isso aqui era um mercado de cavalos? – perguntou ele.
– E quanto ao celular? – insisti.

Ele me acompanhou até uma empresa chamada Oskar, que tinha um teclado vermelho feliz como mascote e linhas de longa distância. Jonathan negociou os termos do contrato antes que a vendedora o interrompesse.
– Você quer um meia nove? – perguntou, direta.
– Como?
– Para o seu número. Você quer um meia nove?
– Não, obrigado – eu disse. – Quanto isso custaria?
– Cento e vinte dólares. A mais.
– Isso é comum hoje em dia?
– A maioria dos jovens insiste no meia nove.*

Ainda uma das melhores cidades do mundo para se caminhar, Praga se estendia naquela tarde sob as cores do sol da Europa Central. Vagamos pelas ruas de pedra manchadas de negro pela história, da marcha do Bom Rei até a Primavera de Praga e o fim da Cortina de Ferro, tudo dando lugar ao vitorioso atual: o comércio. Sobre a ponte que levava à ilha Slav, encontramos um café ao ar livre e pedimos algumas cervejas. Um casal de jovens estava sentado ali perto, ambos com os cabelos ensebados e um celular na mão enviando mensagens, enquanto com a outra seguravam a mão do parceiro.
– É uma pena o que está ocorrendo com você e Iveta – eu disse.
– Está tudo bem.
– A decisão foi sua ou dela?
– De ambos. Nós simplesmente nos afastamos. O ambiente aqui é violento com os namoros.
– Como assim?
– Os tchecos foram criados para ser discretos, estoicos, para manter as emoções e tudo o mais escondidos. Se você abrisse a boca na época dos comunistas, poderia acabar na prisão. O Muro caiu, mas a mentalidade é a mesma. O resultado disso é o caos, com todos esses casos extraconjugais e vidas duplas, e os tchecos foram ensinados a ficar quietos e a aceitar isso.
– Isso parece uma constante nos livros que folheei a caminho daqui... caos.
– E é bem verdade. Kafka, Havel, Hasek, Kundera, todos eles escrevem sobre personagens que superam a loucura.

---

* Função oferecida por algumas operadoras de telefonia celular cuja finalidade é identificar o número do telefone da última chamada que recebemos e, se for o caso, bloqueá-lo. (N. do E.)

– Você acha que aqui acontece a mesma coisa com o amor?

– Com certeza. Se você quer que um relacionamento sobreviva aqui, é melhor ser bem criativo.

Os namorados deixaram os celulares de lado tempo o suficiente para se beijar.

– Por falar em loucura... – continuou Jonathan –, como anda a sua vida amorosa?

– Boa, na verdade. Pelo menos é o que eu acho. Também um pouco caótica. Comecei a namorar uma mãe solteira/atriz hippie.

– Uau. É uma mudança e tanto. Nenhuma outra mulherzinha perfeita, então? Você é capaz de aguentar isso?

– Não sei.

– Ela parece o oposto de todas as mulheres que você já namorou.

– Ah, é mesmo. Estou descobrindo isso cada vez mais. Combinamos de trocar e-mails, perguntando coisas um ao outro todos os dias, enquanto eu estiver aqui.

– Você teve alguma notícia da Annie ou descobriu o que ela pensa de você ter escrito um livro sobre o não casamento de vocês?

– Não. Não desde que Kurt e eu a encontramos por acaso durante a lua de mel. Ainda temos um amigo em comum, que disse que por ela tudo bem, desde que ela não tenha nenhuma relação com isso.

– Ela te fez um grande favor.

– Também acho.

O celular de Jonathan tocou. Ele o pegou no bolso e começou a falar num tcheco fluente.

– Boa notícia – disse ao desligar. – Consegui um especialista em mulheres para conversar com a gente. Vamos encontrá-lo numa casa noturna.

A casa noturna se agitava no térreo de um prédio renascentista de cinco andares que escapou dos ataques aéreos nazistas e da destruição dos arquitetos soviéticos. Quando chegamos, a atração principal passou de um protesto por liberdade a um concurso de arrotos. Naquela noite, descobri que a igualdade feminina na antiga Cortina de Ferro aumentara muito, pelo menos no que dizia respeito a beber cerveja e expulsar o gás do estômago. Elas faziam os homens passarem vergonha.

Os americanos gastaram bilhões de dólares na corrida armamentista, numa guerra fria louca, enquanto os tchecos sacrificavam suas liberdades e sua vida lutando contra as devastadoras forças soviéticas apenas pelo direito de fazer um concurso de arrotos?

– Este é o Robert – disse Jonathan, acenando para um homem bem-vestido com uma camisa polo azul-clara, o colarinho voltado para cima. – Você o reconhece?

– Não. Deveria?

– Ele é um dos maiores astros do cinema pornô tcheco. Por assim dizer.

– Como é que você conhece esse cara?

– Eu o conheci numa convenção pornográfica ano passado.

– Convenção pornográfica?

– Eu estava escrevendo uma matéria para a *Esquire* tcheca.

Robert fez um sinal para que nos juntássemos a ele na mesa, apontando para as poltronas enquanto falava ao telefone.

– Ele já transou com mais de três mil mulheres – disse Jonathan.

– Wilt Chamberlain pode ficar tranquilo. Seu recorde continua intacto.

O que é que se diz para um homem que já fez sexo com uma cidade inteira?

– Oi – eu disse, apertando sua mão na esperança de que ele a tivesse lavado. – Você veio direto do trabalho?

Você veio direto do trabalho?

– Sim. Tive um dia agitado. Filmamos o dia todo.

Robert guardou o telefone no bolso de trás da calça e não hesitou quando eu lhe perguntei sobre seu ramo de negócios.

– Onde você teve sua primeira grande oportunidade?

– No McDonald's – respondeu ele. – Fui o funcionário do mês duas vezes.

Eu não me lembrava de ter visto a especialidade dele no cardápio da última vez que comprei um Big Mac.

– Mas daí eu fui a uma casa noturna, a Radost.

– Eu conheço a Radost. Existe faz tempo.

– É essa mesma. Um fotógrafo me viu dançando e disse que gostaria que eu participasse de um filme pornô gay. Eu disse que não gostava de homens. Mas, se fosse com mulheres, não teria problema. Eu faria. Levei minha namorada para o teste. Ela me ajudou a conseguir o emprego.

O restante é história proibida para menores. Hoje, o rosto e as partes recônditas de Robert estão por toda a internet e nos filmes produzidos com orçamentos baixos. Graças ao baixo custo da mão de obra, uma variedade incrível de talentos e a permissividade do país, a República Tcheca se infiltrou no mundo da pornografia. Os negócios estão prosperando.

Robert coçou o pescoço e me disse que fazia sexo várias vezes por dia.
- Exceto aos domingos. E sem Viagra. As tchecas sabem fazer sexo melhor que qualquer outra do planeta – disse ele. – Elas são mais abertas do que mulheres de outras culturas.

Quando você é um astro pornô, todos os comentários têm duplo sentido.

Afável, atlético e quase um mauricinho, não fosse o perfume doce demais e a ausência de qualquer hesitação para falar sobre sexo e seu ramo de atuação, Robert usava seu nome real quando estava atuando e acenava com a cabeça para astros do cinema pornô que desfilavam pelo lugar como se trabalhassem em outro negócio qualquer. Os clientes do bar acenavam e meneavam a cabeça enquanto Robert se reclinava na poltrona.

- Os tchecos gostam de fazer piadas, adoram flertar. O flerte agressivo faz parte do jogo. Não há muita coisa proibida. E o assédio sexual não é um problema. Todos os países têm belas mulheres, mas as tchecas têm uma mentalidade apropriada para o sexo. As eslovacas não são tão boas, porque são mais conservadoras. As alemãs são rígidas demais. O bom sexo tem mais a ver com a atitude do que com a aparência.

- E as americanas? – perguntei.
- As americanas são boas. Muito profissionais e talentosas.

Então temos uma vantagem.

- Está vendo aquela moça ali? Ela quer participar dos meus filmes – disse ele, apontando para uma mulher de aparência gótica do outro lado do bar. – Aqueles caras ali também.

- É você que faz as entrevistas de emprego? – perguntei.
- Festas-testes. Todos os domingos. Você deveria vir e experimentar.
- Obrigado, mas acabei de começar a namorar uma pessoa. Acho que ela não ia gostar dessa coisa de astro pornô.

É difícil conversar com alguém que compra caixas e mais caixas de preservativos. Nossas histórias, comparadas às dele, são geralmente tolas. Apesar do ramo de negócios, gostei do Robert. Acima de tudo, ele era honesto. Dava suas opiniões para quem quisesse ouvi-las. Nós vivemos para o sexo, opinou o astro pornô. De acordo com Robert, as pessoas trocam de um emprego ruim para outro e depois gastam o salário em bebidas caras e roupas da moda só para conseguir fazer sexo. Elas deveriam inverter as coisas. Deveriam tornar o sexo a base de suas relações, e não o desdobramento.

Enquanto conversávamos, Robert repetidamente acariciou uma moça eslovaca de cabelos leitosos sentada à mesa ao lado, passando os dedos pelas coxas dela e até mesmo pegando seu pé e tentando chupar-lhe o dedo. Ele assoprava os fósforos enquanto ela tentava acender um cigarro e depois o acendeu para ela.

– Adoro as mulheres – disse ele com um sorriso enquanto ela afastava bruscamente o pé.

Bibiana, o alvo, desprezou o caso todo como algo "típico dos homens tchecos. Eles se comportam assim o tempo todo".

Meses mais tarde, ouvi dizer que Robert havia perdido o ar de mauricinho ao raspar a cabeça e tatuar um rosto maori no corpo. A transformação não impediu que o Ministério da Saúde da República Tcheca o questionasse sobre um surto de sífilis na indústria pornográfica local. Robert jurava que os testes eram falsos positivos e começou a publicar seus próprios resultados na internet.

Indomável, ele deu início a uma confusão por tentar gravar um filme pornô num lugar que servira como campo de concentração.

– Não sei por que as pessoas de Terezin ficaram tão furiosas com isso – disse ele numa entrevista à Associated Press. – Fomos até Auschwitz também, e as pessoas de lá me pareceram muito mais prestativas.

Franz,

Andei pensando na sua pergunta e eis o que me veio à mente: a juventude, os 20 e poucos anos. Uma época para viver livremente, sem preocupações, e só se divertir. Mas nunca é assim para ninguém. Pelo menos não para as mulheres que conheço. Você não tem carreira, não tem casa, não tem família (exceto por aquela da qual você quer desesperadamente se separar) e bebe demais, tentando encontrar um caminho, patinando a cada passo. Estou muito mais feliz agora, na casa dos 30, por mais que eu quisesse de volta o corpo dos meus 20 aninhos.

Também roupas de marca. De algum modo, os estilistas e as revistas convenceram as pessoas (principalmente as mulheres) a comprar roupas feias e caras demais.

Isto é algo que eu digo envergonhada... um pênis bem grande. Todos os homens parecem querer um. Mas a maioria das mulheres os considera inconvenientes. Ainda estou morrendo de vergonha. Tenho uma pergunta fácil para você.

O que você considera mais atraente: um corpo sensual, o intelecto, senso de humor, bondade ou otimismo? Tome muito cuidado, sua resposta diz muito sobre você.

Saudações,

Tracy

P.S.: Calvin acabou de molhar o cachorro e está morrendo de rir. Será que eu devo me preocupar?

Antes de mais nada, não, eu não li a coisa do pênis como uma indireta. Ela não estava falando de mim. Sério, não estava. Essa parte do e-mail me fez rir. Mas "Saudações"? Não me importei com os comentários sobre o pênis. Só não entendi como era possível escrever sobre isso e encerrar o e-mail desse jeito. Isso era exatamente o que eu queria evitar.

Tracy,
Vou colocar a inteligência na categoria das coisas supervalorizadas. Importante, mas supervalorizada. A criação da New Coke, do esperanto e do filme Ishtar foi "inteligente". Vários dados e estudos diziam que nenhum deles poderia dar errado – mas todos deram.
Por isso eu voto na bondade, porque um coração puro atrai as pessoas. Uma alma decente e gentil torna o espírito mais otimista, o humor mais afiado e o corpo muito mais sensual. E, por sinal, se você tiver seu desejo atendido e acabar recuperando seu corpo dos 20 anos, por favor envie a versão atual para mim.
E agora uma pergunta fácil para você: Qual é seu sabor de sorvete preferido e por quê?
Até mais,
Franz

Pela manhã, eu disse a Jonathan que gostaria de conversar com os mais velhos, com a geração pré-estrelas do cinema pornô. Eu estava curioso para aprender mais sobre o amor antes e depois do Muro. Ele marcou um encontro com Jitka, uma editora de revista que chegou com óculos de sol enormes e uma sacola cheia de papéis. Bebemos suco de laranja diante de um antigo hotel.

– Sabe por que as pessoas se casavam naquela época? – perguntou ela, referindo-se à época em que o país vivia sob o regime comunista.

– Amor?

– Um apartamento. Nas décadas de 70 e 80, era impossível morar sozinho. Qualquer pessoa solteira que quisesse um apartamento recebia ordens do governo para se casar. Era principalmente por isso que as pessoas se casavam: elas queriam um espaço delas.

De fato, as taxas de casamento foram superiores à taxa de construção durante a maior parte da era comunista. Muitos solteiros não se incomodavam em colocar o nome em listas de espera por um apartamento, sabendo que o governo ignoraria a inscrição. A migração para as cidades piorou o problema. Tchecos das zonas rurais, proprietários de terra, tinham dificuldade para contratar camponeses, comprar materiais e maquinário e tinham de construir a própria casa. Sempre que o mercado imobiliário se reduzia, a pressão para casar aumentava.

Durante o comunismo, os tchecos se inscreviam para as melhores escolas, à procura de empregos com o mínimo de interferência governamental, deixando a paixão de lado e o que é mais importante: tentando se casar o mais rápido possível, explicou Jitka.

Mas escolher um parceiro com quem se casar era andar na corda bamba. Dinheiro não era tanto um problema na época, já que o governo havia confiscado todos os bens e as oportunidades. A atração física e a compatibilidade sexual eram importantes, ainda que muitos tchecos, homens e mulheres, planejassem continuar com seus casos extraconjugais, sem se importar com algo tão trivial quanto uma certidão de casamento.

– Além disso, durante o comunismo, você tinha que ter cuidado com quem conversava – acrescentou Jitka. – Alguns estudantes eram agentes, espiões do governo. Numa classe de trinta pessoas, de um a três eram agentes. Era fácil identificá-los. Seus pais geralmente eram oficiais do Partido. Ninguém namorava os agentes. Eles namoravam entre si. E não conseguiam muita coisa. Depois da revolução, viraram a casaca, como se diz.

Então você se casava com alguém da sua cidade ou vilarejo, uma pessoa na qual podia confiar até certo ponto. Você se casava com tchecos que tinham uma probabilidade maior de ser bons pais ou bem recebidos pelos parentes. Você se casava com a sensação de segurança.

E depois você traía.

– Esse parece ser um tema importante aqui – eu disse.

– Há possibilidades demais – disse Jitka. – E uma falta de valores tradicionais. A Igreja é fraca aqui. A traição é um hábito arraigado. As pessoas tinham duas caras durante o comunismo. As crianças ficavam confusas com isso. Elas viam os pais reclamando em casa e sorrindo na rua.

Então o Muro caiu.

– A princípio, todo mundo foi colher laranja na Espanha – disse ela. – Depois voltaram e começaram a procurar emprego aqui. As mulheres começaram a ter vários casos fortuitos. E ficamos exigentes. Antes, o plano era simples: você se casava com alguém da sua cidade. Mas agora você tinha muito mais possibilidade de escolha.

Quando voltaram para o país, vindos dos pomares espanhóis, os tchecos descobriram uma força tão ameaçadora e onipresente quanto os tanques soviéticos: os jovens boêmios norte-americanos.

Eu os classifiquei em subcategorias. Havia os "fogos de artifício", que estavam sempre agitados, consumindo todas as drogas baratas disponíveis, namorando meninas de 19 anos até perceber que não era muito divertido passar o tempo todo com alguém que falava outro idioma, então desistiam do romance que estavam escrevendo ou da empresa de internet que estavam começando, vagavam durante um ano e voltavam para Greenwich e a faculdade. Os "lenhas de fogueira" faziam de tudo para se misturar, aprendendo o idioma, arranjando um emprego, morando com a namorada tcheca e às vezes até se casando. Ainda assim eles se destacavam dos nativos. E havia os que eu classificava como "chama piloto", os boêmios que encolhiam seus planos grandiosos a cada cerveja, abandonando carreiras para ensinar música a fim de pagar o aluguel e as viagens de fim de semana para Karlovy Vary, forjando uma vida a longo prazo com o menor esforço possível.

Claro que tudo isso soava idílico para mim quando me aventurei em Praga pela primeira vez, aos 25 anos. Eu vira os boêmios americanos passeando pela cidade com suas namoradas tchecas de 1,80 metro, o jornal local debaixo do braço, caminhando apressadamente para encontrar seus colegas expatriados. Mas, cada vez que eu voltava, o apelo diminuía. Eu via os mesmos americanos com namoradinhas zanzando pelo Café Globe em meio a prateleiras com revistas de moda americanas e livros de encadernação barata. A festa perdeu ainda mais a graça depois que os laços dos tchecos com o mundo se fortaleceram. Uma vez que eles aprenderam a falar inglês, perceberam que as conversas desses boêmios americanos não eram tão interessantes assim.

Duas mudanças de paradigma abalaram o amor e os namoros na década de 90, de acordo com Glen, um amigo americano de Jonathan da primeira onda de expatriados e que abriu o bar preferido desse tipo de gente, o Jo's Bar. Nós o encontramos para um jantar naquela mesma noite.

– Primeiro, surgiram as revistas femininas em meados da década de 90 – disse ele. – Isso encheu a cabeça das inocentes tchecas com todo tipo de lixo ocidental. Outra coisa foi o surgimento de financiamentos, empréstimos, hipotecas. Isso fez com que as pessoas se deslumbrassem, ficassem viciadas em consumo. E também passassem a usar terno e gravata. A República Tcheca se tornou séria de um dia para o outro.

Nem tão rápido assim, disseram-me dezenas de tchecas que entrevistei durante a viagem. "Fomos isoladas pelo comunismo, mas nunca fomos tão ingênuas quanto os estrangeiros acreditavam. Eles eram uma folga bem-vinda da grosseria dos homens tchecos tradicionais. Eles abriam as portas. Pagavam os jantares. Era algo tão simples quanto dizer: Quero lhe mostrar um restaurante romântico'. Eles ouviam, ou pelo menos fingiam melhor do que os homens locais. Os relacionamentos com os ocidentais avançaram de mãos dadas com o colapso do Muro de Berlim e a explosão das liberdades individuais. Nós os namorávamos porque podíamos. Flertávamos. Nós os usamos mais do que eles nos usaram. Por fim, voltamos para os nossos."

Franz,
Acho que agora devo confessar meus sentimentos sobre o sorvete. Tenho de dizer que é minha sobremesa preferida. Sorvete e chocolate amargo. Gosto tanto que não sei se posso expressar meu amor por apenas um sabor. Assim, se você me permite, vou citar três sabores consagrados. Aqueles que eu tomava quanto tinha 10 anos. O primeiro é o de chocolate com nozes e marshmallow. Eu amava os pedacinhos. O segundo é o de menta com gotas de chocolate. Eu adorava a cor. E o terceiro é o crocante. Eu me sentia muito adulta quando pedia esse sabor. Sempre na taça, como um adulto.
Agora tenho uma pergunta bem fácil para você. Pode ser respondida com sim ou não. Mas por favor explique, se puder.
Você gosta de dançar? Não sozinho (ao estilo homem branco, mordendo o lábio inferior), e sim com uma parceira. Se não, você cogitaria aprender? Suingue, tango, valsa ou só dançar agarradinho, no ritmo de uma música melosa? Acho que essa última você não precisaria aprender. Mas podemos praticar mesmo assim.
Responda logo. Amo receber seus e-mails.
Tracy

Ela "amava" receber meus e-mails. Ela "amava" sorvete de chocolate com nozes e marshmallow. Ela deve ter amado me deixar confuso também.

Tracy,
Estive em Buenos Aires há alguns anos. Certa noite, fui a um bar frequentado apenas por nativos em San Telmo. Sentei-me ao lado de um casal de idosos; ele usava terno e chapéu, e ela também estava muito bem-vestida. A banda recomeçou a tocar e o casal ocupou o salão com seu tango lento e elegante, uma dança que eles obviamente praticavam havia décadas. Lindo. Apaixonante. O cara voltou e se sentou ao meu

lado. Eu lhe paguei uma bebida e perguntei qual era o segredo. Sem hesitar, ele me disse: "Escolha com sabedoria. Porque, no tango, você só pode ter uma parceira para toda a vida".

Acho que, em se tratando de dança, estou em território neutro, no meio-termo. Gosto, mas não danço muito. Se for música eletrônica alta, prefiro deixar pra lá. Ao redor do mundo, as discotecas são todas iguais, o mesmo barulho, o mesmo cheiro. Com uma parceira condescendente/disposta/de dedos fortes, estou dentro. Por isso, se você vir Richard Simmons pela cidade, avise que volto logo.

Certo, agora uma pergunta para você. Diga uma circunstância comum da vida que você detesta. Nada emocionante ou extraordinário; só alguma coisa na vida cotidiana que você não gosta de fazer ou vivenciar.

Su perro vagabundo,

Franz

Eu não tinha a menor ideia do que era o amor, mas, se ele exigia sacrifício e mente aberta, essa história de dança era meu ponto fraco.

Li outro e-mail aquele dia, da Vivian. Ela teria folga de uma semana e queria me encontrar em Praga. Mas ela enviou o e-mail para uma conta antiga, que eu não acessava regularmente. Quando o li, ela já tinha feito outros planos.

Jitka falara das mulheres, mas e os homens? Onde eles estavam durante aquela grande era de transformação? Todos os aspectos da sociedade tcheca passaram por modificações profundas na última década do século XX – novas fronteiras e roupas e liberdades, centros de tecnologia em antigas áreas rurais, alta gastronomia com almôndegas e carne de porco. Para cada mudança física, as mudanças comportamentais eram ainda maiores. Václav Havel iniciou uma nova era de franqueza e humanismo; escritores e cineastas expressavam opiniões há muito reprimidas; as mulheres saíam das sombras.

A única exceção parecia ser o homem comum. Era como se ele e seus comparsas tivessem assistido a toda a Revolução de Veludo de um palanque, próximos o bastante para ver o que acontecia e distantes o suficiente para não se envolver. Pergunte a uma mulher de qualquer parte do país se ela e suas amigas mudaram desde a queda do Muro de Berlim e você ouvirá uma litania de provas. Pergunte a um homem se ele mudou muito na última década e ele lhe dirá que sempre esteve muito bem, obrigado.

Jonathan arranjou um encontro entre mim e um homem que vira as mudanças de um ângulo diferente. Karol nos convidou para que subíssemos até

163

seu apartamento no terceiro andar e nos serviu chá na porcelana que pertencera a seus avós. Seu cachorrinho latia todas as vezes que eu tentava beber meu chá, fazendo-me bater a xícara e pensar em Pluto. Jonathan traduziu a conversa depois que Karol pediu desculpas por não falar inglês.

– Adivinhe a minha idade – pediu ele, enquanto ajustava os vincos da calça de linho azul-marinho.

– Quarenta?

– Cinquenta e dois!

A dança e agora a coreografia o mantiveram jovem, disse ele, todo orgulhoso. Isso e o fato de ser gay.

– Por que os gays parecem mais jovens do que nós, héteros?

– Nós nos cuidamos mais. Não ficamos à toa.

– Deve ter sido difícil ser gay na antiga Tchecoslováquia.

– Não tanto quanto você imagina. Tínhamos lugares secretos para nos encontrar, como o Hotel Europa. Você se sentia à vontade, com poder, enquanto tomava café com outros gays.

– E como era possível saber?

– Todo mundo sabia. Antes até se sabia mais. Exceto as mulheres. A polícia sabia. Os agentes também. Eles mantinham registros. Monitoravam a comunidade como se fosse uma máfia, compilando segredos para usá-los mais tarde. Certa vez, um policial se aproximou de mim num casamento, um homem que eu nunca tinha visto antes. "Oi, Karol", ele disse.

– Já que vocês não podiam se encontrar com outros homens em público, o que faziam?

– Nós nos casávamos. Como todo mundo. Nós nos casávamos jovens. E depois tínhamos casos.

– O que acontecia se vocês fossem pegos?

– Os tchecos são bons nisso – ele estava se referindo a trair. – Mas às vezes nos mandavam para hospitais ou hospícios. Em geral, guardavam o segredo na manga e esperavam até que precisassem de alguma coisa.

– Você deve ter ficado muito entusiasmado com a queda do Muro, não? – perguntei.

– Claro. Mas toda a conversa sobre abertura não foi o suficiente. Os tchecos ainda não compreendem a homossexualidade. Eles ainda falam sobre isso como uma doença que pode ser curada com um comprimido. As discriminações agora são mais sutis. Só um comentário aqui e ali. Coisas como "Olha só o Karol".

Então Karol e seus camaradas conquistavam direitos em ritmo e estilo diferentes. Eles não tinham tantas paradas gays ou celebrações públicas de união civil. Não organizavam manifestações de protesto por mais financiamento para pesquisas de combate à aids ou, como os comunistas diziam, à "doença norte-americana". O foco aqui estava no mais básico: educação, compreensão, o direito de existir.

– Pelo lado bom, aqui não tem tantos casos de violência contra os gays nem movimentos contra a homossexualidade – disse Jonathan, e Karol meneou a cabeça, concordando. – Os tchecos são muito menos críticos... a não ser que você seja um cigano.

Novamente Karol concordou com a cabeça.

Casas noturnas – era nelas que a comunidade homossexual podia se encontrar e relaxar. Um punhado de boates gays em Praga servia de abrigo para frequentadores regulares e visitantes gays, homens e mulheres, vindos do interior.

– Junte-se a nós hoje à noite, se quiser – disse ele antes de interromper nossa conversa para atender uma ligação da mãe.

Ela e os três irmãos dele viviam ali perto. Nenhum deles sabia que Karol é gay.

Franz,
Se estamos falando sobre detalhes comuns da vida cotidiana, tenho que responder preparar o jantar. Acho que não tenho uma vida equilibrada o bastante para que me reste energia para preparar o jantar. Lá pelas seis horas, eu geralmente quero desmoronar. A última coisa que quero fazer é planejar o que comer. Culpo meus pais por isso. Ambos eram donos de restaurantes onde comíamos todas as noites.
Outro problema é que não consigo aceitar essa minha falha, porque acredito que refeições caseiras são muito importantes. Quero que o Calvin cresça comendo refeições saudáveis e que todos se sentem à mesa juntos para comer. É algo em que estou trabalhando. Tenho de admitir que, se eu fosse muito rica, teria uma cozinheira antes até de uma empregada.
De alguém que dorme tão só quanto você,
Tracy

Certo, então ela não era uma dona de casa. Quando alguém diz que "não costuma" preparar o jantar, é porque nunca prepara o jantar. "Estou trabalhando nisso" significa que a pessoa sempre trabalhará nisso. As tendências pioram nos relacionamentos, nunca melhoram. Isso eu já aprendi. Uma pessoa um pouco bagunçada nos estágios iniciais do namoro será um desastre antes do primeiro aniversário juntos.

Se ela confessou que não é boa com jantares, você pode apostar que também não é boa nas outras tarefas domésticas. Acrescente à lista faxina, jardinagem, costura, preparo de conservas e bordado. Se bem que eu também não faço nada disso. Será que alguém ainda faz?

Franz,
Não tenho notícias suas há algum tempo. Sua lua de mel já terminou? Tenho certeza de que Praga é uma grande distração. Principalmente se comparada a Los Angeles. A questão é que não posso continuar lhe escrevendo se você não for me responder. O que as pessoas vão pensar? Eu ia parecer uma mulher solitária e desesperada. O que não sou, não sou, juro que não sou! Certo, talvez só um pouquinho solitária. Mas nunca desesperada.
Com amor,
Tracy

Juro que eu não estava fazendo joguinhos (mesmo que tenha funcionado). Juro que não fiquei abalado com o fato de ela não fazer o tipo dona de casa. Eu só estava ocupado. Com o livro, claro. As entrevistas me mantinham ocupado a maior parte do dia. À noite, eu escrevia.

O que me fez ficar em silêncio durante alguns dias foi, bem, o medo. Embora Tracy escrevesse reflexões e aforismos, comecei a perceber para onde aquela relação poderia avançar, as dificuldades e tudo o mais. E isso assustou o vagabundo que há em mim.

Até aqui, eu havia errado pelo mundo, me intrometendo na vida amorosa de estrangeiros e sendo pago para isso. Agora, depois de uma noite juntos e algumas mensagens trocadas, eu sabia que teria de mudar meus planos. Eu não tinha nem um corpo quente capaz de me convencer a entrar numa relação. Tudo que eu tinha era o Yahoo!

Tracy,
Você facilitou para mim dessa vez. Nenhuma pergunta. Por isso vou lhe perguntar uma coisa. Cite algumas coisas aleatórias de que você gosta.
Certo, também vou citar. Salgadinhos mornos de milho e molho fresco, safáris, Ardil 22, Spinal Tap, o estádio do San Francisco Giants, minhas sobrinhas (claro), Los

Roques, escrever de madrugada e tomar café logo cedo, meias novas, Ryan Adams (as músicas mais tristes), barba-de-velho (a planta), Richard Diebenkorn (mais as obras figurativas que as geométricas), as palavras cruzadas do New York Times *aos domingos ou as do* The Wall Street Journal *às sextas-feiras. Peço que faça o mesmo. Eis outra coisa de que gosto. Lembra quando você e eu estávamos tomando café no seu sofá? Começamos a falar sobre os planos para o dia; eu precisava ir a Orange County. Você me perguntou a que horas eu planejava estar de volta a Los Angeles e, antes que eu pudesse responder, perguntou se podia passar na minha casa. Adorei aquele momento. Você pediu desculpas por ser atirada, mas não precisava. Quando você disse aquilo, pensei pela primeira vez:* Ahhh, ela gosta de mim.
Saudações,
Franz

Ops. Isso foi burrice, pensei logo depois de enviar o e-mail. Você acabou de contar a ela que a primeira vez que pensou que ela gostava de você foi *depois* de dormir com ela. Você basicamente a chamou de "fácil" enquanto explicava que fica mais do que feliz em ir para a cama com as pessoas, independentemente de elas gostarem ou não de você.

Mas era verdade. Quer dizer, a sensação de que ela precisava me ver. Não a parte de ela ser fácil. Depois que Tracy pôs a mão no meu joelho, tudo pareceu diferente.

Jonathan e eu decidimos fazer mais entrevistas fora de Praga. Por isso alugamos um carro e rumamos para a Morávia. Sua amiga Šárka se ofereceu para nos mostrar os arredores de Nový Jičín, uma cidadezinha pacata com um orgulho mudo de sua praça central digna de cartão-postal e de sua história na fabricação de chapéus. O caminho a partir de Praga refletia a evolução da última década, com longos trechos de florestas, rebanhos e campos de grãos, pontuados aleatoriamente por instalações de alta tecnologia e hipermercados.

Depois de uma década no país, Jonathan agora praticava a direção tcheca fluentemente, correndo com nosso Škoda até a traseira de qualquer carro que ousasse ocupar a pista rápida e depois piscando os faróis repetidamente, num sinal para o carro dar passagem. Parecia haver uma relação causal entre o antagonismo das habilidades de Jonathan ao volante e a agressividade da música. Tirei o Green Day do aparelho de som, inseri um disco de Chopin, rezei e fechei os olhos.

Šárka nos encontrou na praça, à sombra de prédios enfileirados como sobremesas na vitrine de uma confeitaria, cada cor de acordo com o sabor, manjar, caramelos e merengues de limão. Ela parecia uma tenista, com o corpo atlético, os cabelos encaracolados, a saia-calça preta e os passos insinuantes. Dividia seu tempo entre a Morávia e a Califórnia.

– Na verdade estou me sentindo melhor quanto ao cenário amoroso daqui – disse depois que Jonathan lhe explicou a premissa da minha viagem. – Vou lhe mostrar.

Nós a seguimos até um prédio comercial próximo, subindo vários lances de escada até uma sala enorme com dezenas de computadores e redes de camuflagem nas paredes. Funcionários da geração X respondiam a e-mails, enquanto os da geração Y lutavam, online, contra dragões e guerreiros ninjas.

– Acabei de começar – explicou ela, antecipando-se. – Mas já tive alguns bons encontros com caras dos vilarejos próximos. Os sites de relacionamento realmente mudaram as coisas em locais rurais como esse. Olhe para essas pessoas. Estamos todos no mesmo site de relacionamentos.

Olhei em volta, tentando não parecer muito intrometido, e vi a mesma imagem num punhado de telas visíveis: www.rande.cz, para pessoas ousadas. Šárka explicou que a versão tcheca dos relacionamentos pela internet era um pouco diferente da versão norte-americana, com os costumes locais ainda vigorando. Ela navegava todos os dias, por exemplo, mas esperava que os homens fizessem contato primeiro. Suas amigas faziam o mesmo. Os números da sala de bate-papo naquela hora: 1.252 homens, 799 mulheres, 36 homens gays, 31 lésbicas.

– Parece bem interessante que todas as pessoas aqui nesta sala estejam procurando parceiros no mesmo website. Por que você simplesmente não começa a conversar com um desses caras?

– Ah, não – respondeu ela. – As mulheres tchecas não fazem isso. São os homens que têm de tomar a iniciativa. Nós não os convidamos. Isso é algo muito arraigado.

– Então por que eles não abordam as mulheres aqui?

– São tímidos demais. A internet é boa para países com homens mais tímidos.

– Então você pode estar trocando e-mails com alguém que esteja do outro lado da sala?

– Talvez. É por isso que tento marcar encontros em lugares diferentes. Não quero encontrar as mesmas pessoas sempre.

– Wiz, você deveria tentar – disse Jonathan. – Posso fazer algumas traduções para você.

– Aqui – disse Šárka, oferecendo a Jonathan sua poltrona.

Procurando nas fotografias do site www.rande.cz por pessoas que estavam online, escolhemos uma mulher chamada Tulipana. Ótimo nome. Soava como um novo chá gelado da moda. Jonathan escreveu algumas palavras de apresentação e ela respondeu em poucos minutos.

– Fazendo pesquisa para um projeto – escreveu ele. – Posso entrevistá-la?

– Seu tcheco é extraordinário – respondeu ela. – Fale mais sobre o projeto.

– Estou interessado no amor, no namoro, no romance ao redor do mundo. Como as pessoas se conhecem e se apaixonam. Dê uma olhada no meu website: www.honeymoonwithmybrother.com.

Com isso, o nome dela desapareceu da lista de participantes online.

– Vamos lá – disse Šárka. – Quero que você conheça minha mãe e as amigas dela.

As mulheres se reuniam regularmente para devorar sanduíches com chá e a base alimentar de todas as regiões da República Tcheca: homens. Nós as encontramos nos fundos de um restaurante vazio, no intervalo entre o almoço e o jantar. Šárka beijou a mãe e nos apresentou às outras cinco mulheres, todas mães, todas na casa dos 50 ou 60 anos. Elas estavam muito felizes de participar da conversa, murmurando e rindo até que lhes perguntei sobre os homens tchecos.

– Eles não veem as mulheres como iguais, e definitivamente não são cavalheiros.

– Eles não evoluíram tanto quanto as mulheres nos últimos anos.

– Eles esperam que as mulheres sejam donas de casa e mães. E então, quando elas se transformam nisso, eles traem.

– Eles exigem *smažény sýr* e *svíčková*.

Queijo quente e carne.

– Eles gostam de dar ordens, mas isso acontece mais nos vilarejos.

– Eles bebem demais e arrotam.

– O que vocês mudariam neles? – perguntei.

– A comunicação – disseram elas em coro e sem hesitar.

Essas palavras poderiam ser ouvidas em qualquer lugar do planeta. Falta de atenção: a reclamação número um de metade da população e também a mais fácil de mudar.

– Eles deveriam assumir mais responsabilidades – disse Jiřina. – E parar de dar ordens.

Das cinco, apenas uma tinha um marido que a ajudava a limpar a casa e cozinhar. As futuras gerações de homens tchecos vão dar mais apoio, concordavam todas elas, apesar de as mulheres com filhos assumirem a culpa de mimá-los demais "fazendo tudo o que eles pedem". Uma mulher na ponta da mesa falou com orgulho da filha, que exigiu que o namorado lhe preparasse o jantar em alguns dias da semana. As outras menearam a cabeça em sinal de aprovação, depois ficaram em silêncio quando um homem de expressão rude entrou pela porta, sem perceber como estavam os ânimos onde havia entrado.

– Meu anjo! – uma delas gritou.

– Você o conhece? – perguntei.

– Um pouco. É meu marido.

– Por favor, peça a ele para se juntar a nós. Diga que vou lhe pagar uma cerveja.

Isso aumentou os risinhos nervosos em volta da mesa.

– Você mudaria alguma coisa nas mulheres tchecas? – perguntei ao homem.

– Não, elas são ótimas – disse ele.

– Nada?

– Bem, talvez um pouco mais de sexo.

Ele começou a rir sozinho e depois se virou para assistir a uma partida de futebol que era exibida na televisão sobre o bar.

– Quando a televisão está ligada, nada mais importa – disse ele.

– Está vendo? Eles assistem muito futebol – disse Jarmila. – Mas é melhor que outros vícios. Se não fosse o futebol, seria outra coisa.

– O que vocês gostam nos homens tchecos? – perguntei. – O que eles fazem bem?

O grupo respondeu:

– Eles têm objetivos, querem alcançar alguma coisa.

– Eles são capazes de sustentar e cuidar da família.

A mãe de Šárka acrescentou que os homens tchecos são "leais", o que levou as outras mulheres a discordarem.

– O que eu gosto nas mulheres tchecas é que elas são bonitas – revelou o homem.

– Estivemos numa lan house mais cedo. Alguma de vocês já pensou em namorar pela internet, se fossem solteiras?

– Não – responderam em coro, ainda que seus filhos e filhas namorassem pela internet.

– Vocês teriam coragem de convidar um homem para um encontro?
Novamente elas disseram que não, acrescentando que não viam problema algum em seus filhos estarem mudando o costume.
– Descreva o homem dos seus sonhos – pedi.
– George Clooney – respondeu Vera.
– Richard Gere – disse Zdenka.
– Dolly Buster – disse o homem, referindo-se a uma famosa atriz pornô.
Elas jogaram guardanapos nele e voltaram ao chá.

Apesar das rixas, e em todas as faixas etárias, a maioria das mulheres tchecas, depois de exaurir as comparações, confessava preferir os homens tchecos. Um homem melhorado, é verdade, mas ainda assim tcheco. Os estrangeiros são agradáveis, diziam elas, mas lhes falta uma história e uma psique em comum. Eles podem tentar entender as mulheres do país, mas não conseguem. Os homens tchecos conseguem, mas não tentam.
– Quero alguém que conheça os mesmos contos de fadas – disse Leona, uma comissária de bordo da companhia aérea tcheca que conheci durante uma viagem à América do Sul. Ela vivia a poucos quarteirões de Jonathan, na região de Letná. – Eu só gostaria que eles nos tratassem com mais respeito.
– Os tchecos sabem resolver problemas. Eles têm mãos de ouro, dizemos. O ambiente exigiu que eles fossem criativos. Eu tinha um relógio com uma pulseira grande demais. Precisava ajustá-la. Dei-o para um italiano que eu namorava. Ele deu uma olhada e me disse para procurar um joalheiro. Então dei o relógio a um tcheco, que o examinou, desmontou, removeu algumas partes metálicas da pulseira, remontou tudo e me devolveu. O processo todo demorou um minuto.

Franz,
Hoje à noite eu disse ao Calvin que ele podia dormir no carro e eu o colocaria na cama quando chegássemos em casa. Ele disse que queria dormir na minha cama. Eu disse que gostava quando ele acordava, pela manhã, e entrava no meu quarto para me acordar. Perguntei: "Você não gosta disso? Não é divertido?" Ele respondeu que gostava por fora (apontando para a cabeça), mas não por dentro (apontando para o peito). Entendi e disse que o colocaria na minha cama essa noite.
Certo, agora vamos às coisas de que gosto: cheiro de bebê, edredons pesados, ostras com champanhe, Joni Mitchell, Núpcias de escândalo e qualquer filme com Jimmy

Stewart, folhas caídas no outono, calças de moletom, melancia gelada, a risada do Calvin, Tennessee Williams, John Fante, Kurt Vonnegut, Eudora Welty, bife, o teatro vazio, momentos antes de abrir para o público, o cheiro depois de uma tempestade, todos os feriados, minha cama (com você de novo nela, por favor), Edward Hopper, chocolate quente depois de tirar a neve da calçada, nadar nua, o voo dos corvos de Van Gogh, tomar sol no fim do dia, Tom Waits, pescar, fotos antigas, Vanessa Redgrave no palco, observar o oceano e dormir.
E quanto às suas coisas não tão favoritas?
Sua,
Tracy

Hippie. Definitivamente hippie. Quer dizer, como assim Joni Mitchell?! Em um ano, ela provavelmente vai me obrigar a fazer compostagem e a brincar com bolas de meia. Além disso, aquele "cheiro de bebê" foi um aviso não muito sutil de que ela não toma pílula anticoncepcional. O cheiro de um bebê é o cheiro de fraldas sujas.

Mas bife e banho de sol no fim do dia compensam as calças de moletom e Vanessa Redgrave. As estrangeiras riem de calças de moletom, principalmente no terceiro mundo. Elas não conseguem entender por que alguém usaria calças baratas se pode comprar calças melhores.

Mas tenho de admitir que as características esquisitas de Tracy estavam começando a me agradar. Seus bilhetes me caíam bem, eram confortáveis. Como calças de moletom.

Tracy,
Perguntas. É bom vê-la de novo na ativa. Excluindo o óbvio (doença da vaca louca etc.), eis algumas coisas irritantes que me vêm à mente: esculturas de madeira barata, rodízio de comida, jazz contemporâneo, Vegas depois de 36 horas, saquê (desculpe), comida light, condomínios fechados, as paisagens marinhas de Wieland, desculpas esfarrapadas, karaokê, Doonesbury, golfe, gim, celulares, livros de autoajuda, ginástica rítmica, loterias, peitos siliconados, L.A. Dodgers, molho agridoce, festas para arrecadação de recursos, casais que usam as mesmas roupas.
Há um lugar apropriado no e-mail para lhe contar que dormi e acordei com a sua imagem na cabeça? Não me importo se não houver. É verdade.
Franz

Os e-mails dela eram como um calendário do Advento – um presentinho no começo de cada dia. Eles nos obrigavam a fazer uma coisa que os casais geralmente evitam no início do namoro: se comunicar. Não havia as forças concorrentes que geralmente roubam o tempo de qualquer relacionamento – as noites das meninas, os jogos de golfe, ginástica, TV, trabalho. Eu tinha Tracy toda para mim (exceto pelo fato de que eu não a tinha por perto). Por mais que ela estivesse do outro lado do mundo, o contato me parecia mais íntimo do que qualquer outro que já tivera.

Talvez a melhor coisa que um casal novo em potencial pode fazer seja se afastar um do outro.

Jonathan e eu acordamos tarde no hotel. Tínhamos ficado acordados até de madrugada, como sempre acontece quando se está com Jonathan, discutindo sobre coisas ilógicas. Ele pertencia à escola socrática e a introduzia em todas as discussões, transformando conversas à toa em debates oxfordianos. O melhor método para combater isso, aprendi ao longo dos anos, era jamais deixá-lo se deter num assunto. Como resultado, nossas conversas iam de Robert Mugabe a absinto e massagem tailandesa. Às duas da manhã, ele começou a falar sobre ficção. Eu me virei para o lado e dormi, o que o fez recomeçar a discussão ao meio-dia.

– Eu me sinto como se tivesse sido enganado pela ficção – disse Jonathan enquanto pedíamos o almoço no pátio do restaurante. – Ninguém tem nada interessante a dizer. O mundo é mais interessante do que a imaginação dos pretensiosos.

– Você é capaz de conversar sobre qualquer coisa – eu disse. – Como é possível que alguém saiba falar sobre tudo o que há nas bibliotecas?

Um jovem casal recém-saído de uma propaganda de cosméticos – bonitos, conservadores e com uma pele impecável – sentou-se atrás de nós. Sem querer passar a próxima hora defendendo a honra da ficção, virei-me e perguntei se podia lhes pagar uma bebida. Com alívio – de minha parte –, eles aceitaram.

A roupa de Pavel parecia mais havaiana que da Morávia – calça bege de linho, sandálias pretas, uma camisa alaranjada, colar de conchas e cabelos curtos e arrepiados como se recém-saídos de uma sessão matinal sobre as ondas. Ele abriu seu laptop Hewlett-Packard e ficou respondendo a e-mails, enquanto ela fumava e observava. Dois anos mais nova que ele, Simona, aos 19 anos, hesitava com seu inglês, permitindo que ele respondesse à maior parte da entrevista. Ela brincava com os longos cabelos pretos e revirava os olhos azuis num gesto exagerado quando o namorado mencionava seu nome. Eles se conheciam havia apenas uma semana, embora os silêncios e o computador aberto sugerissem mais tempo. Ele a vira numa pequena casa noturna e deixara seus amigos para dar início a uma conversa.

– Sobre o quê?

– Michael Jackson.

Certo, então nem todas as mudanças na República Tcheca foram para melhor.

Naquela noite, mais tarde, eles deram um passo necessário hoje em todos os novos relacionamentos tchecos entre pessoas com menos de 40 anos: enviaram mensagens de texto um para o outro. Como no restante do mundo, a troca de mensagens é uma parte tão fundamental do namoro na República Tcheca quanto o próprio namorado. É uma parte como outra qualquer de um namoro, incluindo o sexo. Vários jovens tchecos me falaram com entusiasmo sobre a alegria do sexo por texto quando a coisa real estava longe de acontecer.

– E você não precisa se preocupar com o preservativo.

Os nativos que não têm namorado ou namorada falam sobre a "frustração textual". Eu vi até mesmo pessoas enviando mensagens de texto para os amigos em um casamento. Parte de mim esperava que o noivo pegasse o celular de um bolso do paletó e respondesse. Ortopedistas, preparem-se! Toda a população da República Tcheca em breve terá de fazer exames nos músculos da mão.

Pavel enviara mensagens de texto para Simona naquela noite.

– Nada sério. Só "Gostei da nossa conversa. Quero vê-la de novo".

Ela o achou bonito. A relação deles "simplesmente evoluiu", do mesmo modo que a maioria das relações entre os jovens de hoje: informal, amorfa e gradualmente. Como seus colegas norte-americanos, os jovens tchecos não falam em namorar. Eles "ficam" e "se juntam". E o namoro termina com a mesma casualidade.

– Não temos conversas – explicou Pavel. – Fomos criados assim. Na escola, eles nos ensinaram a ficarmos quietos. Por isso é difícil para nós começarmos as coisas.

Pavel pediu licença para ir ao banheiro na recepção do hotel.

– E o que você quer num relacionamento? – perguntei a Simona.

– Algo que não é possível. Eu não sonho.

– Mas vocês parecem um belo casal.

– Eu tive algumas experiências ruins.

Ela falou em casamento ("Vinte e sete anos é uma boa idade") e filhos ("Dois, um menino e uma menina"), mas se controlou, acrescentando uma pitada de realidade a cada pensamento. "Provavelmente não." "Não sei." "Isso é improvável."

Pavel também parecia muito prático, mas com coisas diferentes.

– Não quero me casar – disse ele com sinceridade. – Há divórcios por toda parte, e não quero isso.

Ao contrário, ele falava em viajar. Há 25 anos, Pavel e Simona talvez estivessem conversando agora sobre casamento, nem que fosse apenas para ter um apartamento. Hoje ele faz parte de uma estatística crescente: solteiro por opção. Ela também: cansada de tanto escolher.

Franz,

Vamos ver quão errados somos um para o outro. Embora eu concorde totalmente com muitas das coisas que você citou, discordo enfaticamente de algumas. Mas podemos discutir isso mais tarde.

Mala direta, comida de micro-ondas, livros baseados em filmes, Celine Dion (bom, a música dela), shoppings, McLanche Feliz, comerciais, fios de alta tensão, saias muito curtas e calças muito justas, flores de plástico, fundamentalistas cristãos, batom bege, legumes geneticamente modificados, bandeiras de protesto, cartões Hallmark, bronzeamento artificial, cerveja quente, ideólogos, unhas postiças, Hummers, Hooters, qualquer pessoa com menos de 20 anos usando celular, depilação à brasileira (tenho certeza de que você sabe do que estou falando), casas pré-fabricadas, sungas, air guitar *e reality shows.*

Claro que ela discordava de algumas coisas. E claro que o fazia enfaticamente. Ela fazia tudo enfaticamente. E eu estava começando a gostar dessa insolência. Quer dizer, à distância.

Mas... *air guitar*? Ela tinha mesmo alguma coisa contra *air guitar*?

Vivian me mandou um e-mail novamente, dizendo que esperava que eu estivesse bem e sem mencionar *air guitar*. Se eu estivesse bem, ela disse que ficaria brava, já que não tinha notícias minhas havia semanas. Eu estava perdido?, ela perguntou. Ou talvez apaixonado?

Franz,

Eu não sabia que você era tão fanático por futebol americano. Você não incluiu isso em suas coisas preferidas. Engraçado como você se esquivou. Você também grita com a televisão? Eu o perdoo por isso, mas você vai ter de assistir aos programas de antiguidades comigo.

Com amor,

Tracy

P.S.: O Calvin quer saber qual é seu personagem de desenho animado preferido.

Se você fosse viciado em jogos, confessaria isso para o síndico de seu prédio em Las Vegas? Se você adorasse sapatos, teria uma conta com Manolo Blahnik? Nada mais a dizer.

Além disso, eu trocaria, feliz da vida, um jogo de três horas por uma hora de programas sobre porcarias vendidas em mercados de pulgas se aquela coisa que as pessoas compraram há trinta anos não fosse apenas lixo. Eu até que gostava de programas de antiguidades.

De volta a Praga, o bonde da tarde até o bairro de Letná fervilhava com pessoas e seus odores, uma mistura de mofo, suporte atlético e a biblioteca de faculdade nas semanas de exames finais. Por algum golpe de sorte, consegui um lugar na janela, o que me permitia admirar o rio Moldava. *Esta cidade é tão interessante! Mesmo com o cheiro de axilas como pano de fundo.* Um grupo de mulheres entrou numa parada perto da ponte Charles. Virei-me e me deparei com a barriga de uma delas, que usava um vestido de bolinhas. Com um gesto de cabeça e me levantando, ofereci meu lugar a ela.

Isso, por algum motivo, causou um surto de riso entre suas amigas. *Provavelmente uma piada interna*, pensei. Elas murmuraram algumas palavras em tcheco e ela continuou fazendo bico. Ainda sorrindo, apontei-lhe o assento.

– Todo seu – eu disse.

– Não, não, não – respondeu ela, com um olhar aterrorizado.

– Sério. Vou descer logo.

– Não.

– Sério.

– Não! – disse ela, dando-me as costas, enojada.

Mencionei o incidente a Jonathan assim que cheguei ao apartamento dele.

– Você não fez isso – disse ele.

– Fiz.

– E ela estava com as amigas?

– Sim.

– Na República Tcheca, você só dá lugar a uma mulher se ela for velha ou estiver grávida. Ela era gorda?

– Merda. Ela deve ter pensado que eu achei que estava grávida.

– Relaxa, Wiz.

– Alguma dica para diminuir as chances de eu levar um tapa na cara?

– Os homens geralmente entram em restaurantes, bares e elevadores antes das mulheres, para se certificarem de que o lugar está a salvo.

– A salvo do quê?
– De um gringo ingênuo.
– Valeu.
– Os homens também geralmente seguem na frente da mulher em escadas, na descida, e atrás delas na subida, para que possam segurá-las se caírem. Você vai ver um monte de homens atrás de uma mulher, principalmente se ela for jovem.
– Anotado.
– Fora isso, é difícil fazer algo de errado aqui. Os homens geralmente são uns porcos.

Abri a geladeira em busca de algo para comer. Jonathan gostava de café forte e iogurte em pote de vidro. Iveta, que eu mal via há dias, preferia doces. De algum modo, ao ver as preferências alimentares deles na geladeira, fiquei triste, como se os jarros e os potes jamais fossem ficar juntos de novo.

Tracy,
Diga ao Calvin que meu personagem preferido é o Pernalonga. Definitivamente o Pernalonga. Ele mostra que não há nada de errado em ser erudito e doidão ao mesmo tempo. E nos educou na infância. "Mate o coeio, mate o COEIO!"
Estou começando a entender em que coisas você e eu discordamos, mas isso é assunto para outra hora. Por que estragar a lua de mel? As coisas estão ficando interessantes. Além disso, não há tantas diferenças assim. Depois, depois.
É isso aí, pessoal,
Franz

Não sei por que escrevi isso. Nervosismo, talvez. Da última vez que tive um namoro assim, ele terminou com um bolo de casamento para apenas um dos noivos. Entrei em pânico. Eu vasculhava as palavras dela em busca de discordâncias. Claro que isso era um gesto derrotista e autogratificante. E estúpido.

Eu queria abraçá-la. Só não sabia se poderia abraçá-la longe da segurança do computador e de um oceano a nos separar.

Minha caixa de entrada permaneceu vazia por 42 horas e 34 minutos. Mas quem se importava?

Na manhã seguinte, peguei um trem lotado até um centro feminista. Uma mulher de meia-idade colocou uma sacola de mercado a meus pés. *Ah, não. Não vou cair nessa novamente.*

O Centro de Estudos de Gênero de Praga administra um centro de informações e abriga palestras. Eles estudam temas femininos e oferecem aconselhamento a mulheres tchecas necessitadas. Lada, casada e grávida do primeiro filho, cuidava da pequena biblioteca. Sua colega, Alena, com cabelos escuros e espetados, cuidava dos programas educacionais. Ela namorava um norueguês a distância. Como a maioria dos homens que entram numa organização de combate ao sexismo, eu me senti como um motorista com um carro da polícia na traseira, nervoso, talvez culpado, talvez não.

– Quer um pouco de café? – perguntou Lada.
– Sim, por favor.
– Creme?
– E açúcar, por favor.
– Vou pegar.
– Ah, não. Talvez eu devesse pegar. Não quero que você fique me servindo.
– Não tem problema algum.
– Não, eu insisto. Só me diga onde é.
– Na sala no fim do corredor.
– Você gostaria de um café também?
– Hummm, claro. Puro, por favor.

Cafés servidos, sentamo-nos numa sala de reuniões e falamos sobre o amor na República Tcheca.

– Estou interessado na perspectiva feminista das coisas – eu disse.
– Não usamos essa palavra – disse Alena.
– Mas vocês são feministas, não?
– Você nunca diz que é feminista, por mais que se comporte como uma.
– As mulheres tchecas têm medo da palavra "feminista" – acrescentou Lada.
– Por quê?

Por causa das conotações, responderam. Feministas são incendiárias de sutiãs com megafones na mão. Elas causam desordem. São barulhentas. Elas são norte-americanas. Quem apoia os direitos das mulheres na República Tcheca aborda o assunto de outro modo. Persistência. E às vezes vale a pena.

A República Tcheca tem um programa de licença-maternidade que dá à mãe 80% do salário durante seis meses. As mulheres podem pedir mais dois anos e meio de licença, recebendo de três a quatro mil coroas por mês, o suficiente para as despesas básicas e não muito mais. O programa não é tão avançado quanto o da Escandinávia, mas é melhor do que a maioria dos programas governamentais nos Estados Unidos. Os homens tchecos podem tirar seis meses de licença também, mas poucos o fazem.

– Eu diria que 1% dos homens decide fazer isso – disse Lada. – Culturalmente, não é aceitável que eles tirem licença do trabalho.

O aborto é legalizado e custa quase o mesmo valor que a licença-maternidade paga por mês. Surpresa. Eles não jogam bombas em clínicas de aborto aqui e não fazem um plebiscito sobre o assunto a cada eleição. O número de abortos está caindo.

Antes da queda do Muro de Berlim, as mulheres que queriam abortar tinham de receber a aprovação de uma comissão médica. Eles faziam perguntas indiscretas, o que levava os pais a se distanciarem. O problema é que a lei exigia que ambos os pais preenchessem o requerimento para o aborto. Assim, as mulheres eram obrigadas a levar amigos homens e inventar histórias sobre por que desejavam interromper a gravidez e como isso seria benéfico para o Estado. *Meu feto é um capitalista em potencial. Posso sentir isso no modo como ele chuta.* Os pragmáticos chefes do partido geralmente aceitavam. Para eles, abortos eram uma pechincha: eles economizavam o dinheiro do Estado e estocavam chantagens para serem usadas posteriormente. Carimbo: aprovado.

Hoje o governo tcheco enfrenta um problema inverso. A taxa de fertilidade do país é a segunda mais baixa do mundo, atrás apenas da Ucrânia. Os demógrafos preveem que a população encolherá 10%, ou em um milhão de pessoas, nos próximos cinquenta anos. Você não vê muitos anúncios oficiais defendendo o uso de preservativos.

Lada e Alena passam o tempo todo lutando contra diferenças salariais e de prestígio profissional entre homens e mulheres, exigindo mais representação feminina no governo. Elas lutam quando podem, já que o direito prometido pela União Europeia não flui como o esperado. Os programas semelhantes nos Estados Unidos as tratam com condescendência, reclamam elas.

– Eles não consideram as diferenças culturais.
– Alguma de vocês já convidou um homem para sair? – perguntei.
– Não – responderam elas ao mesmo tempo e sem hesitar.

Mais tarde, fiz as mesmas perguntas para Mirka, uma professora de tcheco e inglês que lecionava em Stanford na época em que Jonathan estudava lá.

– Os relacionamentos entre os homens e mulheres tchecos são melhores do que os relacionamentos em outros países – disse ela.

– Mesmo? – perguntei, depois de passar semanas escutando uma ladainha interminável de reclamações. – Por quê?

– Porque as pessoas aqui são melhores do que as pessoas nos Estados Unidos. Menos superficiais. Há mais integração aqui, desde a juventude. Temos o Sokol. – Trata-se de um programa para crianças parecido com o dos escoteiros. – Os meninos e meninas competem e aprendem juntos. Assim, se relacionam melhor. Sob o comunismo, por mais que os direitos fossem reprimidos, havia igualdade entre homens e mulheres, algo bem diferente do que existe no mundo ocidental. A República Tcheca foi um dos primeiros países a terem uma lei de guarda. Ela foi aprovada em 1949. As mulheres tiveram direito a voto em 1919, um ano antes dos Estados Unidos. O país tem programas de licença-maternidade e paternidade extremamente generosos. E não se pode demitir os pais nos três anos seguintes ao nascimento do bebê.

– E quanto à taxa crescente de divórcios e à queda na taxa de natalidade?

– Mas há uma classe crescente de cidadãos que optam por ficar solteiros. É a moda. As pessoas não faziam isso no regime comunista. Não era moderno nem fácil. A estrutura familiar era muito mais forte sob o regime comunista.

– E quanto aos expatriados?

– As mulheres tchecas que procuram homens estrangeiros hoje em dia são, em geral, parasitas – disse Mirka. – Só estão atrás do dinheiro. E a maioria das mulheres tchecas não é parasita. Elas são educadas para ganhar o próprio dinheiro.

Peguei o bonde de volta para o apartamento de Jonathan, o percurso todo em pé.

Tracy,
Envio um poema no qual tropecei, por assim dizer.
Saudações,
Franz

Um não poema

Gostaria de lhe escrever um poema
Mas estou tendo dificuldades
Para alinhar as palavras
Fazendo-as cantarem, dançarem e rimarem.

Perambulando pelos versos
Lendo todas as linhas

Pelo menos um dez pelo esforço
Porque você sabe que as palavras são minhas

Você o lerá três vezes seguidas
Decifrando-o como se fosse um jogo
Assim como umas poucas letras
Se juntam para formar seu nome

Não, não, não, não, não, não
Isso é difícil demais
Desisto desta tolice
Vou comprar um cartão comemorativo

Ela respondeu em uma hora:

Franz,
Você definitivamente me ganhou, moço. Quero mais que tudo me aconchegar com seu poema (um pedacinho de você) e dormir. Escreva um poema como este para mim e sou toda sua.
Já cansei dessa viagem de pesquisa em Praga. Quero você aqui (estou batendo com o pé no chão ao escrever isso)! Você conhecia esse meu lado mimadinho? Provavelmente não. Eu escondo essa parte muito bem.
Então, para onde você gostaria de fugir? Sempre tive uma fantasia sobre a Toscana. Assisti ao filme Um sonho de primavera *e aquilo parecia o paraíso. Uma casa antiga escondida nas colinas, cercada por árvores e flores. Comida maravilhosa, muito vinho e nada para fazer.*
Estou muito curiosa para saber no que você acha que vamos discordar. Você não vai me deixar às cegas, vai? Ah, aposto que já sei. Você é um polígamo, não é? Você tem outras dez mulheres para as quais envia o mesmo e-mail.
Espero que ainda gostemos um do outro pessoalmente.
Com amor,
Tracy

Para alguém procurando por uma locação para qualquer filme baseado em Praga, é difícil vencer a Ponte Charles. Se for um filme romântico, certifique--se de que as câmeras estejam rodando ao pôr do sol. Namorados se enfileiram ao lado das estátuas de Santo Agostinho, Ludmilla e João Nepomuceno, demorando-se em carícias noturnas sob a luz indireta dos postes. E ao andar pela ponte uma última vez, avistando casais felizes que se aninhavam e sussurravam, as estátuas de pedra os abençoando eternamente, o tempo todo pensando numa mulher muito longe dali, concluí que a ponte levava diretamente ao inferno. Que se danem esses casais felizes. Eu queria ir para casa.

Naquela noite, decidi caminhar de volta ao apartamento de Jonathan, do outro lado do rio, para me abastecer de algumas últimas imagens de Praga. A cena não poderia ser mais idílica – o Castelo de Praga no alto, uma última balsa na água, nenhum vendedor ambulante nem despedida de solteiro por perto. Praga era uma galeria viva, diziam os guias turísticos, e por um instante acreditei neles.

Mas, apesar do belo cenário, dos lindos prédios da Renascença, do cubismo e da *art nouveau*, das cidadezinhas e das ilhotas nos rios entre elas, todas perfeitas e iluminadas pelo sol que se punha, havia algo de caótico e até mesmo insano naquele lugar. As entrevistas e os acontecimentos das últimas seis semanas confirmavam isso – todos os casos e vidas duplas, ressentimentos e repressão.

Quase desde que foi habitado, governos e líderes estrangeiros atormentaram o território e seus cidadãos – a Igreja Católica queimando Jan Hus vivo, as anexações ilegais de território de Hitler, os tanques de Brejnev. O resultado é uma cultura de segredos e sobrevivência que se infiltra em todos os aspectos da vida tcheca, até mesmo no amor. O amor na Boêmia sempre foi marcado pela loucura que a cerca.

Mas, ao atravessar a ponte e seguir rumo a Malá Strana (Quarteirão Pequeno), pensei no outro lado desse caos. Nas profundezas da psique tcheca está a incontestável habilidade de se adaptar e até mesmo de prosperar sob quaisquer condições. Para cada líder que espalhou o mal entre os habitantes da Boêmia, há milhões de pessoas que obtiveram vingança de um modo inteligente. Hus e Venceslau se tornaram mártires; Neruda escreveu poemas, e Havel, peças de teatro; vítimas da Segunda Defenestração de Praga, sentenciadas à morte e jogadas das altas janelas da Chancelaria da Boêmia, sobreviveram ao cair sobre um monte de esterco.

O que você faz quando a sociedade se entrega à estupidez? Você se apega ao que pode controlar. Você se adapta ao que é imutável e torna o restante o mais suportável possível. A República Tcheca é, na verdade, uma nação de Mãos de Ouro. Ela sobreviverá.

E mais. Uma coisa em comum em todas as pessoas que encontrei durante minha estadia no país era a admiração pelos pequenos prazeres da vida.

Eles se entusiasmavam com o teatro, a literatura, a natureza, a família e o sexo. Alguém ainda se admira que um número desproporcional de artistas e pensadores brilhantes tenha nascido aqui? Imagine a importância de um disco dos Rolling Stones se seu governo proibisse o rock. Sinta a profundidade daqueles primeiros acordes de "Satisfaction". *Dunt-dunt-duh-da-da-da-da-da-duh-duh.*

O mesmo se aplica ao amor. O amor se adapta aqui e até prospera em meio às circunstâncias mais loucas. Casais de sucesso se unem em relacionamentos capazes de sobreviver em meio a casos e restrições. Os tchecos são muito menos críticos e muito menos aptos a criticar aquilo que dá certo para os outros. Eles têm a mente mais aberta para começar um relacionamento com, digamos, uma mãe solteira que gosta de falar sem parar.

Eu me perguntava se as coisas com Tracy continuariam seu curso do ponto em que foram interrompidas. Os e-mails pareciam encorajadores, mas seis semanas é tempo demais, e as viagens são sempre mais fáceis para quem parte do que para quem fica em casa. Cheguei ao apartamento de Jonathan e abri o computador dele.

Vivian,
Desculpe por ter ficado sem me comunicar por tanto tempo. Estar no exterior não é desculpa. Quero lhe falar sobre uma coisa. A razão para o meu distanciamento recente é que comecei a sair com uma pessoa em Los Angeles. E decidi sair apenas com ela.
Saudações,
Franz

Um mundo de "problemas"

República Tcheca

Franz,
Quero lhe perguntar uma coisa imediatamente. Não é uma pergunta dos nossos flertes. Ou talvez seja.
Você disse que nunca saiu com alguém com filhos antes. Bem, há muita coisa envolvida nisso. Primeiro, há a questão de como isso pode ser sufocante. É preciso um bocado de energia para estar por perto de um menino de 4 anos o dia todo. Estou acostumada e consigo lidar com isso (na maior parte do tempo), mas você é virgem. Quero que você reflita muito sobre isso. Adoro meu filho e isso não tem nada a ver com ele, e sim com o fato de termos tempo para nos conhecer melhor. Além do mais, você vai me ver em toda a minha glória maternal, o que nem sempre é bonito. Ainda não sei como me sentir com o fato de você ver meu eu verdadeiro. Será que ainda não deveríamos estar na fase do "você é maravilhoso, você é brilhante"?
Acho que o que estou tentando dizer é que minha vida já é muito complicada porque eu tenho um filho. E, se fôssemos apenas eu e você, isso não seria um problema. Poderíamos passar o tempo todo viajando juntos e nos conhecendo. Mas as coisas se complicam quando há uma criança envolvida. Só peço que pense, pergunte a si mesmo se você se sente confortável com isso. Não tenho a resposta para várias das minhas próprias perguntas. Elas nunca me ocorreram no meu último relacionamento, porque sempre mantive as coisas separadas. O Calvin não estava envolvido. O que, em parte, explica por que não deu certo.
Acho que não sei como ser mais clara sobre esse assunto pois é um território desconhecido para mim. Quero que você fique à vontade e não seja pego de surpresa. Quero que o Calvin fique à vontade e se sinta seguro. E então, em algum momento,

espero que eu também me sinta à vontade. Isso tudo pode não ser um problema e talvez simplesmente a gente se divirta muito. Mas sinto que é importante conversar sobre isso.

De alguém que dorme tão só quanto você,
Tracy

O mundo demonstra pouca compaixão pelas mães solteiras. Todo dia é uma batalha por aceitação e oportunidades. O que muda em cada país é o grau dessa luta. Todas as sociedades estão contra as mães solteiras; em todos os países elas têm de lutar.

Países ocidentais são mais bem-sucedidos no que diz respeito a esconder suas opiniões. O restante do mundo não se dá ao trabalho de disfarçar. Alguns dizem que os outros países são mais honestos. Ah, você é mãe solteira? Que pena. Talvez se você diminuir suas exigências, será capaz de encontrar um cara legal para ajudá-la com seu fardo.

Eu via como a Índia tratava as mães solteiras todas as vezes que abria o *Sunday Times*. Toda semana, há décadas, pais indianos anunciam seus filhos solteiros e filhas disponíveis ao público por meio de classificados realmente divertidos. Os relações-públicas do Congresso não ficam a dever nada às pessoas que escrevem os anúncios.

Um rápido glossário: "deslumbrante" significa "atraente"; "atraente" significa "simples"; "simples", no contexto indiano, significa "doméstico"; "claro" ou "marfim" significa qualquer tom de pele mais claro que o negro.

"Família de prestígio" significa que a mamãe e o papai não estão interessados em genros ou noras aventureiros. "NRI" significa "não residente na Índia" ou "dono de um *green card*, então, por favor, dê um desconto para a monocelha". "Sem problemas com casta" significa que a casta é com certeza um problema, mas acrescentamos essas palavras porque o *Times* nos dá 25% de desconto no anúncio se as usarmos. Classificados que não fazem qualquer menção ao dote significam que ele é importante para a família e que tem de ser alto.

"Problema" significa criança.

Os classificados são divididos como o próprio país: por casta, religião, geografia, profissão e idioma. Os brâmanes têm prioridade. Aliás, os brâmanes têm prioridades em várias coisas na Índia.

Um exemplo tirado do *Sunday Times* no dia 4 de março de 2007: "Com a graça dos deuses, médico souteiro [sic] de 34 anos, inteligente, claro, NRI, de família educada [mas não o bastante para saber escrever 'solteiro'], morador do Reino Unido, procura por moça simples e temente a Deus com interesse no desenvolvimento de programas de caridade para a comunidade mundial no Reino Unido e na Índia. Moças terão preferência" (com os moços como um plano B, eu acho).

Xátrias e outras castas inferiores vêm depois dos brâmanes. Depois, os sikhs, muçulmanos e cristãos. A seguir, os "deficientes". Os anúncios o fazem evocar todos os sentimentos que se pode ter pelas pessoas que não têm prioridade alguma. "Paralisia parcial", "pólio perna direita", "cego, mas independente", "olho direito artificial, mas parece normal". Em geral eles são honestos nos anúncios de jornal.

No fim dos classificados matrimoniais, depois dos intocáveis e dos enfermos, vêm os apelos dos mais desprezados da Índia: os divorciados, pais solteiros e aqueles que os aceitam.

Da mesma edição do *Times*: "Mulher inteligente e solteira de 26 anos, professora em escola de reputação. Probleminha de fertilidade, sem outras deficiências. Disposta a aceitar solteiro/divorciado/viúvo com até 35 anos e um problema de até 5 anos".

Pobre mulher. Seus pais estão tão devastados que consideram ofertas de homens com filhos! Ah, o pânico que surgiu depois que eles descobriram que a filha tem um "probleminha de fertilidade". Não existe *probleminha* de fertilidade. Isso seria o equivalente a estar mais ou menos grávida. E o mais importante para os leitores do anúncio: Como a família sabe disso? A filha deles já tentou engravidar? Ela não é mais, hããã, virgem? Na Índia, isso é tão ruim quanto ter um filho fora do casamento.

Dá para sentir o desespero presente nos anúncios de mães solteiras. "Divorciada inocente", escrevem elas, como se tivessem sido sequestradas e obrigadas a se casar. "Legalmente divorciada, problema masculino de 8 anos, mas sem obrigações legais." Você não terá de pagar por nada, apelam. Como qualquer padrasto lhe dirá, "sem obrigações legais" é algo que existe nos documentos, mas não na vida. "Disposta a aceitar o mesmo", oferecem. Os pais de mães e pais solteiros não fazem quaisquer exigências. Um homem de 50 anos sem trabalho e com tendência ao alcoolismo pode, de repente, servir para uma mulher de 25 anos com um filho, desde que o mapa astral dos dois combine.

Algumas mães solteiras se adaptam à nova realidade. Outras procuram por homens com filhos ou estrangeiros que não vejam as crianças como um problema. Algumas lutam, outras se rendem. Mas todos concordam que, quando você tem um filho e não um cônjuge, a Índia o relega às últimas páginas dos classificados.

A jornada de Karla no mundo das mães solteiras teve início num cemitério de Manágua. Não ria. É um lugar comum para encontros amorosos neste mundo. Lá, eles têm privacidade, é o que dizem os nativos, com muito espaço e flores. E são de graça. Nós a conhecemos em Grana, no Asia Latina.

– Ele era bombeiro – disse Karla, com 25 anos e estudando psicologia. – Eu o admirava. E certa noite, em Manágua, não havia preservativo...

A família dele trabalha para o governo. Eles "não queriam que esse tipo de situação viesse a público", sugerindo um aborto, mas sem se oferecer para conseguir um, num país onde o aborto continua ilegal. Karla havia feito um aborto poucos anos antes. Nunca mais, jurou ela.

– É um fantasma que nunca desaparece.

O parceiro dela se recusava a ver a criança e não estava nada disposto a pagar pela criação do filho. As leis da Nicarágua permitem que ele se mantenha afastado. O bebê é responsabilidade dela.

– Existe um grande estigma com as mães solteiras – disse ela. – No começo, os homens demonstram certa curiosidade. Perguntam sobre o bebê, mas não se importam. Eles vão embora. E são mais diretos com você. Eles falam muito sobre sexo. Ou acham que você é uma mulher fácil.

– Hummm, mas você foi fácil – eu disse.

– Eu sei. E aprendi. Chega de ser uma mulher fácil. Antes, eu acreditava na inocência do amor, mas agora não mais.

– E qual é o seu plano?

– Conheço moças que procuram homens estrangeiros porque acham que eles não vão se importar com um ou dois ou três filhos. Principalmente os espanhóis. Os espanhóis não se importam.

– Você conta a eles sobre seu filho logo de cara?

– Sempre falo sobre o meu bebê. Mas não porque quero que ele cuide do meu bebê, e sim porque meu filho faz parte da minha vida.

– E quanto às suas preferências em relação aos homens? Mudaram?

– Antes do meu bebê, eu só queria alguém de quem eu gostasse. Mas agora procuro inteligência. Alguém que não goste de ficar em bares ou boates ou festas. Alguém que não seja ciumento. Nada de machismo. Alguém que goste de crianças. Isso é o mais importante.

– Você acha possível encontrar alguém assim na Nicarágua?
– Talvez um homem de outro país, mas provavelmente não alguém daqui. Os nicaraguenses acham que o amor é um lugar vazio que você precisa preencher. Para mim, o amor tem a ver com o fato de que, se eu estou feliz e você está feliz, podemos compartilhar. Mas, se você não está feliz, não pode compartilhar nada. Quando fiz sexo com o bombeiro, aquilo não foi amor. Eu só precisava de um abraço. Mas o amor não vai embora no dia seguinte.

O problema no Egito e no mundo árabe não é tanto a mãe solteira, e sim como ela engravidou.

Os egípcios são inteligentes quando se trata de acordos de divórcio. Eles exigem que o noivo concorde com certo nível de apoio antes do casamento. Nunca entendi por que não fazemos o mesmo. Quem inventou o sistema de decidir tais coisas durante o divórcio? Será que a lógica poderia estar mais errada?

Entendi. Vamos pegar dois pais que agora se odeiam, que não conseguem concordar sequer quanto ao horário, muito menos com qualquer coisa relacionada a dinheiro, fazendo o possível para esconder suas fontes de renda, adultos que estão mais do que contentes em usar uma criança como peça de negociação em nome de seu estilo de vida preferido, e depois resolveremos tudo. Ah, sim, acrescente a isso alguns advogados de quinhentos dólares a hora para facilitar o processo e aperfeiçoar os resultados.

Em teoria, o divórcio árabe é simples. O homem simplesmente precisa dizer: "Eu me divorcio de você, eu me divorcio de você, eu me divorcio de você", com alguns amigos para testemunhar o ato e acenar que está de acordo. É aí que as coisas começam a se complicar.

Antes do casamento, casais egípcios muçulmanos têm de assinar um contrato matrimonial de comprometimento financeiro para com os filhos. O documento pode incluir qualquer coisa, desde pagamentos de pensão alimentícia até a escolha da cor dos móveis.

Um dos maiores problemas do documento não é o contrato em si, e sim quem fica com a cópia original depois do casamento: a família do noivo ou a da noiva? Aparentemente, existe corretor líquido no deserto. Clãs avarentos ou teimosos são conhecidos por, às vezes, tomar algumas liberdades a fim de proteger os filhos ou filhas. Outro ponto crucial é quando o dinheiro ou os bens são entregues.

– As mulheres egípcias se sentem incomodadas – explicou-me Raafat, uma mulher que conhecemos no Cairo. – Elas acham que o marido pode abandoná-las e ficar com outra mulher. É por isso que exigem um adiantamento em dinheiro.

Para mim, faz sentido. Se eu soubesse que minha parceria conjugal pode se transformar num quinteto a qualquer momento, exigiria dinheiro adiantado também. Pergunte para Ivana Trump ou Bianca Jagger.

Os católicos egípcios não enfrentam esses problemas. Enfrentam outros. A eles não é permitido se divorciar. Os protestantes podem, mas só se houver traição do parceiro. E nesse caso, se você se divorcia, não pode se casar na igreja novamente. Quando os cristãos ficam realmente irritados, eles se convertem ao islamismo.

Não, os egípcios não têm problema com a ideia de mãe solteira. É todo o processo de como ela chegou até lá que enoja os homens árabes. Veja bem, uma mulher com filho não é mais virgem. E os árabes se importam muito com a virgindade. O Alcorão encoraja todos os bons muçulmanos a encontrar uma virgem como esposa. Ou quatro, não importa. Depois disso, você terá virgens de sobra. Virgens demais. E não terá mais virgens a não ser que se torne um mártir do islamismo, de acordo com alguns estudiosos. Nesse caso, você poderá usufruir de suas "72 virgens de olhos negros". Isso se conseguir lembrar o nome de todas elas.

– Nós as vemos como prostitutas – disse Ahmed, um morador desempregado de Luxor, quando lhe perguntei sobre mães solteiras.

– Você não hesitou em ir direto ao ponto – eu disse.

– Sim, prostitutas. Fáceis para o sexo. As outras mulheres não querem que uma mulher assim entre em casa. Elas acham que seus maridos vão dormir com ela.

– E se alguém se apaixonar por ela?

– Não vai acontecer. Vai ser muito difícil para essa mulher encontrar um marido. Preferimos as virgens. Não é uma predileção, é o comum.

A babá

Los Angeles

Fiz um passeio demorado até o Castelo de Praga antes de responder ao e-mail dela. Ela não poderia ter esperado minha chegada para discutirmos esse assunto? O que aconteceu com aqueles bilhetes sedutores sobre sorvete e nadar nua? É tão mais fácil falar de traquinagens e sorvete.

Não. Esses pensamentos deviam estar fervilhando dentro dela há muito tempo, eu supus. Em algum momento precisávamos ter essa discussão. Talvez fosse mais fácil conversar sobre isso pela internet. Se ao menos eu soubesse o que dizer... Eu ainda não tinha nenhuma resposta quando voltei ao apartamento e liguei o computador.

Tracy,
Lembra como disseram que seria a versão para o cinema do meu primeiro livro, Lua de mel com meu irmão? *"Uma mistura de* Jerry Maguire *e* Antes só do que mal acompanhado.*" Eu ri quando ouvi isso, mas, depois de refletir um pouco mais, achei que os dois filmes eram mesmo um resumo decente da minha história confusa. Decidi hoje à noite que ou você é a Renée Zellweger ou o John Candy.*
Se você for a Renée, a história tem um final feliz – o cara é demitido, humilhado, muda o rumo das coisas e se apaixona por uma mãe solteira que o faz ver a si mesmo e o mundo de uma forma um pouco diferente. Em contrapartida, se você for o John C., então vamos terminar num motel barato e você vai começar a vender anéis para cortinas de banheiro.
Compreendo suas palavras sobre o impacto das crianças em um relacionamento. Andei pensando nisso. Como nunca vivi nada parecido antes, não tenho nenhuma resposta imediata.

O Calvin é um menino ótimo. Ele torna você mais atraente, não menos. Na verdade, se você se cansar de mim, eu talvez o pegue emprestado por uma tarde ou duas para arranjar outras namoradas. Sabe, ele é um ímã de atrair mulheres. Ele me ajudaria a iniciar conversas.

Engraçado o modo como nos vemos. Todos temos compromissos. Principalmente na nossa idade. Mesmo assim, pensamos em nós mesmos como pessoas sobrecarregadas e nos outros como inexperientes. Por exemplo, estamos lidando com um dos meus compromissos neste momento: a distância. Eu me sinto culpado por ter viajado tão de repente. No futuro, acho que as viagens serão mais curtas. Mas isso não muda o fato de que Kurt e eu estaremos fora durante boa parte do ano que vem.

Por isso, eu poderia lhe devolver algumas perguntas do mesmo tipo. Você tem certeza de que quer namorar alguém que passa tanto tempo vivendo com apenas uma mochila nas costas? Sou a definição do dicionário para "geograficamente indesejável".

Franz

Claro que o e-mail era tão direto como um cartaz de "QUEIMA DE ESTO-QUE" diante de uma loja de tapetes. Eu não tinha a menor ideia se seria capaz de manter um relacionamento longo com uma mãe solteira. O único tema relacionado a crianças em que havíamos concordado em nossos e-mails fora a circuncisão. E isso porque eu cedera ao argumento dela de que não havia necessidade médica para fazer isso. A condição era que ela deixasse de se referir ao meu apêndice como "mutilado", "encurtado" ou "podado". Eu achava que tinha sido um bom negócio. Mas tudo o mais permanecia no ar.

Eu queria estar com Tracy. E com Calvin. Só não sabia se era capaz disso.

Em Praga, meu cérebro bancou o apresentador de uma luta diária de vale--tudo, com corpos voando e sem um vencedor óbvio. A voz com a camiseta regata branca dizia: *Claro que você pode namorar uma mulher com filho.*

O oponente, usando uma regata preta e com um grave caso de deformação de orelha, uivava uma resposta imediata: *Você não consegue nem cuidar dos cães do Kurt durante o fim de semana sem entrar em pânico, que dirá ficar com uma criança capaz de lhe responder e de apontar cada erro seu.*

Você é mesmo tão inflexível assim? Pense nos tchecos. Use suas "mãos de ouro".

Certo. Voltaremos a conversar depois de um fim de semana de dor de barriga e bombinhas estourando.

E lá estavam eles, do lado de fora do aeroporto, o Calvin no colo dela segurando uma rosa branca numa das mãos, um caule estragado na outra e com várias pétalas brancas no chão. Ajeitei a mochila nas costas e me apressei na direção deles, prestes a lhes dar meu abraço do He-Man. Tracy, Tracy. Ela estava tão linda quanto eu lembrava, e mais. Eu imaginara esse momento em todas as escalas da viagem. O beijo me permitiria saber imediatamente, como diziam os brasileiros. Em cinco segundos eu veria se a paixão resistiria.

Ou não. Ops. Eu me esqueci de incluir Calvin na cena. Você pode beijar uma mãe diante de seu filho de 4 anos? Com um filho de 2, 3 anos, talvez. Mas as memórias não começam a se fixar aos 4? E se nos beijássemos e eu não sentisse nada, o que nos levaria a seguir rumos diferentes nos dias seguintes? Será que isso faria Calvin odiar os homens pelo resto da vida?

Não, não. Eu não poderia beijá-la. Não ali. Mas, se eu não a beijasse, ela pensaria que eu havia me perdido naquela coisa de relacionamento a distância. Merda. É assim que é namorar uma mãe solteira? Eu tinha de encontrar uma resposta antes de chegar até eles.

– Aqui – disse Calvin. – Compramos uma flor para você. Mas ela quebrou.

– Obrigado, cara – eu disse, abraçando-os. – Que surpresa boa. Oi.

– Oi – disse ela.

Sem discussão, concordamos com um beijinho formal e rápido nos lábios, demorando-nos um pouco. Graças a Deus por aquele segundo a mais. Foi muito importante.

– Eca – disse Calvin.

– Ah, desculpe, Calvin – eu disse, beijando-o no rosto e na cabeça, fazendo muito barulho, como em seus desenhos animados preferidos.

Ele riu e disse a Tracy que precisava ir ao banheiro. Agora. Dez mil perguntas sobre crianças apareceram diante de mim. Bem-vindo ao lar.

Decidimos pedir uma pizza para o jantar e colocar Calvin para dormir mais cedo. Tracy lhe deu banho; eu me ofereci para pegar a pizza na Casa Bianca, ali perto. Assim que saí da casa, liguei para meu amigo Andy, um bom amigo da Nova Inglaterra que havia se casado com uma mãe solteira de Tallahassee. E lá ficou ele, preso pelos laços do amor e por uma ordem judicial de guarda.

– Socorro! – eu disse.

– O que está acontecendo?

– Comecei a namorar uma mulher com um filho.

– Que ótimo!

– Estive fora do país nos últimos meses e acabei de perceber que não tenho a menor ideia do que estou fazendo.

– Como assim?
– Tipo, eu posso beijá-la? Na frente dele?
– Claro. O que há de errado em demonstrar afeto?
– E quanto ao lado mais íntimo da coisa?
– Espero que você não precise da minha ajuda nisso.
– Não em como fazer. Onde. E quando.
– Você vai ter o que quer hoje à noite, cara. Sexo de manhã está fora de questão. As crianças acordam muito mais cedo do que você imagina.
– Isso eu já aprendi.
– Certifique-se de estar coberto.
– Vou trancar a porta de agora em diante.
– Ela não vai deixar. Elas não querem que os filhos se sintam excluídos.
– Ela diz que às vezes deixa o Calvin dormir com ela.
– Hummm. Mãe apegada. Você vai precisar de planejamento e criatividade. Desenho animado, sonecas e coisas do gênero.
– Não sei não.
– Relaxa. Os desenhos são mais longos hoje em dia.
– Longos quanto? Vinte minutos?
– Só tome cuidado com o que passa na televisão. Compre DVDs. Basta um comercial da Barbie e, *bum!*, ele entra no quarto.
– Entendi.
– Você não pode levar nada do que ele diz para o lado pessoal. Principalmente se ele tiver 4 anos.
– Já levo – resmunguei para mim mesmo. – Quanto tempo demorou para você se sentir à vontade com a coisa toda?
– Não muito. Uns dois anos.
– Dois anos? Sério?
– Talvez mais. Leva um tempo para se acostumar com essas coisas.

Droga. Lá se foram as soluções imediatas. Andy explicou que sua enteada de 4 anos vivia com eles e passava os fins de semana alternadamente na casa do pai. Enteada. Padrasto. De repente, odiei toda essa coisa de "substitutos". O que significava ser um filho ou um pai substituto? E tudo aquilo era um passo rumo a onde? Um padrasto estava a um grau de distância do "pai verdadeiro"? Por definição, o padrasto em algum momento chega a ser considerado um pai de verdade?

Padrastos. Cláudio em *Hamlet*. Humbert Humbert em *Lolita*. Robert De Niro como aquele filho da puta que espancava Leonardo DiCaprio em *O des-*

pertar de um homem. Eca. Ainda bem que existia o Mike Brady, da série *A família sol-lá-si-dó*, mesmo com aquele permanente no cabelo.

Por mais assustadoras que fossem suas palavras, o tom de voz de Andy me deu estímulo. Ele parecia feliz, reclamando apenas uma vez, mas só por estar muito distante do estádio do Red Sox. Além disso, ele e a esposa estavam esperando uma criança, outra menina.

Se ele é capaz de fazer isso, eu também sou.
Talvez. Quem sabe.
Não sei.

Decidi ser mais sutil com Tracy depois que voltei com a pizza de pepperoni e cogumelos. *Saboreie as coisas fáceis primeiro*, disse a mim mesmo. *Veja se a voz dela soa tão à vontade quanto seus e-mails*. Calvin comeu metade de uma fatia e voltou para o quarto para terminar a construção da sua Grande Muralha de Eagle Rock de Lego. Uma onda de *jet lag* me atingiu assim que nos instalamos na varanda da casa de Tracy.

— Então, pode me explicar exatamente como é essa coisa toda de apego parental? Quer dizer, é um apego físico?

— Às vezes — respondeu ela. — Significa que você dá um banho de amor no seu filho e faz com que ele se sinta mais seguro, de modo que ele seja mais independente e confiante.

— E ele dorme com você, tipo, uma vez por mês?

— Sempre que ele quer.

— Ele não prefere dormir na própria cama com Jesus e Chad?

— Às vezes.

— E você não tem medo de que ele ainda queira dormir com você quando for adolescente? Os meninos se acostumam com a rotina.

— Você está com medo de passar uma noite com o Calvin.

— Não, não. Claro que não.

— Você vai se acostumar. Se bem que ele se mexe muito.

Naquele instante, uma coisa rara começou a acontecer. Talvez fosse o *jet lag* ou minhas conversas na República Tcheca, mas por algum motivo comecei a abrir a mente para as possibilidades. Quanto mais Tracy falava sobre o apego parental, mais aquilo fazia sentido para mim. Satisfaça as necessidades das crianças e elas terão menos necessidades. Dê-lhes amor constante e elas amarão constantemente. Divida e elas dividirão. Ali, na varanda, fazia sentido.

Afinal, pensei, é assim que a maior parte do mundo cria os filhos. Famílias inteiras dividem um único cômodo e uma única cama. Eles passam o dia na lavoura ou vendendo coisas com os filhos pendurados nas costas ou correndo entre as pernas.

Lembro dos rostinhos na África e no Sudeste Asiático, o olhar daquelas crianças que passavam o dia todo no colo ou nas costas da mãe. Vi os olhos contentes e os olhares serenos e me lembrei de como era raro vê-los chorar. O terceiro mundo não tem opção a não ser amenizar o sofrimento dos filhos com afeto e amor. A atenção terceirizada, com babás, creches e atividades extracurriculares, raramente é possível. Os pais carregam o fardo sozinhos. E os filhos refletem o resultado.

– Vamos tentar – eu disse.
– Obrigada.
– Amanhã.
Ela olhou para mim.
– Tudo bem.
– Por falar nisso, quais são nossos planos?
– Lembra do meu e-mail? Minha melhor amiga, Adelaide, acabou de ter gêmeos. Eu disse a ela que cuidaria de seus outros filhos durante uma tarde para que o marido possa visitá-la no hospital. Ela fez cesariana.
– Quantos outros filhos?
– Só dois, um menino e uma menina. Você vai se sair bem.
– Você, eu, nós vamos nos sair bem.

O marido de Adelaide, Ned, nos deu uma lista rápida de instruções antes de sair correndo para o hospital para ficar com a esposa e os gêmeos recém-nascidos. Caixas de suco na geladeira, fraldas na gaveta.
– Boa sorte.
– Ele me parece familiar – eu disse para Tracy. – Os cabelos ruivos.
– O Ned faz vários filmes e séries de TV. *Apollo 13*?
– Isso mesmo. Torre de controle.

Ouvi o primeiro grito enquanto pensava em astronautas e procurava um refrigerante na geladeira, atrás da barreira de iogurtes e minicenouras. Tracy correu para ver o que estava acontecendo. Nada de grave, disse ela. Só uma briga entre Miller, de 3 anos, e Hannah, de 5, por causa de Legos gigantes. Tracy separou dois blocos e deu um para cada criança. A solução mais simples é geralmente a melhor, lembrei para mim mesmo.

– Vou ajudar a arrumar este lugar – disse ela, enquanto as crianças brincavam, felizes, na sala de estar. – Você quer que eu coloque um filme para mantê-los ocupados?

– Você não confia em mim, não é?

– Não, só quero lhe dar um pouco de descanso. Você provavelmente ainda está exausto por causa do voo.

– Eu aguento.

– Certeza?

– Claro.

Miller pegou uma bola infantil de beisebol e a jogou na minha nuca. Uma força impressionante para uma criança de 3 anos, pensei, passando a mão na cabeça. E ótima mira também. Ele saiu pela porta do fundo. Isso significava que eu deveria segui-lo? Ele podia sair sozinho? Eu o vi se aproximar de uma árvore grande. Não há a menor chance de esse menino se machucar enquanto estiver sob meus cuidados. Deixei Calvin e Hannah na sala de estar arrumando a casinha de brinquedo e saí para assistir ao espetáculo de audácia de Miller.

– Miller. Miller. Vamos descer daí agora mesmo. Miller.

Não demonstre preocupação, pensei, enquanto Miller continuava a atacar o ecossistema do quintal, escalando uma árvore alta e me olhando lá de cima. Eu esperaria até que ele descesse. Claro que as leis da gravidade o derrubariam logo. Depois de quinze minutos, lembrei das minhas aulas de história na faculdade e percebi que as batalhas geralmente são vencidas por exércitos que controlam os terrenos mais altos.

Enquanto Miller continuava imóvel, dei uma olhada na sala de estar para ver como estavam as outras crianças. Hannah cravou os dedões nos ouvidos e acenou para mim. Reflexos primitivos me fizeram franzir a testa e lhe mostrar a língua, um verdadeiro deleite para Hannah. Ela riu. Pulou. Imitou minha careta. Fiz mais caretas com uma ênfase animada antes de voltar aos meus apelos a Miller. *Será que eu deveria colocar um filme? Ha!*

Gostaria de dizer que ouvi o grito de Calvin lá de fora e corri para ajudar. Mas não. Foi Tracy quem fez isso. Ela estava ao lado dele quando Miller e eu voltamos para a sala.

– A Hannah mostrou a língua para mim – choramingou ele.

– Ele mostrou antes! – disse Hannah, apontando para mim. – Este cara aqui.

– Foi ela quem começou – argumentei. – Fazendo orelhas de elefante.

– Vou colocar um desenho.

– Isso foi um pouco demais – disse Tracy ao nos sentarmos no carro diante da casa dela.

Calvin correu para dentro para brincar com Libby e Pluto, que continuava em alerta máximo sempre que eu me aproximava num raio de dez quilômetros.

– Desculpe – disse ela. – Foi um momento ruim, mas ela precisava de ajuda.

– Não sei se sou capaz de lidar com um, muito menos com três.

Tracy se virou para mim.

– O que você está querendo dizer?

– Só estou brincando.

– Não, sério. O que você quer dizer com isso?

– O barulho, o choro, a manha. Não ser capaz de ir ao banheiro sozinho, penicos.

– Isso é boa parte da minha vida. Eu tenho um filho. Nem sempre é divertido.

– Percebi.

– Obrigada.

– Desculpe. Não quis dizer isso. É o *jet lag*.

– Você acha que consegue fazer isso?

– Fazer o quê?

– Ter um relacionamento com uma mulher que tem um filho.

– Espere aí. De onde veio isso?

– Simplesmente pensei, já que você continua comigo, que você decidiu que consegue.

– Por que estamos discutindo isso agora? Estou em casa há apenas um dia.

– Você consegue?

– Não faço a menor ideia. Nunca fiz isso antes. Você precisa me dar um pouco de tempo.

– Só não quero que o nosso relacionamento fique sério e você acorde numa manhã qualquer e diga: "Ei, ela tem um filho. Tô fora".

– Preciso de um tempo.

– Tudo bem.

Ela abriu a porta e foi embora. Eu não sabia por quanto tempo.

Amor na coleira

Fiquei parado no carro.
Impressionante. Geralmente você precisa de pelo menos 48 horas para arruinar um namoro. Este você conseguiu arruinar em 24.
— Que merda foi essa? Preciso de um banho e de cama, não de porrada.
Mesmo que você estivesse brincando, tocou no assunto mais delicado possível para uma mãe solteira. O Chris Rock não teria chegado nem perto de fazer uma coisa dessas.
— Não preciso dessa merda toda.
É isso aí. Você tem a estrada. E os cães do Kurt.
— Como posso decidir uma coisa dessas assim, porra? Em um dia? Impossível.
Pare de xingar.
— Vá se foder.

— Oi — eu disse no celular.
— Oi — disse Tracy.
— Estou com saudades.
— Desculpe por ter pressionado você. Estou cansada.
— Decidi que você é a Renée Zellweger.
— Quem?
— O filme. Do *Lua de mel com meu irmão*. É *Jerry Maguire*, não *Antes só do que mal acompanhado*.
— Não queria ter pressionado você. Só que...

– Tem uma cena em que o Tom Cruise está caminhando com o Cuba Gooding depois de ter dormido com a Renée Zellweger. "Mães solteiras não namoram!", diz Cuba. "Elas já foram ao circo. Já foram ao show de marionetes e viram como a coisa funciona."
– Você me seduziu.
– Eu te seduzi.
– Eu queria que você me seduzisse.
– Eu respeito você por isso. E por colocar o Calvin acima de todos e de tudo. Você é uma boa mãe.
– Obrigada – disse ela. – Onde você está?
– Ainda estou aqui fora, no carro.
– Vem pra cá agora mesmo. O Calvin dormiu... na cama dele.

Eu me sentia à vontade, mas distante, na casa de Tracy. Era como visitar a casa de verão de um amigo de longa data. Tracy tentou fazer com que eu me sentisse bem-vindo colocando minhas fotos de Praga, que eu enviara por e-mail, na porta da geladeira e garrafas de cerveja dentro dela. Mas Pluto não tinha as mesmas preocupações diplomáticas. Assim que abri o portão, ele começou a latir histericamente.
– Shhh. Shhhh. Cachorrinho lindo. Xô!
Ela me encontrou na porta da frente com a coleira do cachorro na mão.
– Trégua? – perguntou.
– Depende do que você está planejando fazer com essa coleira.
– Quieto!
Em poucos minutos ela voltou trazendo um silencioso Pluto com o rabo entre as pernas.
– Vamos colocar o Pluto na coleira e prender a outra ponta ao cinto da sua calça – disse ela. – Isso deve mostrar a ele que você está no comando.
– Mas eu não estou no comando.
– Ele não sabe disso. Aqui, tente.
Não sei quem parecia menos entusiasmado com aquela ideia. Pluto ficou com as pernas tão paralisadas que achei que ele havia morrido, sendo arrastado e deixando marcas no carpete sempre que eu ia de um cômodo para o outro durante o resto da noite. Quando me sentei, ele se escondeu sob o sofá, fingindo que toda sua existência não estava atrelada a um estranho. Ouvi Calvin tossindo algumas vezes no quarto. No programa de antiguidades na televi-

são, uma avó usando óculos bifocais deu um gritinho quando um homem com uma echarpe lhe disse que seu porta-guarda-chuva era, na verdade, uma obra de arte valiosa, sugerindo com condescendência que ela o levasse para dentro da casa. Tracy surgiu como um brinde.

– Vamos fazer amor – disse ela, virando-se para mim no sofá.
– É uma pegadinha?
– Quero que você faça amor comigo.
– Talvez possamos usar isso – eu disse, segurando a coleira.
Tracy soltou Pluto e o colocou na casinha. Andy disse que demorava dois anos para que você se sentisse à vontade com uma criança. Eu me perguntei se esse cálculo incluía um cachorro. E o comentário "Quero que você faça amor comigo" significava que eu tinha de fazer todo o trabalho? Tirei a roupa, ficando só de cueca, e planejei minha rota de ataque. Relacionamentos exigem muito mais reflexão do que viajar. Tracy me beijou na testa e foi tomar banho.
Talvez você queira fazer uns alongamentos. Você está um pouco sem prática. Não quer forçar algum músculo. Eu estava no processo de tirar o restante da roupa e me juntar a ela debaixo da água quando ouvi uma voz fininha vindo do outro quarto.
– Mamãe. Mamãe.
– Tracy?
– Mamãe!
– Tracy? O Calvin está chamando você. Está me ouvindo?
– *Mamãe!*
Vesti a camiseta e fui até o quarto dele.
– Oi, cara – eu disse, passando a mão na cabeça dele. – Tudo bem?
– Não consigo respirar!
– Impossível. Você precisa respirar para conseguir dizer "Não consigo respirar".
– Mamãe!
A voz dele parecia a do Darth Vader, uma versão loira de vinte quilos.
– Certo, certo. Vou pegar um pouco de água para você.
Fui até o banheiro e enchi o copo do Homem-Aranha com água da torneira.
– Aqui está. Beba tudo.
– Ainda não consigo respirar.

Dessa vez, ofegante e em pânico, ele pareceu mais convincente.

– Vai ficar tudo bem. Só tente relaxar. Respire fundo. Sua mãe vai vir daqui a pouco.

Ele parecia tão impotente e assustado, o corpinho se enrijecendo sempre que tentava inspirar. E, pela primeira vez, me senti responsável por ele. Eu o coloquei no colo e passei os dedos por seus cabelos suados.

– Relaxe. Respire.

Então algo aconteceu, como naqueles filmes de ficção científica em que os robôs fazem o download e aprendem outro idioma instantaneamente. Não sei explicar, só que de repente eu sabia coisas sobre o Calvin. Levantando-o da cama, eu sabia o que fazer.

– Deixe a água correndo – eu disse, enquanto entrávamos no banheiro de Tracy.

Ela saiu correndo da água e o coloquei sobre a privada.

– Mamãe, não consigo respirar.

– Tente relaxar – disse ela. – O vapor ajuda, lembra?

Tracy fechou a porta e a água fria.

– Inflamação de garganta, certo?

– É. Geralmente não dura mais que dez minutos.

– Lembro da minha irmã falar sobre isso.

– Vou pegar um pouco de água para ele.

– Já peguei.

O banheiro em pouco tempo ficou quente com o vapor e o barulho da água. Imóveis, esperamos sem dizer muita coisa. Peguei seu corpinho exausto e o coloquei na cama dela, entre nós dois.

Dez ameaças globais ao amor

1. Mensagens de texto

Em teoria, a tecnologia deveria melhorar a comunicação entre o casal. Mas deixe-me apenas responder à mensagem urgente da minha amiga sobre o namorado que a traiu ou dar uma olhada no placar da partida de críquete. Agora, sobre o que eu estava falando mesmo?

2. Miss Universo

Que tal um concurso que exibe uma amostra verdadeira das beldades do mundo? E que tal um concurso de homens desse tipo? Em vez disso, o mundo assiste (e imita) a uma competição bizarra, na qual as concorrentes parecem estranhamente iguais: cabelos lisos e nariz fino, corpo artificialmente magro e bronzeado, mas não muito. Corte esse cabelo afro e esconda as tatuagens. Não seja étnica demais.

3. Carros

Os brasileiros flertam nos ônibus. Os africanos andam de van. Os europeus se misturam nos metrôs e trens. Os carros, contudo, nos separam das massas. Em vez de interagir, ouvimos locutores de programas de entrevistas falando sobre a interação. Em todo o mundo, estamos nos transformando naquele homem que sabe mil maneiras de fazer amor com uma mulher, mas não conhece mulher alguma.

4. Dotes

Adicione o preço da noiva, enxovais e listas de presentes. São quase tão úteis quanto o convidado bêbado no casamento que faz um brinde a seu antigo caso com a noiva.

5. Casamentos também

Em vários países ricos, os casamentos evoluíram de cerimônias simples para festejos que duram vários dias. Essas cerimônias requerem tanto tempo e planejamento que os casais passam seus dias conversando mais sobre torneios de golfe e petiscos de lagosta e menos sobre o compromisso que estão prestes a celebrar. Depois que eles escolhem a data, o casamento e o relacionamento passam a caminhar no piloto automático. Eles deveriam aprender com o terceiro mundo, onde essas cerimônias são organizadas pela família e pela comunidade, deixando os casais com mais tempo para prestar atenção um no outro.

6. Música americana

Sei que pareço o meu pai falando assim. Mas não me importo. Ainda me irrito sempre que ouço crianças nas regiões agrícolas da Ásia ou na África falando de "cafetões" e repetindo gírias sexuais que aprenderam com as músicas americanas.

7. Ditadores de repúblicas de bananas

Hugo Chávez põe os ricos contra os pobres. Robert Mugabe põe os negros contra os brancos. Mahmoud Ahmadinejad divide árabes e judeus. Eles alargam os abismos sociais e dificultam a passagem dos casais de um lado para o outro. As Nações Unidas deveriam começar a impor sanções a líderes que arruínam o amor.

8. Futebol e novelas

Ainda estou para conhecer um país onde os encontros românticos não sejam regidos pelo horário das novelas ou das finais dos campeonatos de futebol. Com o surgimento de canais que exibem novelas 24 horas por dia e outros que exibem futebol sem parar, é um milagre que as pessoas ainda namorem.

9. A própria palavra "amor"

Talvez porque seja muito ampla e muito usada, essa palavra se tornou quase sem sentido nos Estados Unidos. Outros países fazem um trabalho ligeiramente melhor, com um punhado de palavras para descrever as variações e os níveis de amor. Mas vamos lá, pessoas. Temos centenas de palavras para descrever nossos penteados e tipos de café. Já está na hora de dar um pouco de amor ao "amor".

10. A falta de exemplos de conduta

A Unicef estima que existam mais de 140 milhões de órfãos no planeta. Incontáveis outros vivem com mães solteiras, pais infiéis ou casais que não se dão bem. Eles imitam os pecados dos pais e passam a herança para os próprios filhos, recomeçando o ciclo. A ameaça mais séria ao amor é a incapacidade de enxergá-lo.

Fé

Egito

— Eu achava que vocês fossem mais velhos – disse Magued ao nos encontrar no aeroporto do Cairo.
– Estes cabelos grisalhos não contam? – perguntei.
– Eles me disseram que vocês eram escritores profissionais. Vocês se importam se eu tirar a gravata?
– Sim – respondeu Kurt. – Somos muito importantes.
– Claro – disse ele, tirando a gravata.

O mundo árabe gira em torno da transferência de responsabilidade, mesmo que não haja responsabilidade alguma para transferir. Os moradores do mundo árabe passam os dias refletindo sobre as ordens que lhes dão com mais frequência do que um treinador de futebol em um treinamento. Nova York disse ao Cairo que estaríamos no país. O Cairo repassou a ordem para a operadora Golden Tours, que repassou para a Agência Isis, que informou a empresa Ramsés Turismo, que ligou para Magued. Antes de chegarmos ao Egito, nossos dólares já haviam sido divididos, sendo que cabia a Magued fazer todo o trabalho e receber a menor parcela.

O Egito é um desses países que fazem o possível para que você não o explore sozinho. Tente. Recebemos várias ligações nos meses que antecederam a viagem tentando fazer com que entrássemos em excursões de 21 dias com nomes como Extravagância Egípcia e Maravilhas do Nilo. Não, não, obrigado, dizíamos. Só queremos conversar com as pessoas. Impossível, respondiam eles. Só se vocês entrarem numa excursão. Vocês podem conversar com os guias nas pirâmides. Eles falam inglês e 27 outros idiomas.

A maioria das pessoas acha que essa incansável proteção é resultado de um governo linha-dura que não quer que os estrangeiros vejam o lado menos pitoresco do país, as favelas e os vilarejos pobres, terreno fértil para sentimentos antiocidentais. Vejam a Esfinge, façam um cruzeiro pelo Nilo, andem num camelo. Ah, e deem gorjetas generosas. *Baksheesh! Baksheesh!* Agora voltem para casa.

Não concordamos. Isso é dar crédito demais ao governo egípcio. Eles têm dificuldades o suficiente para vestir seus oficiais e muito mais para fazer com que ajam de forma coordenada. Não, apelei para uma força muito mais poderosa: os empresários egípcios. Eles sabem todo seu itinerário, o tamanho da aliança de sua esposa, os espaços na sua casa que poderiam abrigar "tapetes artesanais" e sua predileção por dromedários ou camelos antes que o governo carimbe seu passaporte. No mundo do turismo, quanto mais escassos são os dólares, mais rápidas são as facas que os dividirão. O Egito é o Freddy Krueger.

– Quer dizer que vocês escrevem para uma revista? – perguntou Magued enquanto rumávamos para a cidade numa velha van branca.

– Não – eu disse.

– Para quem vocês trabalham?

– Para nós mesmos.

– Legal. Isso é impossível no Egito. Bem-vindo à terra de um milhão de chefes.

– Obrigado – eu disse. – Estamos entusiasmados de estar aqui.

– O que vocês procuram? As pirâmides? O Museu Egípcio?

– Amor.

– Amor?

– Queremos conversar com os egípcios sobre o amor.

– Isso é novidade para mim. Geralmente as pessoas só querem ver as pirâmides.

Magued trabalhou como estagiário para algumas operadoras de turismo antes de entrar para a empresa atual. O trabalho lhe permitia viajar também, o que era uma coisa muito rara entre seus compatriotas. Ele ria enquanto conversávamos, relaxando e se virando no assento do carro, ao mesmo tempo em que dava orientações ao nosso silencioso motorista. Sua testa parecia vinda diretamente de um hieróglifo, e a barba recém-feita já podia ser vista ao meio-dia. Por trás dos óculos de armação escura, seus olhos pareciam sombrios nos cantos. Eu diria que ele tinha uns 25 anos, mas geralmente eu me enganava quanto a esse tipo de coisa no terceiro mundo.

– Queremos saber como os egípcios fazem amor – disse Kurt.
– Seu irmão é um piadista – disse ele.
– Sim – eu disse. – Mas estamos curiosos sobre isso. Sexo. Namoro. Qualquer coisa.
– Certo. Sei aonde posso levá-los. Vamos para o hotel agora e depois daremos uma volta. Você pode me perguntar tudo que quiser. Sou um especialista no amor.
– Você é casado?
– Não. Mas todos os homens egípcios são especialistas no assunto.

Malas desfeitas, caminhamos pelo labirinto que são as ruas do Cairo. Passamos por antigos prédios de apartamentos em estilo *art nouveau* ou *art déco*, unidos por reboco e promessas. Pegamos a Rua Talaat Harb, diante de confeitarias cheias de doces árabes e *asabeeh*, para além de vitrines com os manequins menos sensuais do planeta (sem barriguinhas de fora ou bumbuns exagerados). Passamos por calçadas rachadas e pelos braços esticados dos mais pobres.

– O dinheiro se mudou para os subúrbios – disse Magued. – Os grandes shoppings ficam na periferia da cidade.
– Para onde você está nos levando? – perguntou Kurt.
– Aqui – respondeu Magued, depois de passarmos por uma ponte e descermos até uma confusão de lojas e vendedores superestimulados que faziam a Bolsa de Nova York parecer tranquila. Os apelos eram entusiasmados, e as mercadorias eram caprichosamente divididas por temas. Aquela rua abrigava vendedores de aparelhos eletrônicos, móveis e, em todos os lugares, lembrancinhas.

– Senhor, pode olhar. Não paga.

Carrinhos e barracas bloqueavam todos os espaços disponíveis das calçadas e a rua, impossibilitando o trânsito, mas sem avisar os caminhões que tentavam passar por ali.

– Adorei isso – disse Kurt. – O caos completo. Tome, tire uma foto de mim com a multidão no fundo.
– Não quero fazer compras – eu disse.
– Você disse que queria ver o amor, não? – perguntou Magued.

– Sim.
– Aqui está o amor.
– Aqui está o comércio. A toda velocidade.
– Fique aqui. Observe. Vou tirar a foto do seu irmão.

Virei-me, entrei num açougue e esperei, entre cabeças de carneiro e um barril cheio de óculos de sol de plástico, como Magued me instruiu. Um cansado vendedor de frutas apoiou os braços no carrinho e ficou ouvindo os consumidores, mostrando-lhes laranjas. Sua balança parecia ser de outro século, com pesos feitos à mão e de precisão duvidosa. Kurt e Magued surgiram em meio à multidão.

– Estou certo? – perguntou Magued.
– Sobre o quê?
– O amor. Está vendo?
– Vejo um vendedor entediado e vários compradores enjoados.
– Meu caro, olhe para isso. Olhe aquele homem ali. Ele não está comprando fruta.

Um egípcio calvo de terno escuro remexia as laranjas sem olhar para elas. Ao lado dele estava uma mulher corpulenta com metade da sua idade, usando uma saia comprida marrom, uma tiara cravejada de pedras preciosas e uma bolsa de couro para as compras. De modo brusco e repentino, o braço do homem resvalou no dela ao pegar outra laranja. Eu não teria visto isso se Magued não tivesse me mostrado.

– Ele está dando em cima dela? – perguntei.
– É mais um gesto para ver o que acontece.

Nesse caso, a jovem pegou a bolsa e saiu sem fazer nenhum comentário nem hesitação.

– Isso é tudo? Aquilo foi a cantada dele?
– O que importa não é a ação, e sim a reação. Ela reclamou? Ela olhou para ele? O homem está experimentando. O homem egípcio gosta de experimentar.

Vimos isso várias vezes na terra do Nilo. Por trás dos véus e dos códigos sociais, há uma dança complexa entre homens e mulheres, tão intricada e onipresente quanto os outros flertes no mundo. Só é mais sutil. Na ponta dos pés, e não um tango. Quanto mais conservadora a região, mais delicado o ritual.

Os árabes são mestres dos olhares fortuitos. Eles veem tudo com os cantos dos olhos, a cabeça fixa e a expressão estoica. Uma mulher flagrada encarando um homem seria considerada uma vadia e possivelmente castigada pelas pessoas próximas. Os homens não têm problemas em repreender mulheres desconhecidas pelo que consideram infrações às regras de conduta social islâmicas, e aquele que condena com mais veemência é, em geral, o que mais as viola.

As consequências também podem ser ruins para os homens ousados em suas cantadas, principalmente se a mulher for casada. Poucos egípcios impediriam que um homem fosse espancado por um marido ultrajado. Poucas cortes egípcias condenariam um marido que matasse o amante da esposa. O melhor é manter os olhos atentos e as mãos ao lado do corpo.

– Então, Magued – eu disse. – Sempre me perguntei sobre isso. Como os homens árabes encontram a mulher dos seus sonhos se ela está coberta por um véu?

– Com muito cuidado – respondeu ele. – Os egípcios lhe dirão que podem decifrar a beleza de uma mulher mesmo que ela esteja vestindo uma burca preta, toda coberta. Os pulsos e tornozelos, dizem, revelam as curvas ocultas. E os olhos, os olhos entregam tudo.

Os compatriotas de Magued nos disseram a mesma coisa.

– Dá para ver no rosto dela se ela reza cinco vezes por dia.

– A maioria dos egípcios olha a parte de trás do tornozelo. Se for redondo, é um bom corpo. Se for fino, ela é magra demais.

Sim, você leu certo. Homens e mulheres no Egito acham que a magreza é um sinal de pobreza e incapacidade de dar à luz. As mulheres encorajam umas às outras a usar enchimentos para aumentar o corpo. Alteram até mesmo os vestidos mais conservadores para dar ênfase às curvas.

As mulheres mantêm suas preferências em relação aos homens escondidas de todos, exceto de suas amigas mais próximas e seus pais. Claro que elas têm opiniões claras sobre a aparência física e a conduta. Claro que notam. Todas as mulheres egípcias notam. Elas só não podem fazer nada a respeito em público. Isso seria prejudicial ao único caminho que a sociedade muçulmana lhes permite, um objetivo com o qual todas elas sonham sem hesitar: o casamento.

Depois de alguns dias no Cairo, Magued nos colocou num cruzeiro pelo Nilo. Hoje tenho certeza de que o passeio está inscrito no código genético de todos os egípcios que trabalham com turismo. Kurt reclamou, mas Magued o tranquilizou. Essa excursão seria diferente. Voamos para o sul até Assuã para embarcar num navio rumo ao norte. Saudações ao nosso novo governante, o *Crown Princess*. As atividades a bordo eram dança do ventre e banquete árabe. Outros navios semelhantes estavam ancorados no litoral, todos com nomes que pareciam vindos do Canil de Westminster: *Domina Prestige, Alexander the Great, Nefertari*.

– Tenho que sair deste navio – eu disse a Kurt.
– Vamos chamar o Magued e ver se conseguimos nosso dinheiro de volta.
– Aqui é o Egito. Ninguém consegue o dinheiro de volta.
– Então vamos pelo menos aborrecê-lo.

Os navios de cruzeiro se enfileiravam como gado no curral. Depois de uma hora, eu me sentia também como gado. Para chegar a terra firme e à liberdade, tivemos que passar pelas recepções e pelos detectores de metal de cinco navios enfileirados entre o nosso e Assuã. *Sun Princess, Luxor, Sun II*. Terra. Apressamo-nos para qualquer lugar longe dali.

Kurt viu uma central telefônica na rua principal. A um quarteirão da área turística, as ruas e os prédios se atrofiavam e se amontoavam. Eram artérias secas através das quais os dólares estrangeiros não fluíam. Ele desapareceu dentro de uma cabine telefônica enquanto eu pagava pela ligação.

– Parabéns – eu disse para a jovem atendente.

Ela tirou os olhos da pilha de papéis.

– Seu noivado – eu disse, apontando para a fina aliança de ouro.
– É só um anel.
– Ops. Desculpe.
– Não tem problema. Sou mesmo noiva.
– Nossa. Parabéns novamente.
– Obrigada.

O véu que ela usava caiu um pouco para trás, expondo as sobrancelhas arqueadas e a testa reluzente. Dei uma olhada em volta para me certificar de que não havia mais ninguém no lugar.

– Meu nome é Franz.
– Marwa.
– Meu irmão e eu estamos aqui numa missão.
– Sobre o quê?
– Amor.

Ela também espiou a sala por sobre meus ombros.

– Você se importa de me responder há quanto tempo está noiva?

– Cinco meses.
– E você o conheceu aqui na cidade?
– Aqui mesmo. Ele precisava fazer uma ligação.
– Casamento grande? Ouvi dizer que os egípcios adoram grandes cerimônias.
– Umas mil pessoas.
– Quando vocês se conheceram, o que ele disse? Ele a elogiou?
– Não.
– Sorriu?
– Não.
– Ele disse algo que a fez pensar que ele estava interessado em você?
– Não.

Ele fez o que a maioria dos homens no Egito faz quando decidem que estão prontos para o casamento: foi até a casa da família dela, apresentou-se, informou-lhes sua idade, escolaridade, pretensões profissionais e o histórico familiar. Depois disse que queria se casar com ela. É um processo delicado, uma espécie de entrevista de emprego na qual há muita coisa em jogo, um ritual que varia de região para região.

Os relacionamentos ficam sérios rapidamente por aqui. Esqueça os estágios intermediários. Esqueça a ideia de primeiros encontros embaraçosos no Applebee's ou aquele momento de pânico quando você vai dar um beijo de despedida e não sabe o que fazer. Os egípcios pulam todo o ritual de flerte. Nesta terra islâmica, e principalmente em meio aos vilarejos rurais do Baixo Egito e no deserto, você não namora. Você se casa. O Alcorão diz que, se vocês tiverem um encontro como um casal, haverá três pessoas: a mulher, o homem e o diabo.

Em algumas partes do Egito, o aspirante a noivo envia os pais para que façam o pedido em seu lugar. Se ele o fizer por si mesmo, não pode elogiar demais a moça, com medo de que o vejam como um homem promíscuo. Comentários sobre a beleza dela são considerados vulgares. Uma frase como "Agora eu vejo de onde ela herdou a beleza" faria com que Romeu fosse chutado da casa. Ele tem de manter uma expressão neutra e amigável, atendo-se aos aspectos mais importantes para a família dela: sua fé, sua renda, sua família e suas pretensões.

Marwa ficou sentada num canto durante todo o pedido de casamento.
– Você ficou surpresa? Feliz? Assustada?

– Não pude dizer muita coisa, porque minha família me acharia muito atirada. É assim que as coisas funcionam aqui.

– Mas você queria se casar com ele?

– Sim. Ele é um homem respeitável, gentil. Você pode confiar nele. A relação aconteceu de repente.

Vou lhe dizer. Os egípcios, em sua maioria, estão à vontade com esse cenário. Incluindo as mulheres. O amor, como eles o veem, é algo que nasce do compromisso e do casamento. É um produto da união saudável e não um pré-requisito para que a união aconteça. Se uma mulher espera outra coisa, ela vê a situação nesses termos, isto é, como uma espera, como um elo único na vida, que jamais se repetirá. Por que você deixaria a decisão sobre algo tão importante quanto o casamento depender de aspectos tão triviais como os sentimentos, a paixão ou o frio na barriga? Muito mais importantes são as estruturas familiares e o apoio financeiro. O casamento é uma decisão racional, não emotiva. Só um tolo lhe diria o contrário.

Depois que o pretendente saiu de sua casa, a família de Marwa começou a fazer perguntas a respeito dele. Mas não para Marwa. A opinião dela não era tão importante quanto a das pessoas que o conheciam e cresceram com ele. A família levou duas semanas para checar as referências sobre o caráter dele, um tempo normal, de acordo com o código social egípcio. Se as perguntas demorassem poucos dias, era porque não tinham sido feitas de acordo; se demorassem mais de duas semanas, o aspirante a noivo podia presumir que a resposta seria negativa. Muitas famílias consideram que esse é um meio educado de recusar um pedido de casamento. A exceção se dá quando a família do homem mora longe.

Isso tudo é muito bom, sob a perspectiva masculina. Ele também faz uma pesquisa própria, perguntando às pessoas, com cuidado, sobre a mulher com a qual pretende se casar.

– Por favor, venha ao meu casamento – disse Marwa, bem baixinho, para que Kurt não pudesse ouvi-la.

– É muito gentil da sua parte.

Outro cliente abriu a porta.

– Só, por favor, leve uma mulher com você – sussurrou ela. – Não quero que as pessoas suspeitem de nada.

– Mano – chamou Kurt, passando o braço ao meu redor ao caminharmos para fora. – Você gosta de dança do ventre?

– Você não conseguiu a devolução do nosso dinheiro.
– Franz, um cruzeiro pelo Nilo é obrigatório aqui no Egito. Uma experiência única na vida.
– Ei, amigo – gritou um comerciante na Rua Saad Zaghloul.
Paramos.
– Nunca tive tantos amigos quanto no Egito – disse Kurt.
– Como vão os negócios? – perguntei.
Nunca pergunte a um empresário árabe como vão os negócios.
– Não consegui vender nada a semana toda! Venham. Sentem-se. Olhem à vontade.
As prateleiras brilhavam com candelabros de cobre, caixas laqueadas e todo tipo de coisas referentes a Tutancâmon.
– Certo – eu disse. – Vamos falar sobre o amor.
– Tudo bem. Hamid!
Um assistente surgiu com uma bandeja de chá. Ahmed o instruiu a colocá-la no chão, depois olhou para nós antes de acender um cigarro.
– Vocês se importam?
– Vá em frente.
Ele tragou profundamente e alisou o cavanhaque. Suas roupas e sua insolência pareciam norte-americanas. De Las Vegas, talvez. Não, de Laughlin. Ele tinha 28 anos – velho, de acordo com sua mãe, que o importunava durante todas as refeições para que se casasse.
– Maomé diz que devemos ter muitos filhos para aumentar o número de muçulmanos – disse ele. – Assim o país permanece grande e forte, pronto para lutar contra Israel.
Sem mover a cabeça, Ahmed dava uma olhada em cada mulher, turista ou egípcia, que passasse pela loja.
– Que tal essas duas? – perguntei, apontando para duas adolescentes egípcias usando calças jeans.
– Muito ruim. Essas meninas não se casam. De acordo com a religião, a mulher precisa ter bons modos, boa família, ser respeitável e educada. Gostamos das mulheres bonitas, mas isso não é uma necessidade.
Ahmed ecoou a opinião da maioria dos homens egípcios que conhecemos. Eles disseram que a beleza está no fim da lista de qualidades da esposa ideal. A devoção, "como disse Maomé, que a paz e as bênçãos estejam com ele", era claramente a coisa mais importante, com "boa família" em segundo lugar, o que aqui e no restante do mundo é um eufemismo para "família rica".

Potencial maternal e zelo vêm a seguir na lista de preferências. Os homens egípcios se orgulham de não ser tão obcecados com a aparência física, embora sejam rápidos ao opinar sobre isso.

– Primeiro o rosto – disse Ahmed. – E os seios. E a forma. Preferimos que a pele seja de um tom entre o branco e o negro. Como a Jennifer Lopez!

– Parece que o mundo todo está apaixonado pela Jennifer Lopez – eu disse.

– Ah, cara.

– Mas como você consegue avaliar o potencial de um relacionamento depois de tão pouco tempo? O que você faz depois que a família aprova o pedido?

– Testes! – disse ele.

Testes, dizem seus compatriotas. Os egípcios se ocupam em desafiar todos os estágios do relacionamento, provocando e sondando com tanta frequência que é surpreendente que qualquer relação dê certo. Até agora, todas as noivas em potencial de Ahmed foram reprovadas.

– Nós nos encontramos novamente na cafeteria – disse ele. – Eu digo coisas como "Esqueci a carteira". Isso porque sou rico. Quero saber se elas me amam ou amam meu dinheiro.

– Achei que você não tinha conseguido vender nada a semana toda!

– Isso foi antes.

Uma mulher passou na primeira fase. Depois de Ahmed lhe dizer que precisava pagar uma dívida no banco, ela tirou os braceletes dos pulsos e lhe ofereceu o ouro.

– Ela passou nesse teste, mas foi reprovada em outro. Ela me disse que havia dormido com um homem. Eu preciso me casar com uma virgem.

Ops. Os muçulmanos jamais abrem mão desse detalhe, embora muitos confessem que o sexo na noite de núpcias não foi a primeira vez deles. Como um aspirante a noivo me disse:

– Quando você vai comprar uma fruta, você quer uma que esteja exposta na rua ou dentro de uma caixa, na loja? Eu não quero uma fruta que todo mundo já tenha tocado. Quero uma da caixa.

– Nos Estados Unidos, você não pode comparar uma mulher a uma fruta – eu disse. – Você só pode comparar *partes* da mulher a frutas. Lábios como cerejas e coisas do gênero.

As divorciadas são a única exceção à regra das virgens.

– Sem problemas – disse Ahmed, enquanto um amigo comerciante meneava a cabeça em aprovação. – Nós as vemos como mulheres fáceis. As outras

mulheres não querem que uma mulher assim entre em sua casa. Elas acham que o marido vai dormir com ela.
As turistas também têm passe livre.
– Para uma estrangeira, não é um problema se ela mostra o corpo e não é virgem – disse ele. – Meu sonho é me casar com uma americana. Se eu morasse nos Estados Unidos, lavaria pratos. Ela pode ser cristã e até judia.
– Uau, isso é que é amor – eu disse.
– Sabia que os judeus contaram à comunidade deles sobre o 11 de setembro no dia anterior? Por isso que nenhum judeu morreu.
Balancei a cabeça, mais triste que irritado, e disse que ele estava enganado.

Sob a luz da manhã, enquanto os turistas franceses dormiam e os tripulantes varriam a grama artificial do deque, sentei-me com o café no deque superior do navio e procurei pelos egípcios de antigamente. Do outro lado, bancos de areia e palmeiras, e aves que eu conhecia apenas das palavras cruzadas, íbis e flamingos, voando em meio a destroços de um naufrágio. Um minarete, ao longe, chamava os homens à oração. Embarcações a vela transportavam bodes e caixas, e o sol nascente se espreguiçava para seu ataque diário.
Depois de uma hora, as cadeiras do deque começaram a se encher de europeus de pele curtida, e, com a chegada deles, lá se foi minha imagem romântica. Aportamos no meio do dia em Edfu e vaguei pelo navio pensando nos testes de relacionamento dos egípcios. Passei pelos carrinhos de bugigangas e entrei na cidade, passando ainda por carroceiros que falavam um inglês direto e repetiam velhas piadas sujas. Testes. Não é de admirar que as mulheres egípcias que encontrei parecessem um pouco cansadas.
Fazemos o mesmo.
A verdade, acabei descobrindo, é que a maioria das mulheres no Egito conhece esse joguinho e também as respostas mais apropriadas, as que mais agradarão ao parceiro. O choro delas é, em geral, tão artificial quanto os truques dos homens. *Mais uma vez: igual aos Estados Unidos.* Não era o modo mais honesto de começar um relacionamento, mas tanto os homens quanto as mulheres defendiam a importância de testar o laço que os unia antes de consumar o casamento.
Parei atrás de um grupo de estudantes que viam o Bob Esponja numa televisão granulada ao ar livre. Uma menina parou de ver o programa para me olhar. Acenei e, por um segundo, ela acenou de volta. *Em que idade isso deixa de acontecer por aqui?* Um homem de 20 e poucos anos se aproximou.

— Você conhece esse programa? – perguntou.

— Sim, mas ainda não consigo entendê-lo. Tem alguma coisa a ver com uma esponja-do-mar hiperativa e um alfaiate ruim.

— As crianças adoram.

Mohamed usava calça Levi's e boné Nike e falava em visitar os Estados Unidos um dia.

— Meu sonho!

Ele consumia um bocado da cultura norte-americana, misturando estilos e gostos com antigas normas árabes. Falava com entusiasmo das histórias de amor de Hollywood, mas era muito mais contido quando se tratava de sua própria vida amorosa. Um filme é fantasia, disse ele, e um relacionamento é coisa séria.

— No Egito, os homens e as mulheres não são amigos – afirmou. – Temos um costume. Não podemos ter esse tipo de amizade. Se eu vivo como um ocidental, não sou digno de confiança.

Mohamed explicou que, recentemente, aceitou um trabalho de dois anos na Arábia Saudita. Da carteira ele tirou uma fotografia de casamento melhorada no computador: sua noiva posando séria, Mohamed com a mão no ombro dela, diante de um céu púrpura e estrelado, a silhueta deles amontoada num canto da imagem. "FELIZ CASAMENTO", dizia a legenda. Ele planejava levar a esposa e a filha para Riad assim que ganhasse dinheiro suficiente para sustentá-las. Por enquanto, elas viviam com a mãe dela.

— Quando decidi me casar, fiz uma lista das moças e comecei a fazer perguntas – disse Mohamed. – Quem é a família delas? Quem será o avô e a avó dos meus filhos? A família vem em primeiro lugar.

— Parece bem prático – eu disse.

— O Profeta diz que você se casa com uma mulher por quatro coisas: a beleza interior, o dinheiro, a família e a religião. Ele disse: "Recomendo que você escolha uma mulher para se casar de acordo com a religião. Você jamais se arrependerá". Ele também disse que o mais importante, depois de ser religiosa, é ser uma boa mulher. Quando você olha para ela, ela o agrada. Quando você estiver longe de casa, ela não o trairá. Tentei testar os bons modos dela depois que decidi me casar. Perguntei às amigas dela sobre seu comportamento. Ela sai muito? É educada? Segui esses critérios e fiquei convencido.

Mas ele não tinha convencido a família dela. Isso porque havia outro noivo em potencial, um homem que a pedira em casamento antes de Mohamed. O que é proibitivo no mundo árabe. Não compre o mesmo que seu irmão, diz o ditado. Melhor deixar a família tomar a decisão sozinha. Mohamed não sabia que havia outro pretendente. Pior que a competição era que seu rival tinha emprego. Ele não.

Depois de duas semanas de preocupação, a sorte sorriu para Mohamed. Seu sogro em potencial havia estudado no exterior e se considerava um homem progressista. A opinião da jovem decidiu a questão, algo raro no Egito e um bilhete premiado para Mohamed.

– O pai dela achava que eu tinha de ser rejeitado porque havia me formado, mas não tinha um bom emprego. O outro homem era professor. Por isso ele preferia o outro.

– Mas você conseguiu, cara. Parabéns!

– Fiquei muito feliz, mas também um pouco triste. Senti-me mal por causa do outro homem. Ele a pediu em casamento primeiro e eu não tinha o direito de fazer isso. Assim que noivamos, procurei emprego imediatamente. Consegui um duas semanas mais tarde.

As mulheres que entrevistamos, geralmente em casas ou em regiões distantes dos olhares do público, falavam em bom emprego, boa família e bons modos. E religião acima de tudo. Com frequência elas citavam o Profeta: "Se um homem se aproxima de você com devoção e bons modos, case-o com sua filha". Elas sabem que rejeitar homens demais pode ser prejudicial para a reputação delas e da família. "A sombra de um homem é melhor do que a sombra de um muro", aconselha um provérbio egípcio. Não seja exigente demais.

Mulheres, principalmente as solteiras, consideram o casamento um pré-requisito para uma vida feliz. Você precisa de um marido para ter filhos e de filhos para ter felicidade, dizem elas. Simples. Isso está escrito no Alcorão. Ore, se case, ore, multiplique-se, ore.

Esse objetivo está tão marcado nas esperanças das jovens que elas evitam ações que possam ser usadas contra elas na busca de um casamento – conversas casuais com homens estranhos, principalmente com roupas e gostos ocidentalizados, uma voz alta demais, demonstrações públicas de afeto e sexo. O desejo de sexo pré-marital é reprimido, apesar da alta taxa de divórcios, traições frequentes e uma onda de crítica em todos os vilarejos e cidades quanto ao mau comportamento dos homens. "Confiar num homem é como confiar na água dentro de uma peneira", diz outro provérbio egípcio. Para a maioria das mulheres, o futuro delas está atado a um homem e um casamento. Elas fazem o jogo dos resultados, e não joguinhos de namoro.

– As mulheres egípcias não podem abdicar dos ideais de um casamento e uma família – disse uma mulher casada, hesitante em nos falar seu nome. – As americanas não pensam tanto nas consequências. Elas se atêm àquilo que querem. As egípcias pensam apenas nas consequências. Elas querem evoluir, mas não querem correr o risco de perder o que desejam. Elas esperam pela oportunidade. As mulheres no Egito são pacientes e calculistas.

Mas sem essa. Mesmo com esse conceito prático de amor e casamento, com todas as investigações e confirmação das referências pessoais, com famílias que dão apoio e crenças reforçadas, não há muitos casos de arrependimento? O que acontece quando um casal descobre que não tem nada em comum?

Sem problemas, diz o Egito. É para isso que serve o noivado. Para muitos egípcios, esse é o plano B. O noivado é apenas um período de namoro formal, com a proteção do casamento para diminuir as chances de a mulher ou a família ser desonrada. Kurt e eu conhecemos vários homens que noivaram duas, três, quatro vezes. Mas há limites.

– Você não pode noivar muito – disse Magued. – Senão vai à falência.

E quanto ao sexo? Bem, a boa notícia para quem quer que esteja pensando em sexo no mundo muçulmano é que o Alcorão está cheio de instruções e estímulos. A má notícia é que o Alcorão está cheio de instruções explícitas e estímulos. Nada está implícito aqui. Na verdade, historicamente os muçulmanos são muito mais abertos do que pessoas de outras religiões quanto ao sexo e o papel que ele deve exercer na sociedade. Eles até têm seu próprio manual, *O jardim perfumado*, um texto do século XV parecido com o *Kama Sutra*, posição a posição.

Os imãs e clérigos de hoje são vistos não apenas como professores do Alcorão, mas também como conselheiros matrimoniais e sexuais. Eles são uma mistura de dr. Phil e Pat Robertson, e seus conselhos em ambas as frentes estão, em geral, entrelaçados. Como parte das responsabilidades deles, espera-se que os religiosos se casem cedo e produzam tantos descendentes quanto possível. Um imã sem filhos seria como um professor sem diploma. Os clérigos estão sempre dispostos a conversar sobre sexo com qualquer pessoa que os ouça. É aí que começam os desentendimentos.

O Alcorão é razoavelmente explícito em vários assuntos relacionados ao sexo. Faça sexo para reproduzir ou mesmo por prazer, defende o texto sagrado. Dê prazer ao seu parceiro. Torne o sexo agradável. Apenas limite sua atuação à sua esposa. "Espanque os adúlteros e as adúlteras cem vezes." Abstenha-se durante certas ocasiões: períodos de jejum ou quando as mulheres estão menstruadas, por exemplo. E fique longe do homossexualismo. "Se dois homens cometem um ato pecaminoso, castigue ambos."

As discussões surgem em áreas não explicitadas pelo Alcorão, transbordando para debates na mesquita e em salas de bate-papo na internet, em bares de narguilé e nas esquinas, todos lugares controlados pela voz masculina. Os egípcios adoram falar de sexo em público. O único problema é que as mulheres raramente participam da discussão. O único lugar onde os árabes não falam sobre sexo, diz a piada local, é na cama.

O resultado disso é uma lógica deformada. Pergunte às mulheres. Os homens nos cafés entram em demorados debates sobre se as esposas deveriam ou não estar vestidas durante o sexo ou se o sexo oral é permitido entre os muçulmanos. Os xiitas condenam a masturbação, enquanto alguns sunitas defendem uma abordagem mais conciliadora. Poucos assuntos são proibidos.

Os homens egípcios conversam sobre tais temas com ênfase e cuidado, atendo-se a termos teóricos, sem dar lição a seus irmãos sobre a prática que empregam em casa. Quando mencionam a esposa – raramente –, referem-se a ela não pelo nome, e sim como "a mãe dos meus filhos".

– Se você for um bom muçulmano, não pode olhar para os seios e a vagina da sua esposa – disse Esam, um pastor de Edfu.

– Eu achava que o motivo de a sua esposa usar um véu era que só você podia apreciar a beleza dela quando as cortinas fossem fechadas – eu disse.

– Não, ele evita que os outros a vejam. Não é para você.

– O Alcorão diz que você não pode olhar para os seios da sua esposa?

– O Alcorão não. O Hadith.

Muitas das restrições na alcova defendidas pelos religiosos não foram tiradas do Alcorão, e sim das reflexões e observações posteriores registradas por seguidores de Maomé. O Hadith.

Então o Egito de hoje tem um Alcorão que fala sobre alguns temas sexuais, mas deixam outros abertos à discussão, com clérigos que discordam veementemente em alguns temas, um debate que ignora a opinião das mulheres e um abismo enorme entre as gerações, sem falar na limitada educação sexual das escolas e na repressão às histórias de amor hollywoodianas nos cinemas.

O resultado? Sexo horrível, dizem alguns nativos.

– Os homens não respeitam os sentimentos das mulheres – disse Inji. – Eles acham que o sexo é para lhes dar prazer. Eles não sabem dar prazer à mulher, e nem tentam. Os casais não falam sobre sexo. Eles não dizem o que querem, nem mesmo depois de casados.

– Não temos coragem de falar sobre sexo com detalhes – disse Haila, referindo-se à falta de comunicação entre homens e mulheres egípcios.

O filme *al-Naama wa al tawoos* (O avestruz e o pavão) ressoou entre vários egípcios. Ele conta a história de um noivo sem experiência que não sabe como deve se comportar na cama na noite de núpcias. Sua solução é praticar sexo com prostitutas e consumir horas de pornografia. Isso, claro, assusta sua esposa na lua de mel e acaba com a vida sexual do casal.

Desembarcamos em Luxos e nos afastamos apressadamente do navio. Por um bom motivo. Kurt e eu atravessamos o país, de Almançora e Dahab até o Sinai e de volta ao Cairo, interrogando os egípcios sobre o amor. Não tivemos problemas em encontrar homens dispostos a conversar, a maioria deles sentada do lado de fora do local de trabalho ou ao lado de um narguilé nos cafés. Nós nos sentávamos e conversávamos. E conversávamos mais. Minha mão ficou cansada de escrever o que eles diziam. Os homens árabes não têm medo de aborrecer quem os ouve.

Nos vilarejos e nas áreas agrícolas, conversamos sobre os prós e os contras de se ter mais de uma esposa.

– Duas sogras não é bom. Falam demais, gastam demais.

Muitos guardam isso em segredo, mentindo para os recenseadores quando eles visitam as cidadezinhas para contar os habitantes. Os mais jovens e urbanizados preferem apenas uma esposa e uma família menor.

– Dois filhos, um menino e uma menina.

Mais difícil foi encontrar mulheres abertas. Tente conversar em público com uma mulher no mundo árabe. Em cinco minutos você terá dezenas de homens intrometidos respondendo por ela e depois discutindo entre si sobre o que a mulher pensa. Kurt e eu conversamos com mulheres longe do olhar público, em salas de estar e nos fundos das lojas.

Mesmo assim elas falavam como se estivessem sob vigilância. As solteiras falavam de casamento como a única via para a felicidade. Falavam muito mais sobre o casamento do que sobre o homem com quem gostariam de se casar. Era como se não associassem uma coisa à outra. Suas mães e irmãs defendiam as virtudes do casamento – ter um parceiro para a batalha da vida, segurança financeira, filhos, filhos, filhos –, esquecendo-se completamente dos homens.

Estamos bem, diziam elas, às vezes convincentemente. Não precisamos nos espelhar no Ocidente. Não precisamos de seu exemplo fracassado, poderíamos acrescentar. Estamos fazendo progresso, meio ao acaso. As coisas avançam mais lentamente por aqui. Estamos ganhando mais voz. Enquanto o homem está sentado no café, vivemos a vida real. Se o casamento não está indo bem, podemos começar um processo de divórcio. Isso o obrigará a pagar pensão alimentícia. Nossos cargos e prestígio estão aumentando no governo, na mídia e na vida.

Não somos criaturas tão impotentes quanto vocês pensam. Nossa força é invisível a seus olhos. É algo que está entre quatro paredes. Escolhemos esse estilo de vida. Esqueça o véu. O Ocidente se atém demais ao véu. Queremos usá-lo. Ele evita problemas. É mais fácil para nós.

Estamos satisfeitas. Mesmo. Seja feita a vontade de Deus. *Insha'Allah*.

Durante anos eu quis ver uma luta, uma revolta em massa das mulheres do mundo islâmico, exigindo abertamente igualdade e respeito. Eu queria protestos e greves. Os portos de Gdansk, a Praça da Paz Celestial.

Não se preocupe, garantiram as mulheres egípcias. A luta já está acontecendo, mas longe dos seus olhos.

Por fim, acreditei nelas.

– Estou congelando – disse Kurt enquanto avançávamos, na traseira da caminhonete, pelo ar noturno do deserto.

– Abdul disse meia hora – eu disse. – Já faz meia hora.

– Esse cara é amigo dele ou algo assim? O cara que está se casando?

– Parece que por aqui você sempre é amigo ou primo de alguém.

Conhecemos Abdul naquele mesmo dia, mais cedo. Ele era um homem genioso, de uma antiga linhagem de egípcios que abordam ocidentais nas ruas para oferecer tudo que podem – viagens, passeios, comida, ajuda. Depois de vários anos na estrada, eu sentia que éramos capazes de diferenciar os malandros dos anfitriões em poucos minutos. O radar do dinheiro, era como chamávamos. A antena de Kurt era um pouco mais precisa que a minha. Abdul pareceu sincero quando se ofereceu para nos acompanhar até um casamento num vilarejo naquela noite. Vou de qualquer modo, disse ele; por que vocês não vêm junto? Pareceu uma boa ideia na hora.

Finalmente diminuímos a velocidade e saímos da estrada principal rumo a um complexo de apartamentos inacabado. Um velho se levantou de uma poltrona, fumando um cigarro, e apontou para o lugar onde deveríamos estacionar. Ele nos abraçou.

– O pai – disse Abdul.
– Bem-vindos, bem-vindos – disse ele. – Obrigado.
– É uma honra – eu disse. – Obrigado por nos convidar para a festa.
– Odiamos o George Bush, mas amamos os americanos – disse ele, um mantra repetido várias vezes.

Nós o seguimos até a escada, um tubo de aço e reboco. O equivalente no Egito às ruas de lojas dos Estados Unidos é o prédio residencial inacabado. Como se todo o país tivesse perdido o financiamento para a construção ao mesmo tempo.

– Eles planejam concluir a construção? – perguntei a Abdul.
– Não até que se casem e as famílias decidam como pagar.
– Ah, entendo.

No Egito, vive-se na casa dos pais até o casamento e se muda para uma casa nova logo depois. Só então é que as famílias abrirão as carteiras e concluirão a construção. *Fatha* é um processo de negociação, às vezes intenso, ainda que existam padrões e normas para evitar brigas. Muita coisa depende da riqueza. Como em qualquer outra negociação no Egito, quem tem mais paga mais.

Se a situação financeira for igual, tradicionalmente a família da noiva paga pela cozinha, desde as instalações elétricas aos utensílios. A família do noivo, então, é responsável pelo encanamento, salas de estar e jantar. Para o quarto, a família da noiva comprará os móveis, e a do noivo, o colchão. No Egito, sempre é o homem quem compra o colchão.

– E é sempre o homem quem compra a televisão – disse Inji, uma mulher que conhecemos no Cairo. – Ter uma televisão é um sonho para muitas mulheres egípcias.

Tanto quanto possível, eles tentam dividir as coisas igualmente para que todos se sintam bem com o casamento e não briguem durante a cerimônia por causa do preço do carpete. Eles também se esforçam para garantir a igualdade caso a relação não dê certo. Será mais fácil dividir os pertences, explicam as famílias mais sábias.

Os pais há muito tempo constroem casas inacabadas no interior, moradias que serão habitadas por seus filhos e filhas quando se casarem. As raízes dessa prática remontam à época em que as noivas eram crianças e os noivos, pré-adolescentes, jovens demais para viverem sozinhos. Por necessidades, o processo sempre foi solidário.

Kurt e eu batemos na porta aberta.

– Bem-vindos, entrem – disse um jovem se levantando da poltrona para nos receber.

Magro e nervoso, com um cavanhaque ralo e um casaco esportivo, o noivo parecia prestes a entrar na escola secundária.

– Bela televisão – eu disse.
– Obrigado. Minha esposa, foi ela quem escolheu.
– Você está melhorando a casa.
– Minha família. Vou lhes mostrar.

O mundo árabe pode parecer monocromático do lado de fora, mas entre quatro paredes é uma mistura do vibrante e do ousado. A cozinha deles era azul-bebê, o quarto, um verde-musgo exagerado. As paredes foram pintadas antes de as janelas receberem esquadrias. Detalhes, detalhes. Tudo dentro da normalidade egípcia. A geladeira deve ter custado o salário de um mês. Caixas e sujeira se acumulavam na parte de baixo da escadaria. Olhei pela janela e vi um canal de esgoto a céu aberto e uma calçada suja e me lembrei dos antigos apartamentos soviéticos com áreas comuns abandonadas e sem despensa.

– Parabéns, amigo – eu disse. – Desculpe por não ter trazido um presente de casamento.

– O presente é vocês estarem aqui. Vocês trarão sorte ao meu casamento.

– Não tenho certeza disso. Minha noiva não apareceu no meu próprio casamento.

O jovem franziu a testa e eu achei melhor não explicar, percebendo que talvez não fosse uma boa hora para isso.

– Brincadeira – eu disse.
– Por favor, sentem-se – disse ele, apontando-me o sofá diante da televisão.
– Já estamos de saída.

Um tio cochilava numa poltrona macia enquanto o noticiário egípcio mostrava várias imagens de George Bush e soldados camuflados.

Aquela não era nossa primeira festa de casamento. Kurt e eu fomos a algumas no Cairo e em Assuã. Os casamentos não pareciam muito diferentes da versão norte-americana. Na última metade do século, as cerimônias de casamento egípcias, antes celebrações de aldeões, passaram a ser realizadas nos salões de baile dos hotéis. Eu gostava de ver carroças na frente dos hotéis ou velhas gritando. O restante era como uma cena do filme *Afinado no amor*, desde as amêndoas cobertas de chocolate e os vestidos de noiva de cetim até os sucessos da década de 80 tão altos que podiam ser ouvidos da Líbia.

Os egípcios economizam a vida toda, apenas para gastar todas as economias em duas semanas: mobiliando a casa e pagando pela cerimônia de casamento. Tradicionalmente, é a família da noiva que paga as festas de noivado, enquanto a do noivo é responsável pelas festividades matrimoniais. As celebrações são mais para unir as famílias do que os noivos. Eles são festeiros não muito sutis, convidam todo mundo, com festas repletas de velas e belos trajes.

Os casamentos egípcios realizados em hotéis são animados e divertidos. E completamente sem inspiração. Como tantos casamentos americanos, os casais às vezes parecem restritos à agenda rigorosa.

Exatamente como o seu. Você tinha um cronograma de dez páginas, lembra?

Abdul, Kurt e eu pulamos na caçamba da caminhonete e seguimos o noivo em direção à música. Eu a ouvia enquanto seguíamos pela estrada de terra. Era mais como um zumbido, um lamento agudo abrindo caminho em meio aos casebres e às ruas da cidade. Estacionamos o veículo a alguns quarteirões da festa. Tambores se juntaram à percussão. Depois, uma voz rítmica e assustadora se elevou. Kurt e eu caminhávamos em direção à música, em silêncio diante do que víamos.

O cantor, acompanhado por tambores e um bandolim de dez cordas, estava sentado num palco na praça da cidade. Ao redor deles, toda a população. Toda a cidade. Centenas de homens árabes ajoelhados, mulheres, crianças, todos imóveis e em silêncio. Eles haviam trazido tapetes de casa e os estenderam no chão sujo. Imóveis e ansiosos como uma plateia de ópera antes de uma ária conhecida, todos se inclinavam para absorver as palavras do cantor. Este, por sua vez, segurava o microfone como se fosse uma taça de vinho, um brinde a todos.

– Ele escreveu essa canção especialmente para o casamento – sussurrou Abdul.

Do outro lado da praça, o noivo assumiu seu lugar ao lado da futura esposa, que segurava a mão dele levantada em direção ao cantor, reconhecendo-se na música. Tias e convidados o cumprimentavam com os olhos.

– É uma canção de amor – continuou Abdul –, que diz que eles voarão em meio ao comprometimento e à fé. É uma recomendação de Alá.

Não senti Alá no meio de nós. Senti o comprometimento da cidade e a honra de estar com todas aquelas pessoas que diziam, com a mente e o espírito, que fariam todo o possível para apoiar a união e garantir seu sucesso.

Nos Estados Unidos, perguntamos se alguém tem alguma coisa contra a união. É uma reflexão tardia, uma formalidade. Você imagina alguém realmente se levantando durante o casamento e dizendo: "Sim, eu tenho. Acho que a mania de organização dela não combina com a letargia dele"? Nós nos livramos da responsabilidade com facilidade. Não somos requisitados a afirmar, e sim a ficar em silêncio.

Aquilo era um pedido em massa por apoio. Eles passaram dias com o casal, ajudando-o sempre que possível. Era algo verdadeiro, uma comunidade solidária, do tipo que tínhamos antigamente, antes dos condomínios fechados e das cabines de *drive-through* e outros "avanços" que nos mantêm dentro de casa e do carro, longe do contato humano. *Perdemos isso.* A banda começou a tocar outra música e a multidão se enfileirou para cumprimentar os noivos. *Não sei nem o nome dos meus vizinhos.*

A camaradagem e o carinho, eu já os havia sentido antes – no dia do meu casamento, há vários anos, quando a noiva não apareceu, mas minha família e meus amigos sim. Quando eu lhes pedi, eles foram. *Mas nós não pedimos o bastante. Podia ser assim em casa.*

Olhando para o noivo, em seu paletó abotoado e seu orgulho incontido, senti uma inveja que nunca sentira antes num casamento. *Eles vão ficar bem.*

– Magued! – chamei ao voltarmos para o Cairo depois de três semanas no Alto Egito e na península do Sinai. – Sentimos a sua falta.

– Meus irmãos. Vocês encontraram o amor?

– Pessoalmente? Não – respondeu Kurt.

– Eu sabia – disse ele. – Não há nada de errado num muçulmano se casar com uma cristã. Eles assumem que ela se converterá. Mais difícil é um cristão se casar com uma muçulmana. Isso pode gerar violência.

– Vou me lembrar disso.

Nós nos encontramos num café diante do Cosmopolitan, um hotel tão antiquado quanto o nome. O sino velho na recepção tirava os funcionários da soneca; os garçons usavam paletó branco; demorei uns quinze minutos para descobrir que tinha de fechar a porta do elevador para que ele funcionasse.

– Que é isso? – disse ele. – Eu achava que vocês eram especialistas no amor.

No fim da tarde, vimos minivans transportando trabalhadores egípcios para o turno da noite. Passamos por carros cheios de laranjas e nectarinas, uma fruta que nunca tinha um sabor tão bom quanto a aparência, e por apartamentos cheios de gente, cobertos por roupas estendidas para secar, as calças dos homens na frente, os vestidos e as roupas íntimas escondidos atrás. Por fim, seguimos até a parte alta da cidade. Magued apertou a campainha de uma joalheria e o vigia nos deixou entrar.

O proprietário, George, tinha acabado de vender uma enorme aliança de casamento. Ele ria e, no fundo da loja, esfregava as mãos, o corpo emoldurado por um cofre que parecia do tempo do Império Britânico. Usava uma blusa de mosaico em cores berrantes.

– Lindo – disse George. – Simplesmente lindo.

De sua posição privilegiada, atrás das vitrines e das pedras preciosas, George parecia mais que um vendedor. Ele era um profeta não oficial dos relacionamentos, com orgulho de sua habilidade de prever se o casal será ou não próspero.

– Quando o casal vem aqui, significa que eles estão seriamente comprometidos – disse ele. – Na maior parte das vezes, a mulher vem várias vezes antes e conhece o catálogo. Depois vem acompanhada do noivo e finge surpresa. No Egito, é a mulher quem escolhe. Em média eles gastam de três a quatro mil dólares aqui.

Mais ou menos o dobro do que o egípcio médio ganha por ano. Você não vê pedras preciosas em alianças de casamento fora dos bairros ricos do Cairo e de Alexandria. Mesmo que a mulher possa pagar por esse tipo de joia, geralmente só a usa em grandes festas de casamento ou bailes de gala, cerimônias da classe alta protegidas por cercas eletrificadas e torres de segurança. Para a maioria das mulheres casadas no Egito e que podem pagar, o símbolo do casamento é uma simples aliança de ouro com o nome do amado escrito no lado de dentro. Espera-se que o homem compre duas alianças. Ele e a esposa as usam na mão direita e depois as passam para a mão esquerda durante o casamento. Na prática, a maioria dos homens não usa aliança alguma.

– Posso dizer se uma relação vai durar – disse George. – Se a mulher me deixar tocar muito a sua mão, isso é um problema. E também os olhares. Ela tem que olhar para um homem como se ele fosse uma pedra.

Outro sinal de alerta é quando o homem diz que gostaria de gastar certo valor, enquanto a esposa pede mais. Ou quando a mulher se oferece para dar um pouco do seu dinheiro para comprar um anel mais caro. Em geral, as mulheres voltam à loja e argumentam em favor de uma pedra maior. Se o casal discorda em público, os vendedores ficam nervosos e sorriem constrangidos. Isso é muito ruim no mundo árabe.

– Quando o casal está brigando, recolhemos todas as joias e pedimos que saiam para brigar.

Um "bom sinal", de acordo com George, é quando a futura esposa diz coisas como "O que você puder comprar" ou "Vamos economizar para os nossos filhos". Se ela segura o braço do noivo durante todo o processo, é bem provável que o casal tenha uma vida feliz, na opinião do joalheiro.

A verdade é que George gosta quando os noivos rompem. De qualquer modo ele lucra. Quando o homem rompe o noivado, a mulher fica com o anel. Se é a mulher que rompe, o noivo devolve o anel e recebe 75% do valor. George embolsa o restante e vende o anel para outra pessoa. Mas isso só acontece em 5% dos casos, disse ele. Por garantia, ele só aceita dinheiro ou cartão de crédito.

Apesar de todos os momentos felizes que teve com seus clientes, George permanece cético. Muitos homens traem e muitas famílias se intrometem na relação, concluiu ele.

– Isso é um negócio – disse, dando de ombros, mas eu não sabia se ele estava se referindo à loja ou aos casamentos. – A coisa mais importante num casamento é o dinheiro. Os ricos esperam que seus filhos tenham um padrão de vida alto, que ascendam socialmente. Os pobres ficam mais pobres. Os ricos querem que seus filhos sigam por outro caminho e se casem com alguém ainda mais rico.

Arggghhh, eu disse para mim mesmo assim que saímos da joalheria. Será que o dinheiro alguma vez tem um impacto positivo num relacionamento? A riqueza repentina resolve todos os problemas? Ou será que o dinheiro faz com o amor o mesmo que o petróleo fez com o Oriente Médio – prometeu e não cumpriu, em geral agravando mais os problemas do que os resolvendo?

– Preciso de uma bebida – eu disse a Magued. – Tem algum bar por perto?
– Sim, o Café Stella. É um bar de escritores.
– Ahh, um lugar de desempregados.
– Exatamente.

Adorei o Café Stella. Era pequeno, com apenas doze mesas para duas pessoas e um banheiro digno do nome – do tamanho de uma cabine telefônica com um urinol na parede e uma porta do Velho Oeste que permitia aos clientes se aliviarem e ao mesmo tempo pedirem outra cerveja no bar.

O Café Stella fervilhava com sua porção diária de muçulmanos desleixados, cristãos sedentos e aqueles que não se importavam com qualquer deus. Você não via longas barbas e manchas escuras na testa, resultado de se colocar a cabeça no chão, em oração, várias vezes por dia. Os egípcios chamam essas manchas de "uvas-passas", *zebiba*. Fora do bar elas eram um sinal de honra – quanto mais evidentes, melhor. Infeccionadas? Melhor ainda. "Aquele homem é tão devoto que se recusa a abdicar de suas orações apesar da dor."

O Café Stella era honesto. Estava aberto em todos os sentidos. Era até frequentado por algumas mulheres, um agradável alívio dos cenários dominados pelos homens ao longo de toda a viagem. Percebi como sentia falta dessa mistura. Uma jovem usando calça jeans preta e uma túnica também preta acendeu um cigarro como todos os outros. Os olhares param na entrada, explicou ela. Ela sempre frequentava o lugar. Ali eles não se importavam.

– A maioria das mulheres egípcias entra em pânico se completar 25 anos e ainda estiver solteira – disse Eamn, 25 anos e solteira. – Elas são obcecadas por ter uma casa e um carro. Quando conseguem, descobrem que é um desastre. Elas querem ser amadas, bem tratadas. Mas se casam sem conhecer o marido. Então desistem e dedicam todo seu amor apenas aos filhos. Se tiverem coragem, se divorciam. Ou, se tiverem medo do estigma do divórcio, têm um caso extraconjugal. Todo mundo aqui é muito, muito ciumento. É por isso que usam celulares, para saber onde a parceira ou o parceiro está.

– Você conhece alguém que se casou por amor? – perguntei.

– Não. Elas se casam pelo tipo. Muitas mulheres aqui esperam para se casar com um marido rico, esperam até os 30 anos. Quatro milhões de pessoas! É um problemão.

Talvez ter vindo ao Café Stella não tenha sido uma boa ideia. Eu queria acreditar no futuro do amor no Egito, sentir o otimismo que cercava o casamento naquela cidadezinha. Arrastei minha cadeira até outra mesa.

– Não há diferença no amor – disse Yasser, um pintor do Cairo divorciado duas vezes, primeiro de uma inglesa e depois de uma egípcia. – As diferenças estão apenas na cultura e na atitude. A mulher egípcia pensa na casa. Ela espera que o homem lhe dê conselhos, não importa que ela seja inteligente. É algo intrínseco à cultura. Já as inglesas são mais livres. Você tem de tratá-las como iguais. Os homens nas culturas árabes sempre acham que são melhores que as mulheres.

Yasser disse que seu casamento com a britânica não deu certo porque ela era alcoólatra, enquanto sua união com a egípcia acabou depois que ele perdeu o emprego. Ele me disse isso no bar durante o horário de expediente.

– Quando a pobreza bate à porta, o amor pula pela janela – disse, repetindo um velho ditado egípcio. É no que ele acredita, e serve para si mesmo e para sua comunidade. – O mundo precisa de mais amor – ele falou. – É a única solução.

Kurt acenou para mim do outro lado do salão, abraçado a um vovô calvo de gravata e com tufos de pelos nas orelhas.

– Chame-me de Príncipe! – disse o velho.

Ele estava bêbado. E, entre divagações empoladas e rompantes contra Israel, falou as palavras mais lúcidas que eu ouvi no Egito:

– Amor é fazer amor.

O amor é como qualquer outra coisa no mundo árabe: rígido, antigo, dominado pelos homens, baseado na família, às vezes romântico e inspirador, geralmente indecifrável ao estrangeiro, envolto em Alá, paralisado pelos tabus. O Egito aposta tudo contra o amor, obrigando os casais a juntar muito dinheiro antes que o casamento seja aprovado, ao mesmo tempo em que lhes dá poucos meios para conseguir esse dinheiro. Os sortudos que estão empregados ganham um punhado de dólares por dia. Os egípcios proíbem interações entre os sexos e prende aqueles que nascem homossexuais. Tantos fatores são mais importantes – dignidade, aparência, tradição, dinheiro. Como o amor pode sobreviver?

Graças aos sorrisos e orações, respondem os egípcios. O Egito, como a maior parte dos países do terceiro mundo, é rápido no que diz respeito a cobrir o amor com o manto de um deus. O amor, como esses países o veem, é parte fundamental de uma jornada rumo à iluminação. Pergunte a um muçulmano o que ele pensa sobre o amor e você provavelmente ouvirá uma citação do Alcorão. O amor é um presente dos céus, acreditam. Ele é dado aos devotos e tementes a Deus.

Várias vezes os egípcios nos disseram que o amor começa com Deus, depois é transferido para si, depois para o parceiro, os filhos e para os demais. Mas ele pode se perder em qualquer momento dessa cadeia. O amor é abrangente, enfatiza o Egito. Ele penetra em todas as fases da vida e a envolve, se você permitir. Quando é verdadeiro, é para sempre.

E assim como a religião tem ainda mais força nas comunidades mais pobres, o poder do amor é maior nos rincões mais pobres do planeta. Os casamentos deles são os mais cheios e seus divórcios são os mais devastadores.

Os casais mais felizes que conhecemos nas viagens eram como os recém-casados no deserto egípcio – baseados num senso comunitário, na fé, e não obcecados pelo consumismo.

Humor é outra ferramenta. Os homens egípcios riem muito. Eles são amáveis, afáveis, divertidos como um colega de faculdade. As mulheres também riem da maioria de suas dificuldades diárias. É o que nos permite continuar, dizem. Todos os egípcios que conhecemos, por mais pobres e sem possibilidades que fossem, riram em algum momento da nossa conversa. Todos.

Na verdade, se existe alguém no mundo que poderia tirar algum proveito de um pouco de bom humor somos nós, os norte-americanos, dizem. Os casais falavam sobre aquela hora especial no fim do dia, quando as tarefas estão feitas e as crianças estão na cama, depois de passarem o dia carregando tijolos ou lavando roupa desde o nascer do sol, e eles se sentam, comem um pedaço de pão e riem das dificuldades de serem egípcios.

Uma história contada no Café Stella: George Bush, Tony Blair e Hosni Mubarak vão para o inferno. Amargurados e queimando, eles perguntam por seus advogados.

– Sem problemas – diz o Diabo. – Mas vou ter de lhes cobrar a ligação.

Blair é o primeiro e reclama que o lugar onde está é, na verdade, quente como o inferno. Depois, o Diabo lhe cobra uma conta de um milhão de dólares.

– Canalha – diz o ex-primeiro-ministro britânico antes de pagar a conta.

Depois é a vez de Bush, que liga para Condoleezza Rice pedindo, por favor, para que ela o tire de outra enrascada. O Diabo exige dois milhões de dólares depois da ligação, o que Bush, reclamando, paga.

E, apesar da reputação de perdulário, Mubarak também decide ligar para casa, pedindo a seus partidários que façam o possível para libertá-lo. Depois de uma longa conversa e muita discussão, ele desliga e se vira para o Diabo, a fim de ouvir a conta.

– Dê-me um dólar – diz o Diabo.

– Ei – reclamam Blair e Bush. – Por que o egípcio pagou tão pouco?

– A ligação dele não era internacional.

Telas e testes

Califórnia

Tracy tinha um teste naquela manhã para um filme independente coestrelado por Lou Diamond Phillips. A história girava em torno de um motel barato e uma falsa mina de ouro. Não me lembrava de nada mais depois que ela mencionou as cenas de nudez.

– Eles não podem esconder a coisa? Usar computadores?

O plano era deixá-la no local do teste e depois Calvin e eu faríamos algumas coisas em Santa Monica. Desejamos sorte a ela e pegamos a estrada.

– Preciso fazer cocô – disse Calvin, trinta segundos depois de eu entrar na via expressa.

– Sério?

Nunca pergunte "Sério?" a uma criança. O que ela vai dizer? Não?

– Estaremos no banco em cinco minutos – eu disse. – Você não consegue esperar?

– Não.

Nunca pergunte "Você não consegue esperar?" a uma criança. O que ela vai dizer? Sim?

Ele soltou um grunhido baixo e gutural, *basso profondo*.

– Tá bom, tá bom – eu disse. – Vou estacionar agora mesmo. Cruze as pernas. Pense na Inglaterra.

– O que é Inglaterra?

Costurei pelas três pistas, ultrapassando os carros até chegar a um McDonald's ali perto. Calvin correu para dentro segurando o traseiro. Ele parou na porta.

– Posso pedir um McLanche Feliz?

– O que você está fazendo? Achei que tivesse de ir ao banheiro.
– Por favor.
– Calvin, não pare agora. Vai.
– Mas eu...
– Não.
Antes que eu pudesse terminar a palavra, ele começou a chorar.
– Não, não chore. Não chore. Vou comprar um McLanche Feliz para você. Só entre no banheiro antes de explodir.
– Explodir?
Depois de fazer o que tinha de fazer, Calvin ignorou os McNuggets e voltou sua atenção para o bonequinho do Tony Hawk, que andava de skate numa altura equivalente a um prédio de três andares. De capacete. Isso, claro, levou Calvin a sugerir que construíssemos uma rampa do telhado da casa até a rua lá embaixo. Fiz que sim e disse que estávamos atrasados para pegar Tracy.
– Por que você sempre tem que ir ao banheiro quando entramos na estrada e nunca antes? – perguntei.
– Não sei.
– Temos que resolver isso. Treine seus intestinos para se soltarem em frente à loja de discos, ou à livraria, ou em algum outro lugar legal.
– Tá bom.
Tracy esperava por nós no estacionamento do estúdio.
– Oi, meninos – disse ela, entrando no carro. – Tudo bem?
– Olha o que o Franz comprou para mim. O Tony Hawk!
– Vendendo a alma ao diabo já? – perguntou ela.
– Necessidades.
– Ei, consegui o papel.
– Maravilha. Parabéns!
– Me ofereceram o trabalho na hora. Tenho que ligar para o meu agente – disse ela, pegando o celular na bolsa.
– Isso é fantástico. Eles disseram se vão filmar a parte de cima e a parte de baixo?
Ela me encarou antes de responder.
– Só a parte de cima.
– Bom, posso conviver com isso.
– Isso é muito generoso de sua parte. Principalmente porque seu livro está cheio de cenas de sexo. Cenas de sexo reais.
– Mas todas deram errado. Eram só sinais para que o leitor percebesse minha recuperação depois de ser abandonado no altar.

– Eu provavelmente vou estar nua quando aparecerem meus sinais.
– Minha pobre mãezinha...
– Não se preocupe. É um filme independente. A maioria nunca entra em cartaz nos cinemas.
– Onde vai ser filmado?
– Aqui em Los Angeles, durante umas duas semanas, e depois em Reno.
– E o Calvin?
– A babá dele, Genielle, geralmente vai junto nas filmagens. São apenas alguns dias. Mas obrigada por me lembrar. Preciso ligar para ela também.
– Tive uma ótima ideia. Por que eu não vou junto? Eu poderia ajudar você.
– Não precisa.
– Não, estou falando sério. Assim eu e o Calvin teremos mais tempo para nos aproximar.
– Tem certeza? As horas podem ser longas. E entediantes.
– Você pode conhecer meus familiares. Eles moram a algumas horas de lá, em Davis.
– Conhecer a família, hein? Você não perde tempo.
– Um fim de semana tranquilo com a família... e a reunião de vinte anos de formatura da minha turma da escola.

Deixe-me falar uma coisa sobre reuniões da escola. Não sou contra. O que me impediu de ir a esse tipo de evento no passado não foram as reuniões em si, mas as empresas que as organizam. Você recebe convites pomposos para festas à fantasia mostrando carnes, fotos de lembranças e diversão "única na vida". Por 129,95 dólares? Isso por um pedaço de carne que parece recém-tirada de uma lipoaspiração?

Pelo menos foi assim que justifiquei a recusa para a reunião de vinte anos da minha turma da escola quando recebi o convite pelo correio. Isso e o fato sem importância de eu ser solteiro e de minha carreira consistir numa sucessão de dias na mesma suíte nupcial com meu irmão, Kurt. Eu teria de contar quinhentas vezes, para quinhentas pessoas que não via há duas décadas, a história de como fui abandonado no altar. *Não, obrigado. Dessa vez vou deixar passar.*

Até este momento. Agora, tudo mudou. Com Tracy ao meu lado, eu via a reunião sob uma perspectiva totalmente diferente, sob um holofote que brilhava sobre mim. Claro. Com Tracy ao meu lado, eles focariam nela e se esqueceriam da minha vida sórdida. Maravilha. Sim.

– Ui, reuniões – disse ela. – Não sei. E o Calvin?

– Minha família vai cuidar dele. Vamos lá.
– Eu não tenho o que vestir.
– Você está me enrolando.
– E você só percebeu agora?
– Olha, uma hora você vai acabar conhecendo todos os meus amigos de Davis – eu disse. – Por que não fazer tudo numa noite só? É isso ou eu vou combinar vinte reuniões com os meus amigos.

Era um golpe duro. Tracy evitava a maioria das reuniões sociais, principalmente quando envolvia estranhos. Além disso, reuniões são uma tortura para a outra parte. Ou ela ouve informações demais ("Nossa, sua esposa era bem animadinha") ou de menos ("O que foi aquela troca de olhares entre você e a morena?"). Ela se sente como um penetra numa convenção de fãs de *Guerra nas estrelas*, esforçando-se para entender o básico em meio aos viciados que sabem tudo. Mas, no caso de Tracy, se ela dissesse não, nós nos submeteríamos à tortura chinesa dos encontros com meus amigos e ela teria de responder às perguntas da minha mãe a noite toda. Minha mãe gosta de conversar.

– Tudo bem – disse ela. – Eu vou. Só não vamos ficar até muito tarde, tá?
– Esplêndido. Eu já lhe disse que a família Wisner vai se reunir na casa dos meus pais no mesmo domingo?
– Você está brincando, né?

Tracy e Calvin foram de avião até Reno; fui de carro para encontrá-los lá.
Aquele era um filme independente, o que significava que o hotel-cassino seria bem velho e na periferia da cidade. Passei por umas vinte lojas de penhores e o encontrei à beira da estrada.

– Oi – disse ela, me dando um beijo rápido. – Eles mudaram meu cronograma. Tenho que ir. O Calvin tomou um iogurte. E comeu uma banana. Ele precisa de um banho. Estou com meu celular, mas vou desligá-lo durante as filmagens.

– Banana. Celular. Banho. Entendi.
– Comportem-se, meninos.
– Lembre-se: estamos em Reno.

Ela pegou a bolsa e beijou Calvin apressadamente enquanto ele travava uma implacável e inevitável guerra entre o Homem-Aranha e algum pobre Smurf. O Homem-Aranha ganhou, deixando o corpo azul do Smurf pendurado por uma cordinha. O Homem-Aranha sempre saía vitorioso nas guerras de Calvin. A hierarquia era mais ou menos esta: super-heróis de corpo musculoso ganhavam de qualquer outro boneco de ação com um trabalho honesto – bombeiros, caubóis e coisas do tipo. Estes ganhavam dos cavaleiros e de quaisquer outros personagens históricos, que derrotavam qualquer coisa de pelúcia. Os Legos serviam como peça de artilharia. Destrua a hierarquia e você provavelmente causará um ataque de choro. Dele, depois meu. Isso eu aprendi logo. Geralmente eu ficava com os ursinhos de pelúcia e geralmente perdia.

– E agora? – perguntei.
– Não sei.
– Os Giants estão jogando. A gente podia assistir.
– Não.
– Você gosta de esportes?
– Não.
– Quer nadar?
– Não.
– Tá com fome?
– Vamos construir um forte.

Dei uma olhada pelo quarto.

– Hummm, tudo bem.

Calvin começou a desarrumar a cama móvel, sem falar em todas as roupas que tirou da mala. Eu me perguntava no que é que ele estava pensando. No Álamo? Na Bastilha? Ou talvez apenas na anarquia geral, agora que ele estava livre da supervisão de um adulto? Ele contava uma história épica em cada brincadeira, demorando bastante para explicar as intrincadas alianças e motivações sutis de cada protagonista de plástico.

Mas, assim que entendi as regras e as relações de amizade, ele as mudou. O R2-D2 decapitava o general Custer numa hora, e na outra o general se vingava numa batalha. Tentei explicar a Calvin que aquilo era improvável. Custer estava amaldiçoado, e R2 tinha mais sorte que o Ringo, eu afirmava. Além disso, os médicos no campo de batalha raramente faziam guerreiros sem cabeça voltar à guerra. Mas essas racionalizações não pareciam causar impacto algum.

– Eu quero muito ir para a China – ele me disse.
– Eu também. Talvez um dia possamos ir todos juntos.
– Deve ser muito legal quando você sai do avião.
– Provavelmente é igual a qualquer outro aeroporto.
– Mas com brinquedos por todos os lados! Em todos os meus brinquedos está escrito "China".

Calvin era um doce. Os adultos lhe diziam isso e ele respondia "obrigado". E por isso as pessoas lhe diziam novamente.

– Ei, gordinho – disse ele. – Brinque com o Jesus e o Chad.

– Do que você me chamou?

– Gordinho.

Ai! Eu ignoraria o bufê aquela noite.

Ele também era a única criança que conheci capaz de usar a palavra "falange" ao mesmo tempo que usava uma falange para tirar uma meleca das profundezas do crânio. Calvin tinha uma calma atípica e um corpo sem arranhões. Às vezes, vezes demais, ele falava sobre os sentimentos da mãe, o que fazia com que eu sentisse, com ainda mais certeza, que ele precisava de um homem em sua vida. *Você consegue. Talvez consiga.*

– Tive uma ideia – eu disse, tirando o colchão de cima da cama. – Vamos colocar isso ali, virar o colchão de lado e usar as cortinas como telhado. Um *grande* forte!

– É. E vamos pegar esses travesseiros e as botas da mamãe e fazer canhões.

– Obrigado por me deixar brincar com você, Calvin. Você é um bom menino.

– Obrigado.

– Estou falando sério.

– Vamos mostrar para a mamãe quando ela voltar. Ela vai adorar.

– A camareira também.

– É.

Tracy dizia que metade da criação de um filho era só estar presente. E quando Calvin e eu passamos aquele tempo juntos, entendi o que ela queria dizer. Era como colocar seu nome na prova do vestibular – você é respeitado simplesmente por fazer a prova. Eu tinha dificuldades com todas as coisas que envolviam cuidar de uma criança – quando comer, o que vestir, como convencer um cérebro de 4 anos de que o aspargo não está amaldiçoado por um vampiro porque faz seu xixi ficar com cheiro esquisito. Calvin não se importava com meus erros. Eu estava lá. No restante a gente podia dar um jeito. Eu queria expressar isso numa linguagem que ele entendesse.

– Vamos lá – eu disse. – Abaixe os travesseiros. Vamos entrar numa aventura.

– Oba! Onde?

– Dentro do hotel. Tire os sapatos, mas use meias.

Eu havia notado o piso assim que me registrei, os corredores compridos, pretos e lisinhos. Alguém devia poli-los todas as noites com uma daquelas enormes enceradeiras elétricas. A superfície parecia a pista de um autódromo de Fórmula 1 em meio a máquinas caça-níqueis e luzes piscantes.

– Onde? – perguntou Calvin quando o elevador se abriu no térreo.

– Lá. Vamos. Incline-se para trás e me dê seus pulsos.

Com cuidado, Calvin fez o que eu pedi com uma ligeira hesitação.

– Segure-se – eu disse. – Lá vamos nós.

Calvin se reclinou e me segurou pelo braço, como um trapezista pegando impulso para se lançar no número. As portas do elevador se fecharam e eu comecei a andar para trás, primeiro devagar, para ver como ele manobrava, depois ganhando velocidade ao entrarmos no cassino. Assim que chegamos à mesa de roleta, estávamos trotando e depois correndo, deslizando pelo chão de mármore, os pés de Calvin derrapando a cada curva. Ding, ding, ding, ding. Clank, clank, clank. As máquinas caça-níqueis e as luzes pulsantes não eram para os jogadores. Aquela era nossa arena, e demos a volta para mais diversão.

– Mais rápido – gritou ele. – Mais rápido!

– Certo. Segure-se.

Jogadores de vinte e um interromperam o jogo e pousaram a bebida para ver o que estava acontecendo.

– Eeeeeeeee!

Ao passarmos pela loja de lembrancinhas e por mais caça-níqueis, aumentamos a velocidade, o veloz demônio grisalho e seu loirinho na cidade.

– Ahhhhhhhh!

Pela recepção e o corredor.

– Mais rááááápidooooo!

E na linha de largada parei, ofegante e dolorido.

– Vamos fazer de novo. Por favor, gordinho.

– Você acha que eu sou gordo?

– Não.

– Então por que fica me chamando de gordinho?

– Porque você é bobinho.

– Ah, gordinho significa bobinho.

– Ahã.

– Talvez seja melhor mantermos isso em segredo, principalmente no meio das pessoas do cassino.

– Vamos – disse ele. – Vamos logo.

– Deixe-me apenas recuperar o fôlego.

– Essa foi a melhor corrida da minha vida.

Olhei para o rosto dele.
– Da minha também.
Depois de muitas outras voltas pelo cassino, pedimos hambúrgueres com ketchup extra e assistimos a uma tempestade de raios por detrás das Sierras. Não ouvi Tracy quando ela voltou.

Percebi minha sorte assim que entrei na reunião da minha turma de escola.
– Já vi você em algum programa – disse um ex-colega para Tracy. – Novelas?
– Eu não sabia que você era fã de novelas – eu disse.
– Ah, não. Minha esposa é. Ela está sempre com a TV ligada.
A noite começou exatamente como o planejado, estrelando Tracy como um escudo de primeira. Todas as perguntas sobre ser abandonado no altar... nunca mais. As perguntas sobre a minha carreira... esquecidas. Nenhum sussurro. Essa noite seria toda sobre Tracy.
Retirei-me para um canto com alguns dos meus amigos mais próximos enquanto Tracy passeava pelo bar. Ah, sim, aquilo era bom. Além de Tracy ofuscar meus fracassos, os valentões da escola estavam carecas. As meninas que arrasavam corações usavam vestidos largos. Minha bravura aumentava a cada bebida. Eu nem me preocupava com as ocasionais alfinetadas.
– Sempre achei que você fosse gay.
Não, essa seria uma noite de alegrias, "Vamos lá, Blue Devils" e...
Mark Blake? *Não, não. Não fique aí. Passe direto.* Mas você não pode ignorar Mark na multidão, uma enorme boia náutica com chapéu de caubói e sorrisinho emoldurado por um bigode pontudo. Ele apoiou um cotovelo no bar e cutucou Tracy com o outro. *Pegue as bebidas e saia daí. Estou aqui, sedento.* Tentei acenar. Tentei chamar. Eu o vi levantar o chapéu enquanto eles conversavam. Não era um bom sinal. Mark conhecia todos os meus segredos daquele tempo, provavelmente até segredos que eu desconhecia. Pedi licença e atravessei correndo a multidão até alcançá-la. *Por favor, não conte a ela de quando fomos presos por tentar comprar cerveja sem permissão e meu pai me fez passar a noite toda na cadeia. Por favor, não faça nenhuma piada sobre ser a mulherzinha da prisão.*
– Wiz – disse ele quando cheguei.
– Oi, Mark. Estou vendo que você já conheceu o Mark, querida.
– Estávamos tendo uma ótima conversa.
– O Mark é um ótimo cara – eu disse. – Mas não acredite em nada do que ele disser.

– Qual a idade do Calvin? – ele perguntou.
– Quatro.
– Ah, eu adoro 4. Eles ainda são bonitinhos. Aos 6 ficam um pouco chatos. Você sabe.
– Vocês estão conversando sobre... filhos.
– O Mark tem enteados.
– Eles são ótimos, Wiz. Eles me chamam de pai e contam comigo para tudo. Não há diferença. Para eles, eu sou o pai.
– O que você fez para conquistar a confiança deles?
– Obriguei-os a recolher o cocô do cachorro. No primeiro dia. Eles eram mimados demais quando vieram morar comigo. Eu os fiz acordar às seis da manhã e os obriguei a recolher todos os cocôs do quintal. Estabeleci o tom desde o princípio.
– Deu certo?
– Ah, sim. Crianças precisam de ordem. Elas querem uma rotina. Não é, Tracy?
– Acho que vou tentar isso com o Calvin – eu disse, lançando um olhar para Tracy para assegurá-la de que não teríamos de acordar de madrugada para recolher o cocô do cachorro.
– Ei – disse Mark. – O Wiz já lhe contou de quando fomos presos por beber cerveja?
– Não, nunca contou.
– Sabia que a Tracy é uma grande atriz? – perguntei. – Fez vários programas.
– Preso? – ela perguntou.
– Que programas?
– *24 horas*, *Ally McBeal* – respondi.
– Preciso chamar minha esposa que está logo ali. Ela conhece mais dessas coisas do que eu.
Tracy me lançou um olhar e perguntou novamente:
– Preso?
– Ei, querida! – gritou Mark para a esposa do outro lado da sala. – Vem cá.

Tracy teve ajuda na reunião da família Wisner no dia seguinte. Baixas expectativas. Eu havia passado uma década da minha vida num relacionamento fracassado e dois anos numa lua de mel com Kurt. Estou certo de que minha família aplaudiria mesmo que eu aparecesse com um Teletubby. Minha mãe teria até entrado para um grupo de apoio. "Querido, não há nenhum problema em estar com um Teletubby. Há dezenas de pessoas como você no mundo."

Calvin mergulhou no mundo das minhas sobrinhas, um mundo rosa de princesas, interrompendo as batalhas dos bonecos por tempo suficiente para que o Homem-Aranha participasse de um chá da tarde com a Barbie. Olhei para as crianças e fiquei me perguntando no que meus pais estavam pensando. Mais tarde eu perguntaria, depois que o restante da família fosse embora. Enquanto isso, Tracy e eu ficamos conversando com um amigo do meu primo no quintal.

– Minha mãe voltou a namorar quando eu tinha a idade do Calvin – disse ele. – Eu irritava muito os namorados dela.

– Quando você parou de fazer isso? – perguntei.

– Nunca. Ela parou de namorar. Ali estava aquela pobre e solitária mulher, tentando apenas conseguir um pouco de amor, e eu arruinava a coisa toda. Estou surpreso que ela ainda fale comigo hoje em dia.

– Ela amava você – disse Tracy. – Nunca entendi essa coisa de amor incondicional e generoso antes de ter um filho. Posso vê-la deixando todo o resto de lado.

– Bem, acho que uma hora eu parei de fazer isso.

– Quando? – perguntei.

– Na faculdade.

Só mais catorze anos até que você possa deitar nu na cama. Até lá, você terá pelos na orelha e gota.

Dei um beijo de boa noite em Tracy e Calvin antes de voltar para a sala de estar para conversar com meus pais. Eles começaram a namorar no segundo ano da escola secundária. Meu pai começou a cursar matemática em Berkeley e minha mãe rapidamente pediu transferência da Faculdade do Pacífico depois de perceber que não conseguia ficar nem uma hora longe dele. Eles se mudaram para San Francisco depois da formatura, casaram-se e começaram a faculdade de medicina e de enfermagem. É assim que deveria ser, não? Você escolhe uma ótima mulher cedo na vida e faz conforme o planejado. Eles estão casados há quase cinquenta anos. *Droga.*

A relação deles era ao mesmo tempo frustrante e inspiradora. Eu tentei. Eu imitei. E percebi, todas as vezes, que jamais seria capaz de recriar os exemplos que vi enquanto crescia. Metade de mim não queria; a outra metade tinha dificuldades para encontrar uma alternativa.

Enquanto meu pai brincava com o controle remoto, trocando entre *Law and Order* e *Mystery*, no canal PBS, esperei para começar meu discurso. A aprovação deles significava tudo.

– Querido, ela é adorável – começou minha mãe. – Ela é absolutamente incrível.

– Sinto-me um pouco culpado por tê-la trazido a uma reunião de família e de ex-colegas da escola no mesmo fim de semana.

– Todo mundo a achou fantástica.

Vamos lá, papai.

– De verdade, você soube escolher. E o Calvin não poderia ser mais meigo.

– Eu gosto muito dela – eu disse. – Eu... eu amo a Tracy. Só estou tendo dificuldades para me acostumar com a ideia de ser padrasto. É difícil.

– Quem disse que o bom e o difícil não andam juntos? – perguntou meu pai.

Frase clássica do papai. A explicação de um cientista para assuntos do coração. Se houvesse um quadro-negro por perto, ele faria um diagrama. O subconjunto A é igual a felicidade. O subconjunto B é a energia gasta. Ahá. Os conjuntos se sobrepõem.

– Não, não estou dizendo que não possam andar juntos.

– E quando é que você começou a se proteger de ambos?

Meu pai pensa demais sobre tudo. Coisas simples, como passar manteiga no *waffle*, por exemplo, consomem um bocado de raciocínio e planejamento. Para a distribuição apropriada e um melhor sabor, cada quadradinho tem de receber a mesma quantidade de manteiga a temperatura ambiente. Depois vem o xarope de bordo quente de Vermont, que tem de ser derramado com movimentos circulares que começam no lado externo e se aproximam do centro. Isso garante a distribuição e a cobertura por igual. Uma porção extra de xarope de bordo quente de Vermont deve ser deixada ao lado no prato para ensopar quaisquer áreas que estejam com um índice de saturação igual ou menor do que 36%.

Quanto ao meu relacionamento, ele estava 100% correto. Eu é que estava pensando demais. Se eu amava Tracy, nada mais importava. Se eu a amava, teria de amar tudo o que lhe dizia respeito. Loirinhos, cães bravos, cenas de nudez, Joni Mitchell, sandálias de couro e tudo que fosse orgânico. Meu pai deixou o giz de lado no quadro-negro.

Os dois meses seguintes pareceram correr sem nenhum problema. Exceto por Pluto, claro. O pobre animalzinho de perninhas curtas passava todas as horas do dia preso ao cinto de um homem que passava muito tempo fazendo palavras cruzadas no banheiro. Enquanto eu ficava ali sentado, ele me olhava com aqueles olhos escuros, como se dissesse: "Idioma asiático? Quatro letras? Começa com 'u'? Urdu. Agora será que podemos sair?"

Calvin, enquanto isso, construiu uma pista de obstáculos em estilo militar por trás das cercas vivas até o mirante da colina nos fundos da casa. Acampávamos para fugir dos hunos e planejamos ataques contra os nazistas. Nunca se é jovem demais para odiar os nazistas. O regime ganhou ainda mais urgência depois que apresentei Calvin ao poder de fogo das bexigas cheias de água. As guerras se transformaram numa aventura em tempo integral.

Enquanto lançávamos os projéteis aquosos em triciclos do mal e poltronas de jardim, decidi que queria mostrar o mundo a Calvin, levá-lo em algumas viagens. Queria que ele visse por ele mesmo que as risadas dos aldeões são tão gostosas quanto as dele. Nesse meio-tempo, fomos ao Museu Norton Simon para ver esculturas hindus, ao Museu Nipo-Americano para aprender sobre origami e encarceramentos e às churrascarias brasileiras para devorar filés e assistir a espetáculos de samba. Das minhas viagens ao redor do mundo, comecei uma coleção de máscaras de madeira para ele – esqueletos da Nicarágua, fantasmas da Núbia, espíritos da Índia.

Ele me apresentou ao Bob Esponja. E a Jesus. Calvin me mostrou a pureza da mente infantil e como todos nós nos tornamos cínicos.

Pensei nisso ao desenharmos imagens com giz no pátio, certa tarde. Muitas das lições de amor que eu aprendera ao redor do mundo, ele já havia aprendido. Como os brasileiros, que eram abertos ao amor e como os indianos, ele também cultivava o amor por meio do comprometimento. A cada sessão de luta e convite para brincar com os super-heróis, eu sentia que ele estava se aproximando. Eu conduzira uma busca mundial pelo amor só para descobrir que um dos porta-vozes mais articulados do planeta ocupava o corpo de um menino de 4 anos.

Tracy e eu passamos o verão levando Calvin a parques e museus e ficando juntos depois que ele dormia. Ao fim de cada dia, eu a respeitava mais. Calvin era um bom menino. Ele era filho dela. Ele era ela.

Nunca havia namorado uma mulher com um filho; nunca achei que isso fosse me atrair. Mas, à medida que o verão chegava ao fim, eu sabia que nunca me sentiria tão íntimo de alguém quanto me sentia da mulher que estava nos meus braços. Você sabe quando sabe, o mundo me dissera. E eu sabia. Todas as minhas sinapses faziam conexão com Tracy. Você é incrível, eu pensava ao acariciar seus cabelos. Você é forte, eu dizia, olhando ao redor da casa para ver tudo que ela equilibrava na vida. Você é insuportavelmente sedutora, minha mente dizia enquanto ela se ajeitava no meu abraço. *Há algo de incrivelmente sexy numa ótima mãe.*

– Querida – eu disse na cama na manhã seguinte, bem cedo.
– O Calvin acordou?
– Não.
– Então por que você está me acordando? – perguntou ela, o travesseiro abafando as palavras.
– Quero lhe dizer uma coisa.
– Mmmmmm.
– Não sei se posso ter filhos.
– Ãhn?
– Eu tenho, hããã, um problema no encanamento.
– Você está constipado?
– No outro encanamento. A torneira, não o ralo. Fiz um exame há alguns anos e o médico verificou minha hérnia.
– O que isso tem a ver com filhos?
– Ele pega seu escroto e o faz virar a cabeça e tossir.
– Por quê?
– Também não sei. Enfim, ele me disse que eu tenho vários canos extras e outras coisas lá.
Ela se sentou.
– Franz, meu amor – disse, agora acordada. – O que você está querendo dizer?
– Veias. Tenho veias demais no escroto. Elas fazem com que meus espermatozoides tenham várias formas esquisitas. Como rosquinhas em vez de girinos. Mutantes. Ele disse que eu provavelmente precisaria de uma operação se quisesse ter filhos.
– Mas você nunca tentou ter filhos, então como pode saber?
– Tentei.
– Ah – disse ela. – Por muito tempo?
– O suficiente para saber que preciso de uma operação.

– Então você faz a operação. Nada demais. Eu lhe trago uma bolsa de gelo.
– Obrigado.
– Ou então adotaremos. Adoro que você esteja conversando sobre filhos.
– Não estou conversando sobre filhos – eu disse, acariciando-a. – Estou conversando sobre espermatozoides.
– Não é motivo para se envergonhar, ter espermatozoides mutantes.
– Obrigado.
– Vamos precisar dar uma olhada nisso.
– Vamos?

Igualdade

Nova Zelândia

Já no fim do verão, a piscina inflável na casa da Tracy se transformou de um oásis fresquinho para uma chocadeira de mosquitos. Calvin continuava perguntando sobre os "insetos que se contorciam". Esvaziamos a piscina quando ele não estava olhando.

– Odeio fazer isso – disse ela. – Quero muito que ele aprenda a nadar neste verão. Meus amigos têm piscina, e seus pais também. Tenho medo de que ele caia e se afogue.

– Essas piscinas infláveis não são muito boas para aprender a nadar. Confie em mim. Eu dei aulas de natação durante um verão na escola.

– Tem que ser melhor do que as aulas de natação no Rose Bowl. O Calvin simplesmente não consegue se sair bem em situações como essa. Crianças demais.

– Ele parece pedir para ir ao banheiro muitas vezes.

– Talvez eu possa pedir que o ensinem a nadar sem colocar a cabeça na água.

– Isso se chama "estilo cachorrinho".

– Só estou preocupada com a autoconfiança dele. Todas aquelas crianças na natação mergulham até o fundo para pegar doces. Você sabe como ele fica quando as crianças voltam à tona?

Sim. Eu sabia. E aquilo me matava. O professor lhe dava um docinho também, mas eu sabia que ele não era tão bom quanto os doces que as outras crianças pegavam do fundo da piscina.

– Vou ensiná-lo a nadar – eu disse. – Todas as tardes. Talvez demore um pouco, mas faremos isso. Eles mantêm a piscina aquecida no outono.

245

– Como você vai fazer isso? Você está indo para a Nova Zelândia.
– Começaremos amanhã mesmo.
– Isso não vai dar certo. Não seria justo com o Calvin começar uma rotina e interrompê-la no meio. Vou conversar com o professor.
– Posso fazer isso.
– Quando você voltar. Não me entenda mal. Você é ótimo quando está por perto, mas não posso depender de você para esse tipo de coisa.
Fiquei em silêncio para deixar que o comentário dela assentasse.
– Então venham comigo. Você e o Calvin. Venham para a Nova Zelândia. Continuaremos com as lições de natação lá.
– É inverno na Nova Zelândia.
– Encontraremos hotéis com piscina aquecida.
– Você está falando sério mesmo.

Kurt e eu seguimos na frente. Passaríamos algumas semanas na ilha do Norte perguntando aos habitantes sobre o amor e rúgbi, não necessariamente nessa ordem. Tracy e Calvin se juntariam a nós em Dunedin, cidade que eu não visitava desde um ano sabático que minha família tirou quando eu tinha 12 anos. Eu não tinha a menor ideia do que esperar.

Na nossa primeira noite em Auckland, Kurt perguntou onde os solteiros se reuniam, um lugar onde pudéssemos conversar com os nativos sobre o amor. Eles nos indicaram um lugar numa rua com um nome tão comprido e tão cheio de vogais que eles a chamavam simplesmente de Rua K. Isso é muito comum nos nomes maoris. O bar estava realmente cheio, e os tijolos à vista me lembravam uma das minhas casas noturnas preferidas no Rio. Mas as semelhanças terminavam aí. Na verdade, o lugar era anti-Brasil – sem apresentações espontâneas, nem conversas ao acaso, nem amassos. Não vimos pessoas de mãos dadas, carinhos nos cabelos ou beijos ardentes. Só beijos leves ou medianos, isso sim. Vimos, também, muita gente bebendo. Canecas e mais canecas de cerveja.

Os nativos diziam que a necessidade de se embebedar rapidamente, e sem se distrair, era um resíduo cultural do Trago das Seis da Tarde, as restrições operacionais estabelecidas pelas associações abstêmias durante a Primeira Guerra Mundial. Como os expedientes terminavam às cinco e os bares fechavam às seis, os homens tinham de correr para os bares para beber rapidamente várias canecas de cerveja. Conversar com mulheres? Jogos de dardos com o sexo oposto? Não! Bares eram para quem quisesse beber.

O Trago das Seis da Tarde terminou em 1967, mas os efeitos permanecem. Na Nova Zelândia de hoje, a "cantada de bar" é algo que se faz quando se vai a um karaokê, não uma via de acesso à parceira dos seus sonhos.

– Se eu conhecesse um homem num bar, nós conversássemos e ele me convidasse para sair, eu jamais iria – disse Rosalie, uma cliente naquela noite. – A única vez que saí com alguém que conheci num bar foi durante uma aula de dança latina. E ele não falava inglês.

Cuidado com o dançarino latino. Sempre tome cuidado com o dançarino latino.

As regras do Trago permanecem, dizem os neozelandeses. Você vai ao bar para encontrar amigos, nunca para procurar mulheres ou homens. Naquela noite, os presentes olhavam para suas bebidas e lançavam olhares fortuitos apenas quando as outras pessoas não estavam vendo. Quando os olhares de estranhos se encontravam, ambas as cabeças voltavam-se rapidamente para frente, num movimento sincronizado, como se os envolvidos estivessem assistindo a uma partida de tênis com duas bolas. Os atendentes davam contas individuais, e não contas em grupo, sobre a bancada.

– Só uma vez eu vi um homem mandar uma bebida para uma estranha – disse Edward, líder da defesa dos homossexuais em Auckland. – Todos no bar ficaram surpresos. O pobre coitado não sabia o que dizer. Aquilo deixou todo mundo desconcertado.

Esse código de conduta se estendia para além dos bares. A Nova Zelândia é um país de área reduzida e comportamento contido, contemplativa e fria em todos os sentidos. É uma cultura antitabloides. Relógios Rolex e calcinhas à mostra parecem incomodamente estranhos. Os nativos mencionam uma tal de síndrome da papoula alta – as flores mais compridas e exibidas são as primeiras a perder o vigor. Abordar um estranho na rua ou num bar seria o mesmo que se expor a um mundo de floristas carentes com foices afiadas. Os vizinhos aqui preferem as discussões passivo-agressivas ao confronto direto.

O tamanho e o intimismo da nação-ilha também exercem um papel nisso. Os neozelandeses são precavidos quando fazem comentários a estranhos. Palavras rudes podem se voltar contra eles. Seis graus de separação é um exagero.

– Você não conhece uma pessoa num bar – disse Leecia, habitante da ilha do Sul. – Como a Nova Zelândia é um mundinho restrito, alguém sempre conhece alguém que você conhece.

As exceções, a alternativa aos tímidos e modestos, são os maoris. Em muitos países, os habitantes nativos foram silenciados por meio da força, da intimidação e do confronto. Não na Nova Zelândia.

– Isso porque os *pakehas* – neozelandeses brancos – são apenas guardiões – disse Tai, um ex-jogador de rúgbi de Otago. – Nós deixamos que eles pensem que estão no comando, mas fazemos tudo que queremos.

Os maoris estão sempre dispostos a abordar estranhos e marcar encontros, enquanto a Nova Zelândia *pakeha* cada vez mais substitui encontros a dois por noites com os amigos. Se um casal "fica", é algo casual, discreto, quase relegado a segundo plano.
– Não há namoros na nossa cultura – disse Amanda. – Todo o flerte parece ter desaparecido.
– Acho que nunca saí com ninguém na minha vida – concordou a amiga dela, Juliet.
Na escola, no trabalho e na vizinhança é onde a maioria dos neozelandeses encontra sua alma gêmea. Territórios comuns dão aos nativos conforto e a sensação de não correr riscos. De outro modo, o caminho solitário pode ser dolorosamente estranho e lento.
Os neozelandeses se escondem dos holofotes, conversam sozinhos e aceitam o consolo daquilo que lhes é familiar. Casam-se com "amigos de longa data" e colegas de dormitório, colegas de turma nas universidades, amigos dos primos.

A história de Gabriela é um exemplo. Nós a conhecemos num restaurante de Auckland alguns dias mais tarde. Ela falou sobre seu namorado, Chris, com o qual dividira um apartamento durante um ano, sem envolvimento amoroso.
– Eu achava que ele era um chato – disse.
Certa noite, ele levou uma mulher para o apartamento.
– E eu fiquei louca. De repente, percebi que na verdade gostava dele. Percebi que o amava e que tinha de lhe dizer isso. E disse: "Preciso lhe contar uma coisa..."
– E o que ele respondeu? – perguntei.
– Ele achou que eu ia expulsá-lo do apartamento. Mas daí eu disse que estava apaixonada por ele.
– Ele correspondeu?
– Ele disse que não sentia a mesma coisa.

Gabriela se sentiu péssima. Vivendo lado a lado, em silêncio e confusa, pensou em despejá-lo. Mas, em vez de fazer isso, seguiu com a vida.

– Ele voltou de viagem no Natal e de repente me senti bem. Ele estava saindo com várias mulheres. Aquilo não me incomodava mais.

– Que bom.

– Então ele me perguntou se eu queria viajar na Páscoa. E eu pensei em dizer não. Claro que eu era uma substituta. Mas ele me perguntou se eu me lembrava da conversa que tínhamos tido seis meses antes. E o que eu diria se ele tivesse mudado de ideia.

– E você mudou de ideia também?

– Liguei para minha irmã. Ela me disse para relaxar. Assim, Chris e eu ficamos jogando baralho durante horas. E agora está tudo bem.

Ambos acreditam que os relacionamentos têm mais chance de ser bem-sucedidos a longo prazo se os casais começarem como amigos, ao estilo *Harry & Sally: feitos um para o outro*. Outros neozelandeses que conhecemos concordavam. Eles buscam uma segunda opinião e a aprovação dos amigos. Um passo que se dá sozinho é um passo que se dá para dentro dos oceanos que cercam a ilha. Eles exigem confirmação, nem que seja efêmera.

– Se você troca olhares com uma mulher num bar, você nunca se levanta e se aproxima para convidá-la para sair – explicou Craig, um morador da ilha do Norte que conhecemos por meio de um amigo em comum da Califórnia. – Mas, se você a vir numa loja no dia seguinte, aí não há nada de errado em conversar com ela. Há uma sensação de insegurança predominante aqui. Entre homens e mulheres. Queremos que tudo esteja certo e no lugar antes de seguirmos em frente e sermos felizes. Para fazer isso, é preciso a aprovação dos amigos e da família.

Bridget, uma funcionária do departamento de estatísticas do governo, resumiu a coisa deste jeito:

– Os ingleses colocam os relacionamentos em primeiro lugar, os amigos em segundo e a carreira em terceiro. Os americanos colocam a carreira em primeiro lugar, os relacionamentos em segundo e os amigos em terceiro. Os neozelandeses colocam os amigos em primeiro lugar, a carreira em segundo e os relacionamentos em terceiro.

Mas a Nova Zelândia está começando a relaxar. Muitos consideram que *Sex and the City* foi fundamental para esse progresso. Eles dizem, com um suspiro aliviado e um sorrisinho hesitante, que Carrie, Mr. Big e todo o elenco os ajudaram a falar abertamente sobre sexo. O programa deu voz às questões íntimas da Nova Zelândia, antes contidas.

– De repente, conversávamos sobre coisas que eram tabus – disse Jane, amiga de Craig. – Isso encorajou várias pessoas. Eu gostava do modo como Carrie verbalizava seus pensamentos, por menores que fossem. Isso nos deu coragem para falar sobre sexo e sobre nosso corpo.

– Como o quê? – perguntei. – Dê um exemplo.

– Bem – disse ela, depois de uma pausa rápida. – Havia um episódio que falava de... você sabe, de você mesmo. Sexo com você mesmo.

– Masturbação – eu disse, talvez alto demais.

– Sim, isso mesmo.

– Você não consegue dizer isso, consegue?

– A questão é que estávamos discutindo o assunto.

A revolução sexual ainda está por acontecer na Nova Zelândia. Centímetro a centímetro, episódio a episódio.

– Gosto do programa – disse Jane. – Fui inspirada por ele. Mas ainda não consigo viver daquele jeito.

Ah, a Nova Zelândia está louca para falar sobre sexo. Por detrás dos blusões e das botas Ugg, eles estão loucos para ter uma sessão ao estilo Oprah com um tema que sempre esteve ausente do diálogo público.

Talvez seja porque os neozelandeses fazem sexo com muita frequência. Sim, você ouviu bem. A ingênua Nova Zelândia. De acordo com a Pesquisa Durex sobre o Sexo no Mundo (e quem não confiaria um assunto como esse a uma empresa que fabrica preservativos?), dois terços dos neozelandeses disseram que já praticaram sexo casual, o que os deixa em segundo lugar, empatados com os finlandeses e os suecos. Os noruegueses estão em primeiro lugar na lista, com 70%. A Índia, para se ter uma ideia, ficou em último lugar, com 13%, enquanto 50% dos americanos disseram que já fizeram sexo casual.

A pesquisa também diz que os neozelandeses têm o terceiro maior número de parceiros sexuais, atrás apenas da Turquia e da luxuriante Austrália. Mas infelizmente a nação também está em quarto lugar no que diz respeito ao sexo inseguro, com dois terços dos entrevistados dizendo que já tiveram relações sem proteção com um parceiro sem conhecer o histórico sexual dele. Por consequência, a Nova Zelândia tem um dos índices mais altos de clamídia no mundo.

Então a Nova Zelândia se diverte às escondidas. É o equivalente geográfico à filha do pastor. Eles têm dificuldades para falar sobre sexo, mas estão sempre dispostos a praticá-lo depois que saem de casa.

Kurt e eu encontramos nossos lugares e nos ajeitamos para assistir à força mais destrutiva para os relacionamentos na Nova Zelândia atual: uma partida de rúgbi. Fomos com Tai e sua noiva, Yvonne. Sob os refletores do Eden Park, o time de Auckland se preparava para a batalha contra o Waikato, time de Hamilton. Homens musculosos arremessavam, cuspiam e batiam uns nos outros. E aquilo era só o começo.

– Para quem você está torcendo? – perguntei a um homem gordo com um *mullet* comprido ao meu lado.

– O quê? – perguntou ele, pronunciando algo como "uquê?".

– Ele está perguntando qual o seu time – intrometeu-se Tai, bem quando percebi que havia perguntado a um caipira de cem quilos sobre suas preferências sexuais.

– Auckland, cara – disse ele.

– Vamos lá, Auckland – respondi.

Essa não teria sido a primeira briga provocada pelo rúgbi (ou pela minha ingenuidade). Há tempos o esporte divide amigos e casais. Nunca tanto quanto em 1981, quando a Federação Neozelandesa de Rúgbi teve a ideia de convidar o maior adversário do país para uma série de amistosos pelas ilhas contra a amada equipe nacional, os All Blacks. Havia um pequeno problema: os convidados tinham um governo racista boicotado por boa parte do mundo.

Os neozelandeses simpatizavam com o sofrimento dos negros sul-africanos. Os brancos se orgulhavam de suas políticas de integração racial e do apoio dado às populações maoris nativas. O racismo deveria ser deixado de lado, diziam – e qual o problema em disputar um pouco de rúgbi enquanto esses temas são resolvidos?

Os nativos não estavam preparados para esse tipo de controvérsia. Eles entraram em pânico. Correram para comprar capacetes e cassetetes para uma força policial que não usava armas. Os manifestantes eram igualmente inexperientes. Usavam trajes de palhaço e capacetes de motociclistas, pregavam o fim da violência ao mesmo tempo em que usavam coquetéis molotov, e se reuniam em massa do lado de fora de cada partida de rúgbi. Em Auckland, um manifestante sobrevoou o estádio num pequeno avião, lançando vários sacos de farinha sobre os jogadores.

Os dois lados perceberam que tinham de fazer alguma coisa, mas nenhum deles tinha a menor ideia do que fazer. Eles entraram em confronto e os manifestantes conseguiram impedir algumas partidas com ameaças de bomba aos estádios. Depois de vários confrontos ao longo de dois meses, os Springboks concluíram a turnê e voltaram para a África do Sul. Resultado: alguns arranhões e cortes, nenhuma morte e nenhum caso mais grave. A Nova Zelândia rapidamente tratou de esquecer a coisa toda.

Mas os reflexos vieram logo depois. E vieram das mulheres. Depois de terminadas as partidas, os homens voltaram para casa e se depararam com um obstáculo. "Você acha que o rúgbi é a coisa mais importante do mundo?" Os manifestantes estavam certos, diziam elas. O rúgbi fugira ao controle.

A imprensa internacional as apoiou. Dá para acreditar neste paizinho louco no fim do mundo? Colocando um esporte ao qual ninguém dá atenção no topo de um pedestal? Se fosse futebol, tudo bem. Talvez entendêssemos. Mas aquilo era rúgbi, um jogo em que os homens puxam a cueca um do outro enquanto tentam pegar a bola.

E pela primeira vez na história da Nova Zelândia, o rúgbi sofreu. Sua popularidade diminuiu. Fãs e não fãs ficaram imóveis, envergonhados. A Nova Zelândia parecia aquele homem no bar que xinga a televisão só para se virar e ver que todo mundo está olhando para ele.

Até então, o rúgbi ainda era a metáfora inquestionável para a Nova Zelândia – operário, rude, um jogo mais de equipe que de estrelas individuais, tático, jogado num clima frio, distante do resto do mundo, envolto em uniformes pretos, totalmente fora de moda. Mentalmente, o rúgbi há muito tempo se espalhou sobre os relacionamentos, mas depois daquela turnê isso diminuiu.

– Os homens da Nova Zelândia foram educados para não ser vulneráveis – disse Diane, uma religiosa que vive em Wanaka. – Muitos têm dificuldade de comunicação. Isso se transfere para a incapacidade de amar e de ser amado. As mulheres foram educadas para acreditar que os homens não podem amar. Assim, elas pegam o que podem.

– Os homens daqui não são bons em ter mulheres como amigas – acrescentou Helen, 34 anos, moradora da ilha do Sul. – Porque eles aprenderam a ser durões.

A turnê dos Springboks de 1981 deu início a uma conversa entre gerações. Deu às mulheres a possibilidade de que precisavam para questionarem o rúgbi como exemplo de conduta. As mulheres começaram a se dividir não entre as da ilha do Norte e as do Sul, e sim entre as tolerantes ao rúgbi ou não.

– Antigamente, havia várias fãs de rúgbi – disse Tai. – Mas hoje a maioria das mulheres neozelandesas não gosta dos jogadores de rúgbi. Elas acham que eles são rudes demais.

Yvonne acrescentou que as mulheres ganharam poder nos relacionamentos. Elas obrigaram os homens a se comprometerem mais.

– Eles ainda gostam de beber cerveja – disse ela. – Mas mudaram para melhor. Hoje eles nos ajudam muito mais.

Depois que o Auckland marcou no último minuto e venceu o Waikato e o grandalhão ao meu lado meneou afirmativamente para o placar, Kurt e eu corremos para o outro lado da cidade para nos encontrarmos com Craig e um grupo de amigos dele num restaurante indiano. De certo modo, ele personificava as mudanças que assolavam sua terra natal. Erudito e atlético, ele assistira à partida na televisão, depois de uma sessão com seu terapeuta.

– Os homens estão definitivamente mudando – disse. – Nossa tendência é ficar quietos. Não gostamos de conversar. Mas estamos melhorando.

E, à medida que os homens mudam, o mesmo acontece com as mulheres.

– Na década de 80, éramos uma geração perdida – disse Craig. – As mulheres eram ensinadas a ser bem-sucedidas no trabalho. Então, completavam 30 anos e percebiam que não tinham filhos. Agora a coisa está mudando. Elas têm muito mais equilíbrio.

– O que você mais gosta nas neozelandesas? – perguntei.

– Elas têm o pé no chão e são relaxadas. Gostam da natureza. São confiantes. Têm uma perspectiva mais ampla, mundial. São boas para conversar. Têm vivência. Elas podem ser femininas se quiserem. Podem ser muito sensuais se quiserem. As mulheres não costumam se vestir bem, mas, quando se vestem, ficam lindas. Elas podem ser tudo que quiserem.

Várias amigas de Craig se juntaram a nós na mesa. Elas concordavam que haviam mudado muito. Mais do que os homens, disseram. Elas mencionaram a primeira-ministra, Helen Clark, e falaram da influência da estrutura matriarcal da cultura maori.

– O Craig não é um homem como os outros – disse sua amiga Jane. – Ele é muito mais sensível.

Ele meneou a cabeça antes de dizer:

– Parem. Vocês vão me fazer chorar.

Naquele segundo, ele mostrou o lado antigo e o novo.

Os estilos de vida não progrediam com tanta facilidade quando minha família se mudou para Dunedin, em 1976. Na época, a situação mais chocante na cidade foi a chegada da lanchonete de *fast-food* Big John's. Os moradores sussurravam para os vizinhos e escreviam cartas ao editor do jornal local. Hambúrgueres? O que vai acontecer com os bolos de carne?

Defendendo as mudanças e as glórias da *fast-food*, garanti aos meus colegas da Dunedin North Intermediate que o McDonald's logo viria fazer companhia. Então o Burger King, depois Wendy's e, o melhor de todos, o Taco Bell.

Eles, por sua vez, me presentearam com um sanduíche do Big John's, que devorei e considerei perfeito. O pote de ouro. O início de uma nova era, garanti a eles. A Nova Zelândia agora estava no caminho certo.

– Tiramos isso do lixo, gringo – disseram eles.

Não, a cidade não aceitou muito bem a mudança em 1976. As pessoas em Dunedin usavam broches e cardigãs. Elas batizavam as escolas em homenagem a seus ancestrais escoceses e se espelhavam em Edimburgo tanto quanto em Wellington. O leiteiro deixava garrafas de leite todas as manhãs na porta das casas, com uma grossa camada de nata, que chacoalhávamos antes de derramar no nosso cereal. Comida étnica significava italiana. Os comerciantes aceitavam moedas e promessas de que você pagaria no dia seguinte pelo chocolate de hoje.

Eu não via nada da Dunedin daquele meu ano sabático ao entrar na praça central octogonal da cidade. A nova Nova Zelândia estava cheia de painéis de neon e cardápios na porta dos restaurantes. Minami Sushi, Curry Box, Thai Hanoi e Thai Over, Jizo Japanese, Galata Turkish Café, Barakah, Ombrellos e Viva Zapata. Ao redor de cada lugar se reuniam tios e amigos, novos compatriotas com nomes como Singh, Nguyen e Fahad. Nuvens cinza passavam por sobre a cidade, mas o arco-íris permanecia.

Enquanto isso, neozelandeses pegavam seus passaportes e viajavam em números recordes. À medida que a economia se globalizou, eles também se globalizaram. Empregos na Inglaterra, retiros na Índia, viagens para pegar onda na Indonésia. A Nova Zelândia saiu para o mundo e o mundo veio até ela.

A mistura de culturas também influenciou o amor, ainda que as mudanças, até agora, tenham sido mínimas, com neozelandeses de cada tipo geralmente escolhendo parceiros semelhantes. Membros das populações imigrantes, cada vez maiores, reclamam da separação, mesmo chamando a Nova Zelândia de lar há décadas. A cultura é tão isolada quanto a geografia, dizem.

– Você vê pessoas que têm um círculo de amigos da faculdade – disse John, 33 anos, originalmente de Gana e residente da Nova Zelândia há seis anos. – Se você não frequentou a escola com eles, jamais entrará nesse círculo, não importa quanto tempo passe com eles.

Ruby não estava na cidade durante o ano sabático da minha família. Não havia nenhuma Ruby em Dunedin naquela época. Mas Grant estava por perto. E ainda está, cuidando de uma padaria perto da praça. Tomamos uma xícara de café com ele numa mesa ao ar livre.

– O que uma drag queen veste quando é criança? – perguntei a Grant.
– Uniforme de rúgbi – respondeu ele. – Todo mundo em Gore usava. E ainda usa.
– Você gostava dos uniformes?
– Na verdade, gostava. Eram folgados e me permitiam levar revistas adultas para o meu quarto sem que ninguém visse.
– E foi assim que Ruby nasceu?
– De Gore até se transformar na mais famosa drag queen de Dunedin.
– E candidato ao conselho municipal.
– E candidato ao conselho municipal.
– Por que a vontade de concorrer ao cargo?
– O conselho municipal atual é muito entediante e conservador. Quero me livrar da velharia. Há várias pessoas diferentes concorrendo este ano: mães solteiras, ambientalistas, drag queens, pessoas que estão cansadas da situação de sempre.
– A Nova Zelândia mudou bastante desde que morei aqui e frequentei a Dunedin North Intermediate – eu disse.
– É lá que a Igreja Destiny se reúne nas manhãs de domingo. Eles são os Pat Robertsons da Nova Zelândia. A maioria das igrejas não dá a menor importância a eles. Eles organizaram um enorme protesto em Wellington para lutar contra a união civil entre homossexuais, mas foram criticados por usar crianças.
– Então minha antiga sala de aula agora é a sede de uma instituição de ódio aos gays.
– Mais ou menos.

Grant parecia mais interessado em divulgar Dunedin e promover a região como um paraíso criativo do que em lutar pelos direitos dos homossexuais. Seus panfletos prometiam "Dedicação às pessoas".

– Há vários artistas incríveis aqui, os melhores designers da Nova Zelândia. Há muita energia aqui. Só é preciso canalizá-la.
– A Ruby vai aparecer nas reuniões?
– Talvez uma vez ou outra. Mas num terno poderoso. Ela não vai usar lantejoulas. Ela tem uma costureira fantástica.

O terno elegante permaneceu no armário. Alguns meses mais tarde, Ruby não conseguiu votos o bastante e Grant voltou a cuidar dos seus pães.

Homossexuais neozelandeses que conhecemos em ambas as ilhas se orgulhavam do passado e estavam otimistas quanto ao futuro do país. Apenas o presente é que os incomodava.

– Na verdade temos uma história rica de tolerância e integração do estilo de vida gay – disse Edward. – O capitão Cook escreveu em seu diário que alguns de seus homens foram pedidos em casamento por homens maoris. Em outra passagem, ele fala de dois homens fazendo sexo. Os cristãos acabaram com o barulho em torno disso. O país só descriminalizou a homossexualidade em 1986.

Na verdade, os maoris não tinham problema em incluir o *takaatapui* no estilo de vida das aldeias. Numa tradução livre, o termo significa "outros tipos de sexualidade" – gays, transgêneros ou celibatários. Como outros ilhéus do Pacífico, os maoris determinavam papéis para essas pessoas, como cuidar das crianças e das cabanas, reportar indiscrições aos homens que voltavam de expedições de pesca e caça. *Takaatapui* não era um estigma, algo a evitar ou ridículo. Eles eram o que eram. Hoje, a maioria dos maoris é cristã.

– Eles ainda são as melhores drag queens da Nova Zelândia – provocou Edward.

A Nova Zelândia legalizou a união civil homossexual em 2004. Eles aprovaram leis antidiscriminação e permitiram a adoção entre casais gays, uma das primeiras nações do mundo a fazer isso. Hastearam uma enorme bandeira com as cores do arco-íris nos mastros e convidaram todo mundo para a festa. Mas ninguém apareceu.

Nós nos encontramos com Edward numa sexta-feira à noite, num dos mais conhecidos bares gays de Auckland, uma casa noturna chamada Urge, na Rodovia K. Televisores transmitiam pornografia gay granulada. Panfletos alaranjados mostrando homens de peito nu anunciavam os próximos eventos. A música eletrônica soava num volume alto o bastante para penetrar uma multidão. Havia cinco homens no local, incluindo o barman e nós. Eu me senti mal por Edward, meio que desejando que eu fosse gay. Afinal, era sexta-feira.

– Por trás da fachada multicolorida da Nova Zelândia – disse ele –, o que existe é uma burocracia cinzenta. Metade da população gay daqui vive em Sydney. A outra metade vive em Bondi, um bairro nos arredores de Sydney.

Não que um grupo maior fosse mudar as coisas.

– Os neozelandeses homossexuais são como os ingleses. Eles se sentam no bar sem conversar uns com os outros porque não foram formalmente apresentados.

Os homossexuais daqui geralmente vão aos bares ou restaurantes em grupos. Formam grupos para passear com os cães ou de jardinagem para cuidar das rosas uns dos outros.

– E quanto ao sexo? – perguntei.

– Bem, é para isso que serve a internet – disse Edward.

– Todo mundo se conhece – disse Grant/Ruby. – É uma comunidade muito próxima. Você conhece um cara e, instantaneamente, sabe com quem ele já dormiu. Eles querem entrar num relacionamento, mas o oceano é pequeno.

– Todos nos sentamos para fofocar – disse Edward. – Os solteiros daqui são como irmãos. Agora estão todos comprando gatos. Quanto mais gatos, menor a possibilidade de ter um parceiro.

Ele ficou todo entusiasmado quando lhe contei sobre os homossexuais que conhecemos ao redor do mundo. A comunidade está viva e bem, eu lhe garanti. Crescendo em quase todos os lugares.

– Bem, somos vistos como bons partidos pelos homens de outros países, porque olhamos para além dos próximos cinco minutos – disse Edward.

Se ao menos eles pudessem conhecer alguém.

Kurt decidiu dar uma olhada no e-mail, e eu fiquei passeando sozinho. Calvin e Tracy chegariam no dia seguinte. Com a caneta e o caderno na mão, decidi fazer mais algumas entrevistas antes que eles chegassem. A joalheria me chamou atenção.

O gerente animado limpou o atum da boca ao levantar os olhos do balcão.

– Desculpe por interromper seu almoço.

– Sem problemas – respondeu ele.

– Obrigado. Conversei com outros joalheiros ao redor do mundo. Eles me deram várias informações.

– O que você quiser saber.

– Bem, qual a aliança de casamento típica aqui da Nova Zelândia?

– Em geral as mais simples, sem pedras. As mulheres preferem peças de qualidade, de ouro e platina, mas nada muito ostensivo.

– E quanto a diamantes?

– Raramente mais do que um quilate, um quilate e meio, no máximo. Mesmo os neozelandeses mais ricos preferem a simplicidade.

– Os casais vêm comprar juntos?

– Geralmente a mulher vem primeiro e faz várias perguntas sobre o tamanho, o preço e coisas do gênero. Depois ela volta com o noivo e finge surpresa.

– Isso é um fenômeno mundial. As Nações Unidas das Alianças.

Ele riu um pouquinho antes de esfregar a boca.

– Você já trabalhou com noivos que inventam esses pedidos de casamento malucos? Coisas como alianças no bolo e pedidos feitos durante um passeio de balão? – perguntei.

– Não. Já entregamos alianças em hotéis, mas os neozelandeses não gostam muito de pedidos de casamento criativos. São muito mais conservadores nesse sentido.

– Você tem alguns anéis lindos aqui – eu disse, dando uma olhada na vitrine. – Qual é o melhor?

– Este aqui, provavelmente – ele respondeu, apontando para um solitário de platina com uma pedra octogonal.

– É lindo. Quais as características?

Abrindo a vitrine, ele pegou o anel e virou a etiqueta.

– É uma gema de 1,3 quilate, cor G, pureza VVS, e o anel é de platina pura.

Ao me entregar a joia, ela pareceu absorver toda a luz do lugar e lançá-la diretamente em meus olhos. Eu a admirei de lado e a refração continuou.

– Quanto você cobra por um diamante como este?

– Vamos ver... Treze mil dólares neozelandeses.

– Treze mil dólares neozelandeses equivalem a o quê, uns oito mil dólares americanos?

Ele fez os cálculos numa calculadora ali perto.

– Oito mil quatrocentos e cinquenta.

– É lindo.

– Você está sorrindo.

– Estou só pensando. Um cara entra numa joalheria numa cidade grande dos Estados Unidos e diz: "Quero o melhor anel da sua loja", e recebe uma conta de 250 mil dólares. Ele diz a mesma coisa aqui e sai da loja com um lindo anel sem ter que refinanciar a própria casa.

– Nós aqui pensamos em outras coisas além do anel.

– Ah, eu também.

– Acabou?

– Claro. Obrigado.

Devolvi o anel e o joalheiro o guardou na caixinha de veludo cinza. Os raios de luz ainda me atingiam através do vidro. Depois de mais algumas perguntas, ele voltou para seu almoço e eu saí da loja. A chuva começou a ricochetear na superfície do chafariz de uma praça. E eu fiquei imóvel.

Sob a chuva, percebi que estava errado em criticar a Nova Zelândia como se fosse uma espécie de anti-Brasil. Todos os países são anti-Brasil. Não, eu estava errado porque agora percebia que isso não era uma crítica. Se o mundo busca inspiração no Brasil, também deveria buscá-la na Nova Zelândia. Em um mundo ideal, teríamos um pouco dos dois.

O amor, aqui, parece muito enraizado, duradouro, real. Ouça o que tem a dizer um país que não gasta todas as suas economias num diamante de cinco quilates e em lipoaspiração. Três vivas para a síndrome da papoula alta, porque o restante de nós não hesita em ostentar. Todos nós poderíamos usar um pouco da humildade e do humor neozelandês na vida e nos relacionamentos. Não vejo nada de mau num país onde as pessoas não usam biquíni fio dental na praia, principalmente com essa água fria.

Mesmo assim a Nova Zelândia é sexy. Sim, é isso mesmo. Claro que é fácil criticar o país por ser cauteloso e cinzento. "Qual a diferença entre a Nova Zelândia e um pote de iogurte? O iogurte tem uma cultura mais viva." Eles o provocarão até que você solte uma piada – e essa é justamente a questão. A Nova Zelândia relaxou e se acomodou como ela é, e essa é uma de suas características mais atraentes.

Em nenhum outro país da nossa viagem vi mulheres como parceiras tão iguais quanto aqui. Isso é resultado da história, mas também da psique da nação. A cultura maori é matriarcal. As neozelandesas brancas tiveram direito a voto antes de qualquer outro país. A primeira-ministra é outro sinal. *A Tracy vai adorar este país.* Aqui, as mulheres têm força.

O resultado disso é uma abundância de relacionamentos equilibrados, mesmo que as pessoas não sejam as mais comunicativas. Mas a Nova Zelândia está trabalhando nisso. É inspirador ver parcerias equilibradas. "Somos um país de duas metades", brincam os nativos, dizendo o óbvio e ao mesmo tempo referindo-se aos dois tempos do rúgbi. Eles estão mais certos do que imaginam.

A Nova Zelândia mudou radicalmente desde minha última visita, e para melhor. A chegada de imigrantes deu ao país energia e tempero. A maioria

das pessoas olha o mundo externo. O país saiu de sua concha e ao mesmo tempo reteve os valores fundamentais, tornando-se mais atraente.
– Sim, a Nova Zelândia é sexy – repeti na chuva.
As pessoas começaram a recolher suas embalagens de comida e copos de cappuccino e a voltar ao trabalho. Eu não tinha um guarda-chuva, mas, por algum motivo, escolhi me demorar. A água parecia purificar, limpar mesmo. Do outro lado do chafariz, numa parede, li a inscrição: "QUE TEU EU SEJA VERDADEIRO".
Que teu eu seja verdadeiro. Acima de tudo.
A chuva aumentou e eu me virei e voltei para a joalheria.

Assim que Tracy e Calvin chegaram, dei início à Operação Loirinho, um ataque infantil à ilha do Sul. Visitamos colônias de pinguins de olhos amarelos, exploramos as sombrias cavernas de Te Anau, nadamos no lago Wanaka e cruzamos o estreito de Milford – o capitão do navio até deixou um surpreso Calvin segurar o leme por alguns minutos. Nós nos fartamos na fábrica de chocolates Cadbury, em Dunedin, e queimamos as calorias em longas caminhadas nos jardins botânicos. Calvin viu rúgbi pela primeira vez, experimentou *pavlova* e conheceu papagaios que atacavam nossos piqueniques. Se você considerar desatar os nós dos tênis todas as manhãs como um exercício com cordas, tenho quase certeza de que ele completou atividades o bastante para se tornar uma águia no grupo de escoteiro.

Tudo isso para que ele dissesse, seguro e ousado, no fim da viagem, que "a melhor parte da Nova Zelândia" era nosso quarto de hotel em Dunedin. Lembrete para mim mesmo: da próxima vez, suíte econômica em Barstow, na Califórnia.

Na verdade, era um bom quarto de hotel, parte de um conjunto redecorado de casinhas, complementadas com rabanada *l'orange* no café da manhã e vista para a escola primária de Kurt, a George Street Normal. A parte preferida do complexo, para Calvin, era o cantinho privativo onde ficava sua cama. Cantinhos escondidos, como qualquer construtor de forte lhe dirá, são o melhor cenário possível para batalhas grandiosas.

Mas, enquanto Calvin e eu começamos o processo de construção, percebi que havia me esquecido de uma coisa. De alguém. Da mãe de Calvin. Planejei toda a viagem em torno das sonecas de Calvin, na esperança de conseguir um pouco de tempo para nós dois. Com sua aspereza do Velho Oeste e sua cordialidade aconchegante, a Nova Zelândia é um dos lugares mais românticos do planeta. Passei mais tempo segurando caixinhas de suco e super-heróis do que segurando a mão de Tracy. Se isso a irritou, ela não deixou transparecer, mas eu estava começando a entender que mães solteiras raramente deixam. Já no fim da viagem, pedi à recepção que nos indicassem uma babá.

Durante nossa estadia na Nova Zelândia, meu pai lecionou medicina na Universidade de Otago, em Dunedin. Ele caminhava do nosso apartamento de dois quartos na Heriot Row, descia a colina, atravessava as Ruas George, King e Cumberland e ia até o campus no centro da cidade. Passeando com Tracy aquela noite, refazendo o caminho diário dele, me senti como se jamais tivesse saído daquela cidade.

– Foi aqui que aprendi a jogar rúgbi – eu disse. – Tínhamos uniformes marrons e travas de metal. Eu achava muito legal usar aquelas chuteiras e depois ficar batendo com as travas no chão do banheiro. Eu as tirava e colocava por horas. Ah, e aqui está a lanchonete de peixe com fritas onde comíamos depois de cada partida. Você pegava todo o dinheiro que tinha no bolso e o cara lhe servia um jornal cheio de batatas fritas quentes e engorduradas.

– Estou com fome – disse ela.

– E aqui, aqui é a entrada da universidade. Eles não tinham esses prédios modernos quando moramos aqui. Só prédios antigos de pedra.

– O Calvin diria que parece Hogwarts.

– Meu pai diria que os atuais prédios com fachadas de vidro parecem supermercados.

Atravessamos o riacho que dividia os terrenos e passamos pelo único outro casal na praça enquanto eles ensaiavam o texto de uma peça. *Hamlet?* Parei diante da cinzenta torre de pedra do relógio, farol da universidade. O sol poente de primavera destacava o teto oxidado de cobre, agora esverdeado, e as torres góticas, pela última vez aquele dia. *Parece mesmo a escola de Harry Potter.*

Agora.

– Lindo – ela disse. – Maravilhoso.

Você já passou por isso antes.

– Querido – ela pediu –, podemos ver tudo isso do restaurante? Estou faminta.

Ela se virou para ir e eu segurei o braço dela.

– Hãããã, você nunca vai me abandonar, né? – perguntei.
Droga.
– O que você fez?
– Nada.
– Você fez alguma coisa.
– Não fiz.
– Nenhum homem pergunta esse tipo de coisa sem ter feito algo de errado.
Isso é verdade.
– Eu te amo – eu disse.
– O que... está... havendo?
Respire. Não há certezas nem garantias, mas o mundo lhe mostrou como fazer.
– Quer se casar comigo? – perguntei, tentando encontrar a caixa de veludo cinza no bolso.
– Oh...
Uma resposta. Por favor, uma resposta. Ah, certo, o anel.
– Serei um bom pai para o Calvin. Darei a ele tudo que ele precisar – completei, dando-lhe o anel.
Se ela experimentar o anel, isso é o mesmo que sim, certo? Anéis de noivado são como calcinhas. Você não quer ter de devolvê-los.
Ela encarou o anel. Em silêncio.
Diga algo. Sim. Não. Menos talvez. Eu não consigo lidar com outro talvez.
Abaixei a cabeça para ver o rosto dela. Nunca, nessa jornada perdida que eu chamava de vida, imaginei que estaria ali, na cidadezinha da minha juventude, pedindo em casamento minha antípoda, minha bela antípoda.
Eles restauraram sua fé. Eles lhe mostraram que ela não estava morta, como você imaginava. Você nunca teria pedido essa mulher em casamento se não fosse pelo mundo.
Ela colocou o anel no dedo e sorriu.
– Você está sorrindo. Isso é um sim, então?
– Sim. Sim!
– Mesmo? – soltei. – Que maravilha! Então vamos comer!
– Espere! – ela disse rindo. – Me beije. Me abrace.
– O quanto você quiser.
E foi isso que eu fiz.

O restaurante não tinha champanhe. Os raminhos da salada tinham manchas marrons. A toalha de mesa não fora trocada dos jantares anteriores. Dei ao garçom a maior gorjeta da minha vida.

No jantar, esperei que a comida chegasse à mesa – meu cordeiro com alecrim acompanhado de *O que é que você acabou de fazer?* Eu conhecia Tracy havia apenas seis meses. Não sabia o nome de solteira da mãe dela, seu saldo bancário, a casa onde ela havia passado a infância. E nem precisava. Eu *conhecia* Tracy. Essa foi uma das melhores decisões da minha vida, e a mais impulsiva.

Eu jamais teria me casado com Tracy antes da lua de mel com meu irmão. Naquela época, eu tomava decisões racionalmente, analisando os riscos. Eu acordava todas as manhãs e fazia uma lista de afazeres, escrevendo coisas como "14) Colocar o jornal na lixeira de recicláveis", só para ter a sensação de ter feito alguma coisa. Num sentido mais amplo, a vida prosseguia como uma enorme lista de afazeres. Eu não vivia abrindo os olhos e aceitando as oportunidades, nem ansiando por uma abordagem budista do presente. Não era vida. Era uma execução. Eu já tinha um plano. Decidi que passaria meus dias como um observador. Vice-presidente da minha própria empresa? Confere. Casa na praia? Confere. Casar com uma mulher sensível que corresponda aos meus critérios? Quase.

Ali, no fim do mundo, num restaurante vazio, rasguei a lista de afazeres dos relacionamentos e olhei para uma mãe solteira, uma atriz cheia de opiniões, uma chata, uma mulher que acabou se revelando a parceira mais compatível que jamais conheci.

Os dez piores lugares do mundo para ser homossexual

1. Jamaica

Pelo menos esse é o veredicto da revista *Time*, que cita as rígidas leis antissodomia (dez anos de trabalhos forçados), assassinatos de líderes ativistas dos direitos dos homossexuais, espancamentos frequentes de turistas homossexuais e milícias locais. Até mesmo o reggae está envolvido. "Senhor Bicha", canta o músico jamaicano Bounty Killer, "estremece em agonia", deixando o restante do mundo com saudade dos dias de "One Love", de Bob Marley.

2. O verdadeiro eixo do mal

Arábia Saudita, Sudão, Emirados Árabes Unidos, Iêmen, Mauritânia e regiões da Nigéria e da Somália. Vá a esses países e você verá homens de braços dados, se beijando, dividindo a mesma cama, passando os dias juntos. Nada de mau nisso, de acordo com o governo. Mas faça alguma coisa na cama e você enfrentará uma reação bem diferente – pena de morte.

3. Irã

O país também recomenda a pena de morte. Mas não é preciso se preocupar, garantiu o presidente Mahmoud Ahmadinejad em sua infame viagem a Nova York, porque "não temos tantos homossexuais quanto os Estados Unidos". Eles são mais contidos?

4. Guiana

Esse é o único país da América do Sul onde a homossexualidade ainda é ilegal. "Qualquer pessoa que cometa sodomia com um ser humano ou com qualquer outra criatura será acusado de crime e poderá ser sentenciado à prisão perpétua", diz a lei do país. A propósito, a Guiana é um dos pontos turísticos preferidos dos cantores de reggae jamaicanos.

5. Malásia

Você sabe que um país tem problemas para lidar com a homossexualidade quando o líder da oposição está preso não por corrupção ou sublevação, e sim por suposta sodomia. Anwar bin Ibrahim, um homem casado e pai de vários filhos, foi condenado por atos homossexuais com dois homens e sentenciado a nove anos de prisão. Depois de vários anos atrás das grades, Ibrahim convenceu a corte a revogar a sentença e continuou a criticar o partido governante. O resultado? Foi novamente preso por sodomia e provavelmente terá uma sentença de vinte anos de prisão.

6. Coreia do Norte

O presidente Kim Jong-Il, obcecado por conhaque Hennessy e por filmes de Hollywood, jura que acabou com a homossexualidade na Coreia do Norte. Até mesmo a palavra foi banida. Isso pode surpreender os milhões de soldados das forças armadas coreanas. De acordo com alguns comandantes que fugiram do país, cerca de metade do contingente pratica sexo homossexual nos quartéis. "Não é como a homossexualidade ocidental", explicou o ex-tenente Kim Nam-joon, citado no livro *Under the Loving Care of the Fatherly Leader*. "Simplesmente não há mulheres. E um soldado jovem com a pele macia pode parecer uma mulher."

7. Gaza

Quão intolerante é esse território controlado pela Palestina, com penas que se estendem por até uma década para atos homossexuais e leis rígidas anti-homossexualidade que constam nos códigos desde a ocupação britânica? Os homossexuais geralmente fogem para Israel.

8. Ilhas Cook

Os ilhéus do Pacífico têm uma longa história de integração, permitindo que os homossexuais assumam cargos de autoridade, respeito e aceitação. O capitão James Cook e os demais colonizadores ocidentais mudaram a atmosfera pró-gay, trazendo nos navios caixas cheias de Bíblias, leis rígidas e as velhas doenças venéreas do Ocidente. O resultado nas ilhas Cook de hoje: catorze anos de prisão por sodomia e cinco anos somente por ser gay.

9. Uganda

As igrejas organizam manifestações anti-homossexualidade, os jornais denunciam suspeitos de ser gays e nove em cada dez ugandenses desaprovam a homossexualidade. O presidente Yoweri Museveni diz que não existem homossexuais no país, mas que, se eles algum dia surgirem, serão presos para sempre.

10. Washington, D.C.

As leis são ótimas, mas as roupas são horríveis.

De repente pai

Los Angeles

Calvin nos presenteou com vários ataques de laringite na noite de quarta-feira depois que retornamos a Los Angeles, à 1h35, 3h14 e 5h39 da manhã, para ser preciso. Os números do relógio entravam sozinhos nos meus sonhos durante os curtos períodos em que eu conseguia dormir. Será que todos os pais funcionam assim? Como é possível que consigam trabalhar no dia seguinte se dormem como soldados numa zona desmilitarizada? Não deveríamos manter todo mundo com um filho menor de 5 anos longe de máquinas pesadas? Depois da última sessão de Calvin, desisti de dormir e fui tomar café.

Arght. A cafeteira cheira a cardamomo. Isso tem que mudar imediatamente. A sala e a casa pareciam diferentes para mim agora, ainda estranhas, mas de algum modo minhas. Como roupas novas que você usa até que elas se ajustem, depois de algumas vezes. Enchi a máquina de café com água e a joguei nas plantas. Nunca tinha regado plantas antes. Sentei-me onde Calvin tomava o café da manhã e fiquei olhando para as paredes.

O que você pensaria se um estranho entrasse na sua casa um dia e dissesse que planejava ficar ali? Para sempre. Você nunca o conheceu, nunca soube que ele existia até aquele momento. Você e esse estranho não têm nada em comum. Ele decide ficar até mais tarde; você foi dormir cedo. O senso de humor dele parece ácido e sarcástico, mas você prefere um humor mais direto. Ele come sua comida, monopoliza a televisão e ocupa a maior parte do tempo da pessoa que divide a casa com você, tempo que você costumava controlar.

Pior: o estranho começa a dar ordens. Coisas pequenas, no início. "Não balance a cadeira assim" ou "Pare de passar pasta de amendoim no cachorro".

Com o passar do tempo, ele avança sobre territórios desconhecidos, como sintaxe e higiene pessoal. Antes que você perceba, ele controla todos os aspectos da sua vida.

Minha reação seria lhe dar veneno ou asfixiá-lo. Ou melhor, apedrejá-lo. Eu desejaria algo nojento e digno de nota, o suficiente para ser exibido no noticiário da noite e para convencer todos os outros estranhos a manter distância.

Decidi fazer panquecas para Calvin. Não simples panquecas, e sim panquecas-monstros, com olhos de banana e bocas de mirtilo, com a cara feia, retorcida e má. Calvin era um menino tão bonzinho, mas adorava coisas mórbidas.

Para compensar o resquício de cardamomo na cafeteira, preparei um café forte. Forte demais. Comecei a sentir tremedeiras depois de tomar uma xícara.

– O que você está fazendo? – perguntou Tracy.
– Merda! Não chegue de fininho assim.
– Vem cá. Me abrace.
– Dormi pouco esta noite.
– Meu bebê – disse ela, acariciando minhas costas.
– Sei que você está zombando de mim, mas vou aceitar o carinho mesmo assim.

Então, como se tivesse ensaiado, Calvin apareceu na cozinha e correu diretamente para o espaço entre nossas pernas. Com toda força, ele nos separou para que pudesse abraçar apenas Tracy. Ele sempre fazia isso. O Matador de Abraços de Tipton Way.

– Você me CBou – eu disse.
– O quê? – perguntou Calvin.
– Deixe para lá – disse Tracy.
– CalvinBloqueou – eu disse.
– Calvin – disse Tracy –, você não precisa afastar o Franz. Apenas se junte ao abraço.
– Eu quero um abraço só para mim.

Comecei a contar todas as vezes que Calvin jogava um balde de água fria na nossa intimidade. Os ataques de laringite e idas ao banheiro, as invasões e exigências de construir fortes. "Você precisa ser criativo", aconselhara meu amigo Andy. Criativo? Você precisa lutar. Casais com filhos fazem sexo?

– Fiz panquecas para você, Calvin. Quer uma?

– Não.

– Limpe o nariz, querido.

– Aqui, dê uma olhada nesses monstros. Diretamente do *Scooby-Doo*. As panquecas mais assustadoras do planeta. Scooby-Massa – eu disse, enfiando o garfo nos olhos de mirtilo. – É uma panqueca vampira, com sangue saindo pelos olhos.

– Legal – ele disse, ainda agarrado a Tracy.

– E se você cortar as bananas assim, pode fazer presas.

Aos poucos ele se virou.

– Rarrrrrrrrr. Eu querer sugar seu sangue!

– Posso tentar?

Transportei o prato pelo ar, como se fosse o conde Drácula flutuando pelos corredores. Com o garfo na mão, enlouqueci.

– Não, conde de Flebotomia! Você será castigado por todos os seus chupões. Tome isso e mais isso! – eu disse, enfiando o garfo na panqueca.

– Papai! Para. Deixa eu comer a panqueca.

– O que você disse?

– Para.

Papai? Papai.

Fiquei olhando para Calvin em silêncio. Tracy e eu havíamos lhe contado sobre nosso noivado na manhã seguinte. Ela lhe mostrou a aliança e explicou que moraríamos todos juntos. Sua nova família. Papai? Calvin fez uma pausa antes de perguntar: "Posso ganhar uma aliança também?" Nos dias seguintes, eu o vi processar a mudança com pedidos cada vez mais frequentes para que eu segurasse sua mão e interrupções mais assíduas na nossa cama.

Tracy me contou que lhe dera um banho na noite anterior. Eles conversaram sobre os novos primos de Sacramento, principalmente sobre a idade deles e os bonecos de ação.

– Como eu devo chamar o Franz? – perguntou Calvin.

– Como você quer chamá-lo? – disse ela.

– Papai.

Papai. Seis meses antes, eu dividia suítes nupciais com meu irmão em lugares distantes. Agora estava decorando panquecas com dentes de frutas para agradar a um menininho de 4 anos. Foi então que entendi como uma semana de frustrações, abdicações, correria e barulho pode desaparecer com uma única palavra. Ela fez com que tudo valesse a pena. Papai.

– Vai – disse Calvin. – Faz outra. Bem assustadora.

– Que tal uma cheia de cicatrizes?
– Isso.
– E olhos sanguinolentos. Vamos criar veias nas bananas.
– E sangue.
– Sempre sangue.

Mais tarde, naquela manhã, cumpri a promessa que fizera a Tracy, esgueirando-me do carro e entrando em um consultório médico discreto na Century City. Uma vovó mexicana levantou os olhos da revista *People* em espanhol. *Bom. Não a conheço. E não há ninguém mais na sala de espera.*
Acima dela, vinda direto de uma feira de arte realizada no estacionamento de um supermercado, estava uma gravura de um cavalo branco musculoso. Do alto de um penhasco, ele admirava seu território selvagem e, sem dúvida, a manada de éguas digna de sua virilidade.
Vai, pode rir. Você adora isso, não é?
Poderia ser pior. A clínica de fertilidade poderia ter paredes com aqueles cartazes corporativos de inspiração, do tipo que usa palavras como "CORAGEM" e "EXCELÊNCIA" sobre ondas gigantes e picos cobertos de neve. Aí eu realmente teria sentido a pressão para me sair bem.
– Franz Wisner – chamou o recepcionista.
Levantei-me para calá-lo.
Não poderíamos fazer isso na linguagem dos sinais?
– Você está aqui para um espermograma – ele anunciou.
– Ãhã.
– Já esteve aqui antes?
Virei-me para ver se a vovó latina havia entendido alguma coisa da conversa.
– Não. Estou bem. Saudável.
– Preencha estes formulários, depois eu o chamarei novamente.
Dei uma olhada na sala de espera novamente e voltei o olhar para a recepção.
– Desculpe – eu disse. – Você tem outra coisa além da *People* em espanhol?
– *Men's Journal, Redbook.* O que estiver por aí.
– Eu estava esperando algo... você sabe, um pouco mais forte.
– Está tudo no banheiro. Toalhas de papel e revistas. Homens e mulheres. Só faça a coleta num dos potinhos e me traga de volta aqui.
Você acha que eu sou gay? Eu pareço gay?
– Obrigado – eu disse.

A latina deu um sorrisinho malicioso.

Eu também riria. Sou um homem de 39 anos pedindo pornografia para fazer uma "coleta" e entregá-la como num exame final. "Aqui está, professor. Trabalhei duro neste. Tenho muita prática."

– Você pode voltar quando estiver preparado – disse o enfermeiro, homem.

O banheiro era exatamente como eu esperava, com uma privada baixa e papel de parede de vinil descascando, alças de metal e espaço suficiente apenas para manobrar. *Alças?* Um frasco tamanho família de vaselina ficava sob um porta-toalhas de plástico com um papel-toalha parcialmente rasgado balançando para fora. *Ele devia estar com pressa.* O desodorizador Glade impedia que se sentisse qualquer cheiro de onanismo. Fragrância de cereja. *Eles devem ter tanto orgulho disso na sede da Glade. Isso deve ser citado no jornal interno.* Por sorte, a porta parecia firme, abafando todos os sons externos.

Sentei-me na privada e me pus a realizar a primeira tarefa: um inventário da biblioteca. As revistas gastas estavam no fundo de um cesto de vime, e algumas cobriam a alça do cesto. *O último cara que esteve aqui achou que essa seria minha melhor escolha?*

O zunido da luz fluorescente aumentou assim que comecei a prestar atenção nele.

– Não consigo fazer isso – resmunguei para mim mesmo.

Pus a mão na pilha de revistas e, no mesmo instante, meu corpo ficou mole. As páginas amarfanhadas e as manchas em quase todas as fotografias não me incomodavam. Mas ali, no fundo do cesto, estava um exemplar da *Playboy* que eu tinha na faculdade, a mulher da capa quase piscando para mim.

É isso aí, Shannon Tweed. Então nos encontramos novamente.

O envelope chegou em uma semana. Contagem de espermatozoides: 27%.

Febre cáqui

África do Sul

Um conselho, pessoal. Esqueçam. Um dia talvez vocês sejam capazes de superar um Romeu italiano agressivo ou um salva-vidas queimado de sol de Santa Monica. Mas, em hipótese alguma, em nenhum cenário imaginável, vocês serão capazes de superar a atração sedutora de um guia de safári africano, principalmente no território dele. Desculpem se isso lhes dói, mas quero que vocês saibam a verdade. Celebridades, modelos, astros do rock – esses caras não são nada comparados aos homens que ganham a vida acompanhando turistas pela selva subsaariana.

Tive um primeiro sinal disso ao ficar amigo de Rudy, um caçador sul-africano que se mudou para Los Angeles. Durante um jantar, mencionei ter sido derrubado por um cavalo que tinha aversão de montadores gringos.

– Interessante – disse ele, com dificuldades para demonstrar interesse. – Isso me lembra uma vez que tive de perseguir um rinoceronte doente que odiava todos os seres humanos. Disparei um tranquilizador na orelha do animal e ele imediatamente deu meia-volta e atacou o grupo. Mal consegui disparar o segundo dardo tranquilizante.

As mulheres suspiraram. Uma moça solteira puxou a cadeira para perto dele. Fiz uma anotação mental para nunca mais abrir a boca quando Rudy estivesse por perto.

Durante um passeio pela África do Sul, entendi o porquê. É um fenômeno chamado febre cáqui – e é letal.

– As mulheres nos Estados Unidos veem homens de terno e carregando pastas – disse Gillian, uma californiana que adorava safáris. – Aqui, você vê homens de uniformes cáqui segurando rifles para protegê-la. Claro que você vai se apaixonar por isso.

Para início de conversa, os turistas entregam a própria vida nas mãos dos guias. Literalmente. Assim que deixam os chalés com ar-condicionado para se aventurarem na selva para uma tarde de observação dos animais selvagens ou para um safári a pé, a única coisa que separa a vida como eles a conhecem da vida como refeição de leão são os homens com uniformes cáqui. Os guias sabem exatamente onde e quando aquele grupo de leões dorme, caça e se acasala, um conhecimento que eles reforçam sutilmente depois de cada rugido ouvido na mata.

Durante passeios feitos em velhas Land Rovers, os guias convidam todas as mulheres a se sentarem na posição de tiro, ao lado do motorista. E, em safáris, aquela é mesmo uma posição de tiro. As pessoas ficam imóveis. Sempre que o guia vê um leopardo com olhos de esmeralda ou um leão com dentes afiados, ele desliga o motor e posiciona o veículo a uma distância precisa, de onde os turistas no banco de trás se sentirão em segurança, enquanto a companheira no banco da frente sentirá uma avassaladora necessidade de esconder o rosto no peito peludo do Ed da Savana.

– Não precisa se preocupar com nada – Ed tranquilizará a donzela. – Só mais alguns minutos aqui para que todos tirem uma fotografia. Vídeo? Alguém precisa filmar isso?

Ao redor da mesa de jantar, os hóspedes contam histórias exageradas sobre passeios minguados. Os guias mais experientes farão piada antes que haja uma discussão.

– Aquele mesmo leopardo que você mencionou, aquele que vimos no alto da árvore? Certa vez tive de fazer um tratamento de canal nele. Sem anestesia.

Mas é depois do jantar e dos coquetéis que a febre cáqui ganha força. Macacos correm pelas calçadas, hienas riem, animais ferozes rugem, tudo a um braço de distância da cabana. Claro que você precisará de alguém para acompanhá-la até o quarto, alguém armado. Guias aposentados me contaram que esperavam até que o animal feroz aparecesse antes de se oferecerem para acompanhar as mulheres. Entendo como funciona. Ao ver um hipopótamo certa noite, eu também tive vontade de abraçar o peito musculoso do meu guia.

Na época de proibição da caça, as oportunidades aumentam. Os guias contam muitas histórias de mulheres implorando para que eles dormissem com elas, "somente para proteção". Alguns acampamentos tinham até mesmo diretrizes especiais. Se um hóspede quisesse dormir do lado de fora, um guia tinha de dormir perto. Os acampamentos não especificam o quão perto.

Para os guias espertos e as parceiras dispostas, há sempre o lendário "passeio noturno particular". Eles pegam a Land Rover e entram na selva, dirigindo o bastante dentro da mata para tornar a viagem de volta na mesma noite inútil.

– Melhor esperar o dia raiar – ele dirá.

– Estaremos seguros?

– Na verdade, o lugar mais seguro para nós é no teto do carro. Segure-se firme. E deixe todas as roupas com cheiro dentro do carro.

Às vezes a febre cáqui pode ser uma doença duradoura. Pergunte a Paula, uma artista gráfica chilena que decorou seu apartamento com cadeiras com estampa de zebra e economizou todo seu dinheiro para fazer um safári na África. Assim que pôs os pés no continente, o que lhe tirou o fôlego não foi um majestoso elefante ou um veloz leopardo, e sim uma espécie muito mais familiar. *Homo sapiens guideus*. Ela desejou que seu inglês fosse melhor.

Às vezes a febre cáqui é forte também para quem usa o uniforme. Pergunte a Craig, o guia de Paula no último trecho das duas semanas que ela passou na selva sul-africana. Ele descreveu sua reação ao ver Paula pela primeira vez com uma única palavra: paralisia.

Eles tomaram um drinque depois do jantar e ele espantou os babuínos da varanda em frente do quarto dela.

– Quando ele tocou meu braço – contou Paula –, foi aí que senti meu corpo despertar.

Eles trocaram telefones no dia seguinte, antes que ela voltasse para Santiago.

– Senti um nó no estômago quando ela foi embora – disse Craig. – Eu queria parar o ônibus e dizer a ela o que eu sentia.

Ele a seguiu até a Cidade do Cabo.

– Ela acabou de sair – disse o recepcionista do hotel. – O senhor gostaria de deixar uma mensagem?

Ele ficou em silêncio e sentiu as entranhas ainda se contraindo.

– Sim – disse ele. – Diga que eu a amo.

Os telefonemas entre o Chile e a África do Sul começaram a cada duas semanas, depois a cada dois dias e, finalmente, todos os dias. Os amigos dele diziam que ele estava louco. As amigas dela diziam que aquilo jamais duraria. Todo mundo dizia isso, exceto a mãe dela. Ela falava que o amor tinha o poder de atravessar oceanos. No ano seguinte, eles se casaram.

Hoje, eles trabalham juntos. Ele conduz turistas em safáris; ela trabalha como recepcionista e *concierge* no acampamento. Ela não consegue imaginar outra vida, apesar de sentir falta da família e dos frutos do mar chilenos. Ela chama Craig de "meu leiteiro". Eles pretendem criar a família em meio à natureza.

Otimismo

Botsuana

Eu me senti melhor quando estava num safári durante a primeira metade da minha viagem a Botsuana. Os macacos hiperativos que roubaram meu café da manhã e o hipopótamo de quatro toneladas que decidiu pastar do lado de fora da minha tenda à noite me distraíram. Criaturas famintas de quatro toneladas fazem dessas coisas. A solidão se abateu sobre mim quando cheguei à empoeirada cidade de Maun.

Adoro a África. Em qualquer outra circunstância, eu aceitaria sem pensar a possibilidade dessa viagem. Mas eu havia acabado de pedir uma mulher em casamento, uma mulher que aceitou. Eu não queria fazer nada para estragar isso como estraguei da última vez. Era uma decisão que mudaria minha vida, uma decisão que exigia dedicação e muito tempo. Estarei sempre ao seu lado, Tracy. Para amá-la e apoiá-la. Sou seu homem, sua rocha. Agora eu só preciso passar um mês em Botsuana.

Com muita culpa e muito protetor solar FPS 50, eu passeava pelas ruas de Maun desejando, em todas as esquinas, que estivesse em casa. Nos últimos anos, o mundo fora meu parceiro, meu curandeiro, minha musa. Eu pegava a mochila, flanava por um país qualquer e me sentia seguro. Agora, de repente, as viagens haviam perdido o apelo sedutor. Eu já não queria aventuras. Agora eu sonhava com uma rotina. Eu fantasiava em comer o mesmo cereal na mesma tigela todas as manhãs.

Eu já havia ficado longe de Tracy antes, sentindo mais a falta dela a cada viagem, mas agora era diferente, uma tortura. Caldeirões ferventes, paus de arara e coisas do gênero. Aqui na África, eu sentia que *precisava* estar com Tracy.

Saudade, como diziam os brasileiros. E mais alguma coisa. Todos os impulsos dentro de mim falavam: *Vá. Cancele o restante da viagem e volte para casa. Ela precisa de você.*

Maun é a ex-morada dos grandes caçadores brancos e o atual ponto de partida para os ricos acampamentos de safári, hoje propriedade de empresas e cadeias de hotéis mundiais. É isolada, rica e impressionantemente cheia de personagens excêntricos criados na selva ou que para ela fugiram. A cidade teve seu apogeu ao estilo Wall Street nos anos 80, com festas elaboradas, banquetes com bebida à vontade e sexo com quem aceitar. A aids silenciou a música.

– As rodovias asfaltadas também acabaram com a festa – disse Map, um lendário especialista nativo na selva. – Antes das rodovias, as pessoas eram duronas e estavam muito bem sozinhas. Elas queriam liberdade, o que também significava liberdade sexual.

A atividade diminuiu com o calor da tarde. As mulheres, usando vestidos compridos de algodão, carregavam sombrinhas rasgadas para se proteger do ataque do sol, um grupo de Mary Poppins num palco de terra avermelhada e sol. Dentro dos estabelecimentos, havia fazendeiros e vagabundos, camponeses que vendiam esculturas feitas às pressas, famílias enormes sem um pai à vista, seguidores da igreja sionista-cristã de uniforme cáqui e condecorações religiosas, adolescentes se esforçando para parecer e agir como 50 Cent, a maioria dos quais jamais saiu da cidade.

Parei sob a sombra de uma árvore perto de um grupo de mulheres que esperavam uma condução. A mais jovem do grupo se aproximou de mim.

– Você tem um bumbum africano – disse ela.

– Hummm, obrigado – eu disse.

Eu estava em Maun há apenas alguns dias, mas já sabia que isso era um elogio. Uma viagem a um país africano é o melhor remédio para qualquer pessoa que se sinta mal com o próprio bumbum. Esqueça remédios para emagrecer e dietas. Vá para Botsuana e observe seu traseiro de caminhão se transformar instantaneamente num objeto de beleza admirável.

– Na língua tsuana, se você disser a uma mulher que ela está gorda, é um grande elogio – disse Peter, habitante de Maun. – Gostamos das mulheres ocidentais. Mas no fundo do coração amamos as mulheres grandes.

Ele contou uma história sobre andar pela cidade ao lado de uma mulher com um traseiro grande.

– Gigantesco, para os padrões ocidentais. Os homens paravam e ficavam olhando. Eles uivavam e assobiavam. Alguns chegavam mais perto e a tocavam. Ela adorou, *adorou* tudo isso, reclamando apenas para fazer charme.

Há considerações de ordem prática também.

– Os homens daqui dizem que uma mulher gorda é boa para uma noite fria – acrescentou seu amigo Paul.

Tamanhos 36 e 38 são considerados pouco saudáveis, inférteis, não muito divertidas.

– Mulheres magras amam o próprio corpo mais do que amam seus homens – disse um motorista de ônibus em Gaborone.

Mas essas opiniões estão mudando. Em 1999, Mpule Kwelagobe, de Gaborone, tornou-se a primeira africana negra a ganhar o Miss Universo, e na primeira participação do país. Sua imagem e seus dizeres estão estampados em cartazes espalhados por todo o país. Ao lado da influência crescente da mídia e das revistas de moda americanas, Mpule está obrigando Botsuana a emagrecer.

– Gosto de mulheres gordas, mas não gordas demais – disse Yaone, um universitário. – Agora estou interessado em magras, porque ando vendo muita televisão.

– Em defesa das avantajadas – eu disse –, permita que eu lhe fale um sincero e audível "Não!".

– O amor nos filmes americanos e na televisão é muito melhor do que o amor em Botsuana – acrescentou Gorata, também estudante. – A maioria se casa por amor. Acho que é assim que as coisas funcionam nos Estados Unidos e em outros países. É melhor do que aqui em Botsuana.

Ainda bem que a TV a cabo e via satélite em Botsuana muitas vezes perde o sinal.

Com sede e sentindo falta de Tracy, mas também me sentindo melhor quanto ao meu traseiro, parei num restaurante especializado em frango e fritas para beber uma Coca-Cola. Um empresário de pescoço grosso e gravata frouxa me convidou para sentar a sua mesa.

– Respeitamos muito nossos pais – explicou Fred. – Isso é o mais importante. Você está sempre pensando no que vai agradar a eles.

Isso significa apresentações por meio de laços familiares e romances dentro de tribos. E também significa perguntas aos pais antes do noivado, incluindo perguntas sobre o amor. *Morero*, como os nativos chamam isso, é um componente fundamental das transações. Os rituais de namoro ainda são guiados pelas opiniões da mãe e do pai. Os botsuanos, em geral, se conhecem em festas, em reuniões de família ou são apresentados uns aos outros por irmãs e primos.

– Temos discotecas e outros lugares ocidentalizados – disse ele. – Mas preferimos nos conhecer por meio da família e dos amigos. Ainda existe certo estigma com as casas noturnas e discotecas. Fui apresentado à maioria das minhas ex-namoradas. É uma questão de conforto. Quem quer que os apresente, você confia na pessoa. Eu conhecia a família da minha esposa, por isso me sentia à vontade.

– Uma moça de uma família decente jamais abordaria um homem – acrescentou Moses, um velho na mesa ao lado que se intrometeu na discussão. – Somente as prostitutas abordam os homens. As gerações mais antigas acreditam que um homem precisa lutar pelo que deseja. Você não dá muito valor para aquelas que se aproximam de você.

Desejos familiares também moldam os namoros depois que os casais se conhecem. Elas não gostam de demonstrações públicas como mãos dadas ou beijos. As gerações mais novas, só um pouco menos tímidas e para evitar o conflito, geralmente aceitam essas normas.

– É desrespeitoso fazer isso – disse Moses. – Principalmente na frente dos pais, se eles forem mais velhos. Os pais não querem ver esse tipo de coisa.

A geografia também exerce um papel no ritual romântico. Se a Nova Zelândia tem dois graus de separação, Botsuana tem apenas um.

– A população aqui é muito pequena – disse Fred. – É perigoso conversar com uma mulher. Talvez ela seja sua vizinha. Talvez todo mundo a conheça. Há poucas tribos e poucos dialetos em Botsuana, em comparação com outros países africanos. E poucas fronteiras.

Os bons modos andam de braços dados com a família. Botsuana, uma terra amigável no sul da África, uma nação de *dumela*, olá, um lugar onde rejeições não são aceitáveis. *Botho* é o conceito da hospitalidade do deserto, do respeito e da compaixão pelos demais. Os cumprimentos no idioma local são transparentes e honestos, os apertos de mão são leves, mas sinceros, geralmente com um toque no braço para sinalizar ainda mais respeito. Botsuana é uma nação de sussurros e sombras. Eles falam baixo aqui, concordam com rapidez, raramente pretendem ofender o interlocutor e geralmente escondem os sentimentos verdadeiros. Claro, podemos fazer um acordo no preço da corrida de táxi. Claro, podemos apresentá-lo a alguém. "Sem problema, senhor. Por favor", dizem, num sotaque cantarolado colonial.

A Botsuana de hoje anda lado a lado com o amor, entre taxas astronômicas de casos de aids e costumes tribais que aplaudem a promiscuidade, em discotecas e bares pelos quais eles não podem pagar, com parceiros generosos e tradicionalmente teimosos se esforçando para melhorar sua sorte numa terra com poucas oportunidades de conseguir isso.

Pergunte a um botsuano sobre as características que ele considera ideais no ser amado e você ouvirá coisas como "alguém que sustente minha família" ou "alguém trabalhador". O amor aqui muitas vezes parece uma proposta de negócio, e para muitos é mesmo. Raramente ouvi um nativo falar primeiro das características físicas, apesar de serem muitos os nativos lindos, altos e morenos.

Acomodados com as apresentações feitas pela família ou pelos amigos, os botsuanos entram em contato com o parceiro em potencial em festas ou reuniões nos vilarejos. Espera-se que os homens tomem a iniciativa. Eles começam educadamente e avançam com rapidez. Muita rapidez.

Polokano conheceu o amor de sua vida numa festa da aldeia. Ela se sentiu segura com ele, já que as famílias se conheciam.

– Ele era lindo – disse. – Nós nos divertimos juntos na festa. No fim da noite, ele disse que me amava. E eu disse que o amava também.

– Na primeira noite ele disse que a amava?

– Sim.

– Deve ser um inferno para aqueles que têm medo de compromisso – eu disse.

– Nem tanto – contou Moses. – No seu mundo, "eu te amo" significa "quero casar com você". Em Botsuana, "eu te amo" e "eu gosto de você" podem significar a mesma coisa. *Ke a go rata* é "eu te amo" e "eu gosto de você". E usamos as mesmas palavras se os sentimentos se tornam mais intensos.

Há um motivo menos sentimental para que os botsuanos e outros africanos sejam rápidos no discurso do "eu te amo". A aids tem diminuído a expectativa de vida para menos de 40 anos.

Cecilia é uma mulher gorda de olhos foscos, uma viúva de Ramatlabama cujos trajes pretos combinavam com seu humor quando nos conhecemos numa praça da cidade. Ela havia perdido o marido há dez anos, o pai de suas três filhas, de 19, 18 e 13 anos. Sua expressão se iluminou como mágica quando começou a falar dele.

– Encontrei meu amor num jogo de futebol – explicou ela. – Fui ao campo para gritar com os jogadores. "Gosto do jeito que você grita", ele me disse. Imediatamente ele disse que a amava.
– Eu disse que pensaria no assunto. E fiquei pensando: *Aquele cara me ama mesmo ou é um aproveitador?* Concluí que ele me amava.
Quando o ano de luto terminar, ela espera encontrar o amor novamente.
– Mas eu só quero um viúvo. Não quero um homem divorciado.
Janet tem 21 anos e é de Mmathethe. O namorado disse que a amava no segundo encontro, enquanto viam televisão na casa dele. Ela não ficou surpresa.
– Na maioria dos casos, é o homem quem tem de dizer primeiro – explicou. – Não conheço nenhuma mulher que tenha dito a palavra "amor" primeiro.
Longas caminhadas, refeições em família e ver televisão em casa são compromissos comuns para os recém-apaixonados. Poucos podem se dar ao luxo de ir aos shoppings e restaurantes que surgiram recentemente em Francistown, Maun ou Gaborone. Embora os salários sejam um pouco maiores do que na maioria dos países subsaarianos e a economia do país seja relativamente estável, Botsuana ainda é um país pobre, com um abismo gigantesco entre os que têm, os que não têm e os que vivem tão à margem que nem sequer entendem a diferença.

– Desculpe pelo cheiro – disse Ericka assim que entrei em seu Toyota velho. – Entreguei galinhas a semana passada inteira e me esqueci disso.
Com seu top frente-única azul, calças de cetim pretas e óculos de sol enormes, ela parecia mais apropriada para uma boate de Miami do que para a selva de Okavango. No painel do carro, ela colocou uma pequena Bíblia. Um perfumador preso ao duto de ar-condicionado enchia o carro com um odor de freon, jasmim e frango frito.
– Achei que você fosse mais velha – eu disse.
– Sério?
– Se alguém diz que vai te apresentar a um religioso, você pensa num homem branco de meia-idade, com o cabelo repartido de lado.
Ela era branca, mas nada além disso. Ericka cresceu nas escolas da África do Sul e nos vilarejos de Botsuana. Sua vida serpenteava enquanto ela se dividia entre os dois países.
– Foi então que meu primo morreu – disse. – Ele caiu num poço de areia e quebrou o pescoço. E eu decidi frequentar a escola bíblica em Dallas. Não

para ser ordenada, e sim para purificar minha alma. Eu queria ver outras pessoas recuperadas.

– O que a trouxe de volta para casa? – perguntei.

– Eu não queria voltar. A África é um lugar de extremos. Mas dois profetas me abordaram no Texas. Deus me disse para voltar.

Ela voltou, sem dinheiro. Para fundar sua nova Congregação do Sopro Divino, Ericka trabalha como datilógrafa numa empresa de safári local e cuida de uma idosa algumas horas por dia. Ganha o suficiente para entregar refeições e dar estímulo à interminável lista de nativos que precisam das duas coisas.

– Às vezes é preciso apenas uma garrafa de água gelada para o dia valer a pena – disse ela enquanto fazia sua ronda.

Sobre estradas de terra sacolejamos, rumando com o Toyota em direção a barracos e casinhas de um quarto de alvenaria e com teto de palha. Uma jovem de vestido azul com decote em V penteava os cabelos e veio nos encontrar do lado de fora.

– Ericka – chamou. – Eu esperava mesmo que você viesse hoje.

Pungi tem 25 anos e já é viúva, tendo herdado do marido o vírus HIV.

– Como você está? – perguntou a religiosa.

– Melhor. Não consegui levantar da cama durante alguns dias.

– Ericka! – gritaram dois meninos gêmeos que pediam esmolas do lado de fora. – O que você trouxe para a gente?

Eles usavam camisetas floridas com estampas iguais, uma laranja e outra azul. Ericka lhes deu garrafas de água e sacos de comida, que eles imediatamente repassaram para a mãe. Uma irmã mais nova se escondeu atrás, aparecendo por entre as pernas da mãe. Ela respondeu ao meu sorriso com a boca sem os dentes da frente.

Essas crianças poderiam ser o Calvin. São praticamente da mesma idade. Só que aqui é a África. Você não ganha pais aqui. Você os perde.

Ericka explicou o motivo da minha presença e Pungi se apressou em falar.

– Os homens – disse, enquanto seus filhos ouviam –, eles querem muitas mulheres. Não querem ficar com uma única parceira. É por isso que tem tanto HIV em Botsuana. As mulheres querem ficar com um parceiro só.

Ao perceberem que a conversa mudava para um tema que eles conheciam bem, os meninos pediram licença e saíram correndo para os montes de terra.

– Os homens daqui não gostam de preservativos – continuou Pungi. – Quero um homem que goste de usar preservativo.

– E quanto ao tipo do homem? – perguntei.

– Qualquer um. Não importa. Só não muito baixinho.
– Você acredita no amor?
– Sim. Num único amor. Não quero espalhar a doença.

Ao nos afastarmos, Ericka estacionou o carro ao lado da estrada e desligou o motor. Fiquei olhando para a vastidão à minha frente, um terreno enorme com centenas de varais metálicos e tecidos rasgados entre eles. Pareciam galinheiros improvisados, e eu os vira em lugares inesperados, perto de casas, ao lado de lojas, nas estradas nas cercanias das cidades. Eu os via com frequência.

– Eles servem para manter as hienas longe dos corpos – disse Ericka. – Demora nove meses para que os corpos se misturem à terra.

Nove meses. Nove meses afugentando os carniceiros para permitir que um ente querido descanse em paz numa terra onde até mesmo o caixão mais barato e os custos de um funeral equivalem a um mês de salário. A maioria dos botsuanos vai com frequência aos cemitérios. Eles conhecem bem o lugar. Conhecem o assassino.

Os especialistas são rápidos para dizer que as vítimas de aids não morrem de aids; elas morrem por causa de problemas como pneumonia e meningite, porque não têm linfócitos ou células T para enfrentar a doença. Eles conhecem muito bem essa terminologia toda em Botsuana. Mas a diferença não ameniza a dor.

Aproximadamente um em cada quatro botsuanos é portador do vírus HIV. E estes são somente os que foram submetidos a exames.

Ainda assim os botsuanos conhecem mais da doença do que o mundo acredita. Já passou o tempo em que os nativos diziam que você contraía aids por usar camisinha ou que a doença era curável se você fizesse sexo com uma virgem. Difícil de ser educada, como o restante da África, Botsuana se recuperou e fez campanhas preventivas e informativas sobre o tratamento. Cartazes sobre sexo seguro nas grandes cidades instruíam as pessoas a apelar para o AFC – abstenção, fidelidade e camisinha. "Conheça sua condição", diziam as campanhas. As Nações Unidas, igrejas e organizações de auxílio injetaram centenas de milhões de dólares no pacífico país na esperança de reavivar sua história. Eles conseguiram apenas que Botsuana deixasse o primeiro lugar na lista de países com mais pessoas infectadas com HIV – agora o país ocupa a segunda colocação.

Foi um dinheiro mal gasto. Todos os preservativos, cartazes e apelos não conseguiram mudar o fator mais importante: o vício da infidelidade entre os botsuanos.

Apesar de tudo que sabem sobre o vírus e como preveni-lo, os botsuanos se recusam a parar com os casos extraconjugais. Aqui, as prostitutas têm duas tabelas – uma para sexo com camisinha e outra para sexo sem.
Botsuana cresceu vendo o papai e a mamãe pularem a cerca. E não viu as consequências. As histórias parecem até piada. As pessoas não "traem". Elas não são "infiéis". Elas estavam "com um amigo" ou "com uma amiga". *O ratana le mongwe.* "Ele está saindo com outra pessoa." Mesmo hoje, Botsuana não tem uma palavra para infidelidade.
Apesar das igrejas cristãs sempre cheias e dos sermões ao ar livre, Botsuana nunca aceitou o conceito de pecado. As igrejas são lugares de oração, não de arrependimento. É algo enraizado na terra do Okavango. "Por favor, Senhor, deixe-nos ter um pouco de dinheiro e de diversão."
Botsuana conhece bem a ressaca mortal desse comportamento. As pessoas sepultam os membros da família e juram que jamais trairão. Muitos usam proteção. As pessoas são submetidas a exames para detectar o HIV agora que o governo tornou obrigatório. Quem é diagnosticado como soropositivo recebe os remédios na hora, de graça. Os métodos evoluíram, mas a festa continua uma confusão. Os botsuanos não conseguem permanecer fiéis.
Infidelidade. É a reclamação número um que você ouvirá das mulheres em todas as regiões de Botsuana. Elas descrevem o homem dos seus sonhos como "leal", "alguém que se satisfaça comigo", "não um promíscuo". A lealdade vence tudo o mais na lista de desejos das mulheres, incluindo aparência, família e dinheiro.
– Eles são as criaturas mais egoístas do mundo! – disse Priscilla, uma mulher casada de Francistown.
E lembre-se de que há muitas criaturas na África.
– Os homens não se apaixonam pelas mulheres, eles se apaixonam pela terra – disse Rosie, moradora há vários anos de Maun. – Botsuana coloca seu relacionamento em teste. As condições são difíceis. É preciso levar isso em conta. Além do mais, ninguém consegue dormir abraçado, porque faz muito calor.
– Eles são muito irresponsáveis – disse Lolly, uma estudante de Gaborone.
– Traidores! Mentirosos! A maioria deles. De todas as idades.

Os homens minimizam a importância das transgressões. É cultural, argumentam, é um componente enraizado do *botho*. É como vimos nossos pais se comportarem. Os relacionamentos se desgastam, como todas as outras coisas no deserto. As taxas de divórcio no seu país são maiores que as nossas, não são?

– Nem todos traem – disse Moagi, um estudante que interrompeu Lolly.
– O problema são as moças. As mulheres focam no dinheiro e no carro. Elas só querem dinheiro. Eu queria que elas nem sempre pensassem em dinheiro.

Ouvi isso com frequência dos homens de Botsuana. Dando de ombros, eles admitiam que traíam a namorada ou a esposa. Sempre foi assim, afirmavam. E as mulheres também traem. O que os horroriza é o fato de o sexo, aqui, sempre vir acompanhado de pré-requisitos e custos, explícitos ou não. Eles reclamam do *becha*, dinheiro pago para manter uma amante. Os homens também dizem que é comum as mulheres terem casos extraconjugais para pagar despesas variadas – um amante para pagar a conta do celular, outro para a gasolina.

A esperança de mudança dos botsuanos não está nos programas humanitários ou nas caixas de drogas antirretrovirais. Está nas escolas. Está na mão das moças.

– As mulheres africanas são tolerantes demais – disse Map. – Mas cada vez mais elas estão se impondo. Olhe para os oradores de turma. São todas meninas. E elas não vão tolerar essa situação para sempre.

Janet faz parte dessa mudança. Uma expressão de tranquilidade oculta seus 18 anos. Janet é cristã e virgem. "EU FIZ O EXAME, E VOCÊ?", dizia sua camiseta preta. Ela passou a manhã na feira de saúde de Maun, examinando seus compatriotas e dispensando a educação.

– Vou esperar até me casar para fazer sexo – disse ela com sinceridade. – A maioria das pessoas não espera. Elas têm medo de morrer esperando.

Então você quer se casar com um botsuano? Bem, você vai precisar de uma família unida. Um irmão ou primo capaz de negociar será útil. E o mais importante: você precisará de um bom rebanho. Em Botsuana e na maior parte da África, o casamento está intimamente relacionado à carne.

Durante séculos, os costumes tribais exigiam que o noivo desse à família da noiva uma porção do rebanho, como uma forma de homenageá-los por deixarem a filha se casar. Os críticos, na maioria brancos, caracterizam a prática como a compra de uma esposa em troca de alguns hambúrgueres. Os botsuanos contra-argumentam que a tradição, chamada de *bogadi* ou *lobola*, é uma forma de reforçar os laços entre as famílias e uma necessidade de garantir a riqueza.

O número de animais depende de vários fatores, incluindo a riqueza das famílias, a idade e a saúde da noiva, casamentos anteriores ou filhos de outros homens e a reputação da tribo.

– Membros da tribo Bangwato não têm de pagar *lobola* quando se casam com outro membro da tribo – disse Dimpho, de Molepolole. – Mas, se alguém de outra tribo se casa com um bangwato, o *lobola* são oito vacas. Na tribo Balete, o *lobola* são cinco vacas. Os bakgatla, de Mochudi, pagam apenas duas. Talvez porque sejam conhecidos por ser muito agressivos. Acredita-se que você terá problemas.

A maioria dos botsuanos pertence à tribo Tswana, mas há dezenas de tribos menores. Anote. Ah, e você também pode usar um bom contador, porque existe inflação no negócio do *bogadi*. O que antes era uma ou duas vacas hoje são seis, dez ou doze.

– Em Maun, são seis ou sete vacas – disse Callastus, 41 anos, um homem que sabe o preço exato, do casco ao chifre. Ele planeja se casar com sua namorada, Mary, há vários anos. – Mas sou muito bom para a família dela. Então talvez eles me peçam apenas duas ou três vacas.

Metade dos noivos não pode pagar o *lobola*, preferindo viver com a parceira sem um casamento formal. Os mais abastados, que vivem nas cidades, frequentemente oferecem dinheiro em vez de gado.

Em algumas aldeias, a família da noiva exige o pagamento total antes de permitir que o casal viva junto, um costume chamado *go ralala*. Outras aldeias têm por costume exigir uma parcela dos animais adiantada – uma vaca ou um bode, por exemplo –, com o restante do saldo a ser pago depois da cerimônia oficial.

Você talvez queira trazer consigo uma cópia de um livro de etiqueta, porque maus modos geralmente inflacionam o preço. Se a família do noivo atrasar um pouco o pagamento, a da noiva pode aumentar o valor em uma ou duas vacas. Os nativos chamam isso de *kgomo ya tlhagela*, a vaca que fugiu do curral da família. Se eles forem rudes com os futuros sogros ou se dirigirem a eles com informalidade demais, mais vacas. Se o noivo ou seu irmão for até a casa da noiva, a lista de bovinos pode aumentar.

Hoje, o noivo menciona suas intenções nupciais para o tio, que então repassa a notícia para o pai. Depois que os pais aprovam a união, dá-se início ao *patlo*, com as nuances diplomáticas de um tratado de paz firmado nas Nações Unidas. Calças jeans sujas e camisas de trabalho são trocadas por ternos e vestidos de domingo. O pai reúne um grupo para argumentar em favor do filho. Nesse grupo podem estar a esposa, um irmão, amigo ou vizinho, mas só se a pessoa for casada. Nativos solteiros raramente são vistos como especialistas em casamento.

Os familiares reúnem comida, roupas, bugigangas e álcool como presentes para conquistar a outra parte. Sem o noivo, o clã viaja até a casa da família da noiva. Não para entrar, mas para esperar. Em alguns vilarejos, exige-se que eles cheguem antes de o sol nascer. Em outros, *patlo* significa ficar sentado ao lado da estrada até que sejam chamados para dentro. A insolência continua mesmo depois que a entrada é permitida, com os membros da família do noivo sendo chamados de hienas e carniceiros.

A família participa de tudo isso sabendo que o jogo em breve acabará. Na maioria das negociações nupciais, as duas famílias se conhecem. Elas passam por esse ritual mais para o bem da cerimônia do que pelo bem do rebanho.

Claro que não há acordo algum na primeira reunião. Há várias apresentações e fingimentos. Isso porque os homens estão presentes. As decisões para valer são tomadas nos dias seguintes, quando as mulheres se reúnem para discutir os detalhes – a data e o lugar do casamento, quem paga e o assunto preferido entre as botsuanas: como as mulheres fazem todo o trabalho enquanto os homens se sentam e conversam. Essas conversas são chamadas de *go tlhatswa puo ya banna*, limpando as palavras dos homens.

Algumas semanas depois do *patlo* inicial, a família da noiva chama o clã do noivo para anunciar a decisão. Geralmente é uma decisão preliminar. Se houver algum problema, as partes envolvidas encontram um meio de encerrar as discussões com o mínimo de constrangimento. Isso inclui não chamar a família do noivo de volta, um meio de a família da noiva negar a união.

Quando as famílias requerem uma audiência, significa apenas uma coisa: que as celebrações comecem! O noivo pode agora visitar a casa – com presentes, claro. Ele e sua família são tratados como iguais. Serve-se comida, os homens se abraçam, dão conselhos e zombam dos mais jovens, e as mulheres administram as coisas, como sempre fazem.

– Essa coisa toda de ficar de joelho é entediante – disse Dimpho. – Não ficamos de joelho. Isso nos deixaria constrangidos, a ela e a mim. Dizemos apenas: "Já não está na hora de nos casarmos?" Você compra um vestido para ela, sapatos, um véu. Talvez também uma bolsa e um colar. Qualquer coisa que ela queira. Antigamente, o homem fazia tudo isso sozinho. Mas hoje a maioria dos casais compra os presentes juntos. Você coloca as roupas e outros itens numa sacola e ela finge que não sabia de nada.

Depois de marcada a data do casamento, é hora de cobrar o rebanho. Se você vir uma procissão de oito ou dez animais sendo conduzidos ao lado de uma estrada ou sobre um caminhão, há uma grande chance de haver uma noiva feliz e um sogro ainda mais feliz no fim da viagem.

Esse é um problema para os moradores das cidades. Onde você guarda oito animais dentro de um apartamento de um quarto? O que os vizinhos dirão? Para a felicidade dos outros moradores do prédio, há empresários que pegam os animais, depois que são entregues à família da noiva, e os vendem rapidinho. Em Botsuana, há empresários para tudo.

Pensando no meu próprio casamento, acordei cedo e caminhei oito quilômetros até o cartório de registros civis próximo a Gaborone. É lá que são realizadas as cerimônias civis, às quintas-feiras.

É exatamente assim que as coisas deveriam ser. Nada dos trajes cheios de babados do último casamento. Seus convites foram envoltos em algas. Algas! Converse com a Tracy.

No gramado marrom-acinzentado diante do prédio do governo, casais impacientes se misturavam aos familiares. Os homens usavam ternos alugados e paletós informais, geralmente um pouco grandes ou pequenos demais. As noivas ajeitavam o vestido de ir à igreja aos domingos, algumas davam sinais de que havia um bebê a caminho. Irmãos e mães sorriam.

– Bem-vindos.

Ajustei minha câmera e tirei algumas fotografias.

O anúncio do juiz de paz silenciou a multidão e fez com que os casais entrassem numa sala de reuniões iluminada por uma lâmpada fluorescente e com uma mesa comprida. Ele fechou as cortinas para impedir os curiosos e para resfriar a sala.

– Somente os familiares mais próximos – disse. – Por favor. A sala é pequena.

Enquanto voltava para fora com amigos e primos de segundo grau, uma mulher gorda me segurou pelo braço.

– Fique – disse ela. – Você está com a nossa família.

– Não sei se eles vão acreditar, mas obrigado.

Um cartorário mais jovem com um paletó feito à mão entrou na sala, agindo como qualquer jovem que tenha algum poder faz: prepotente, mal-humorado, falando alto o suficiente para esconder qualquer sinal de insegurança. Os idosos lhe perdoavam a pose e esperavam pacientemente enquanto ele concluía o hesitante discurso.

– O que ele disse? – perguntei à mulher.

– Nada – disse ela.

– Malcolm e Bamouni? – ele gritou.

Uma mulher usando um dos poucos trajes brancos da sala, uma saia reformada, um casaco e um chapéu creme rendado, levantou-se de braço dado com o noivo. Ele limpou o suor da cabeça raspada e olhou para baixo. Seus poucos convidados murmuraram gritinhos e palavras de encorajamento. Vários outros se juntaram à algazarra.

Com uma indiferença suprema, o juiz de paz pediu que eles recitassem uma lista de votos tão sem emoção quanto qualquer documento oficial. O casal meneava afirmativamente a cabeça depois de cada promessa. Pelo menos eu acho que meneavam. É difícil acenar quando seu queixo está grudado ao peito o tempo todo.

– Vocês têm alianças? – perguntou o juiz de paz.

Eles tinham. A maioria tinha. Muitos as devolviam para outras pessoas depois da cerimônia. Quem tinha dinheiro para comprar as próprias alianças mandava gravar o nome do casal. Botsuana tem uma das maiores jazidas de diamantes do planeta, mas eu não via nenhum deles ali.

– Certo – disse o juiz. – Você pode lhe dar isso.

Erguendo um pouco a cabeça, o noivo se virou para a noiva.

– Isso é pelo meu amor por você – disse ele, colocando a aliança no dedo dela.

– Ao nosso futuro – disse ela, dando-lhe uma aliança semelhante. – Amando-o... para sempre.

Então o tom da sala mudou e os convidados começaram a ir de um lado para o outro, conversando. A noiva lambia os lábios; o noivo limpava as mãos no paletó. A plateia me lembrava os espectadores de uma competição de levantamento de peso, encorajando os participantes em ondas, primeiro quando se aproximavam da barra, depois quando a levantavam até os ombros. Agora eles estavam prontos para chegar ao clímax.

– O Estado os declara marido e mulher – disse o juiz de paz. – Podem se beijar.

Olha, os botsuanos são corajosos. Eles andam por horas em meio a uma selva cheia de leopardos e hienas. Eles se mudam para Joanesburgo ou Nairóbi em busca de emprego nas cidades mais perigosas do mundo. Essas coisas não os assustam. Agora, beijar alguém na frente de uma sala cheia de estranhos? Isso é algo completamente diferente.

Quando a plateia se aquietou, o casal se aproximou sem se tocar. Seus lábios se uniram por um milésimo de segundo, com a cabeça se afastando na mesma rapidez. Isso não importava para a plateia. O beijinho rápido lhes deu munição de sobra para assobiar e gritar. A senhora ao meu lado era uma das mais entusiasmadas. Em Botsuana, as idosas cheias de rugas são as mais estrondosas.

– Estou muito contente – disse o jovem noivo depois da cerimônia.
– Pelo casamento ou porque o beijo terminou? – perguntei.
– As duas coisas. Só por ter proporcionado a ela esse sinal de respeito.

Depois começa o casamento propriamente dito, as celebrações de vários dias e em lugares diferentes, começando na casa da noiva. Um desafortunado membro do rebanho *bogadi* se juntará à festa como um *seswaa* cozido, acompanhado de *morogo* (mistura de espinafre, tomate e cebola) e servido a todos. Enquanto um aparelho de som ensurdece a todos com música pop africana, as mulheres se abraçam e os homens se abraçam à cerveja, geralmente feita em casa e destilada de sorgo ou milho. Os aldeões talvez nem saibam quem se casou até que a festa esteja no auge. As risadas, as luzes e o batuque são sinais claros para que todos venham. Não existem penetras nas festas em Botsuana.

As festividades continuam noite adentro, o que é bom e ruim para os farristas. Casamentos são mais do que a celebração da união de um casal. São festas familiares e comunitárias, uma oportunidade para fazer brindes em homenagem à tribo, hora de honrar as pessoas que moldaram a vida do casal.

O lado ruim acontece quando a festa muda para o quarto do noivo, um costume em qualquer casamento que simboliza que a noiva está aceitando a nova vida e a nova casa. Os convidados geralmente ajudam nesse processo, carregando os pertences da noiva com eles enquanto a festa continua. Imagine ter de transportar uma prateleira pela cidade depois de ter festejado a noite inteira. Há vários móveis danificados em Botsuana.

O Instituto Gallup fez ao mundo uma pergunta simples há alguns anos: "O ano que vem será melhor do que este ano?" Eles entrevistaram milhares de pessoas em 62 países e descobriram alguns fatos interessantes. Na Europa, as pesquisas registraram o maior número de "nãos", citando a guerra e a economia como as principais justificativas para o pessimismo.

Qual o continente mais otimista do mundo? É a terra mais pobre, com todos os males conhecidos pelo homem – genocídios, pragas, corrupção e calamidades. A África. Mais sorrisos. Mais daquele espírito de que é possível. Mais crença na vida, no amor.

Os cínicos desprezam esses resultados e pesquisas semelhantes como prova da situação crítica da África. A situação não pode piorar, dizem. Mas qualquer pessoa que já esteve na África, já esteve *mesmo* na África, alguém que já tenha descido dos ônibus e dos safáris aprovados pelos guias turísticos, que tenha se aventurado nas aldeias e sentido a África como você sente o abraço demorado de um parente distante, qualquer pessoa assim menospreza esse ceticismo imediatamente. A África é um dos poucos lugares do mundo que podem se infiltrar em você, mudá-lo e permanecer com você.

Se você lhe der acesso total, ela o fará esconder toda a sua pretensão e seus falsos deuses. Os africanos, felizes apesar do mar de dor ao redor deles, falam com entusiasmo e resiliência sobre o amor. As jovens viúvas e órfãos nos lembram da brevidade da vida. A África confirma que estamos vivos, prontos para o amor.

As coisas são feias e cruéis aqui. Ditadores aterrorizam tribos inocentes. Robert Mugabe e outros líderes inclementes roubam seus países e o maior assassino de todos, um mosquito minúsculo, mata milhões de pessoas todos os anos. Otimistas quanto ao ano seguinte? Você não tem motivo para ser otimista quanto ao amanhã.

Mas a África é otimista, o que torna o tipo africano de amor o mais inspirador de todos. Quer ensinar uma criança a não se aborrecer quando ganha um PlayStation de Natal em vez de um Wii? Troque o videogame por passagens de avião e a deixe ouvir as risadas num vilarejo africano. Acha que seu relacionamento está com problemas? Você e seu parceiro estão prestes a romper? Faça a vocês um favor que mudará sua vida e faça uma escala na África a caminho da terapia de casal.

Como eles sorriem, nunca saberei. Só sei que sorriem. E cada risada que eu via fortalecia minha esperança no amor.

Depois de duas semanas num safári e nas ruas sujas de Maun, as águas frias da piscina do Hotel Gaborone pareciam sublimes. Eu podia sentir o calor e a sujeira saírem do corpo. Para baixo. Para baixo. Para baixo eternamente. Mergulhei até o fundo da piscina, às vezes me lembrando de subir à tona para tomar ar.

Lá do fundo vi pernas: gordinhas, pequenas e curvadas. Uma criança pulou do degrau mais alto enquanto sua mãe passeava. *Por favor, não faça xixi na água.*

– Desculpe se arruinamos seu silêncio – disse uma mulher com sotaque americano.

– Não, não – eu disse. – A água está ótima.

– Você está de férias?

– Estou mais num projeto de pesquisa.

– Sobre Botsuana?

– Aqui e outros lugares. E você?

– Ah, meu marido trabalha na embaixada americana. Mas estamos nos preparando para voltar para a Virgínia. Nossas coisas embarcam em poucos dias.

– Você deve estar triste. Botsuana é um lugar incrível.

– Sim. Mas já está na hora.

– Você tem uma filha linda – eu disse. – Fofa.

– Obrigada – disse ela, enquanto a criança continuava fazendo algazarra.

– Sua primeira?

– E última.

– Ah, você é jovem.

– Demoramos dez anos para tê-la. Não vou passar por aquilo tudo de novo.

– Meus pais demoraram quase o mesmo tempo para me conceber. Minha mãe tomava tanto remédio para fertilidade que nasci com pelos sobre todo o rosto e o corpo. Bebê-lobo. Eles dispensaram as fotos gratuitas.

– Entendo – disse ela. – O que nos salvou foi o fato de meu marido estar trabalhando na Malásia. Os tratamentos eram baratíssimos lá.

– Proveta?

– Remédios, proveta, inseminação artificial. A coisa toda. Por fim ele teve de fazer uma operação.

– Sério? Desculpe por ser tão intrometido, mas talvez eu tenha o mesmo problema. Varicocele?

– Sim. Só descobrimos isso depois de muito tempo.

– Por favor, não conte ao seu marido que você conversou com um estranho sobre o encanamento dele.

– Ele tem que conversar com estranhos sobre o encanamento dele há anos.
– Não quero que ele me inclua em alguma lista negra do Departamento de Estado ou coisa parecida.
– Você já fez exames? – perguntou ela.
– Sim.
– E?
– Eles disseram que preciso operar. Se quiser ter filhos.
– É melhor você fazer isso logo. Quanto mais esperar, mais difícil será conceber.
– Não sou nem casado ainda. Por isso ainda temos algum tempo.
– Ainda.
– Se você não se incomodar em responder, quanto custa a operação?
– Gastamos uns cem mil dólares em todos os tratamentos ao longo de uma década.
– Uau.
– Teria sido muito mais caro se não vivêssemos no exterior.

Pela manhã, noite nos Estados Unidos, comprei um monte de cartões telefônicos e liguei para Tracy.
– Oi – eu disse.
– Oooooi – disse ela, com um carinho que fez com que eu me sentisse especial.
– Sinto sua falta.
– Também sinto sua falta, querido.
– Não, eu sinto *muito* sua falta. Ando tendo uns sonhos nos últimos dias, sonhos pesados. É difícil descrever.
– Também sinto muito sua falta.
– Não é isso. Não sei. É como se eu devesse estar aí com você agora.
– Você deveria estar aqui comigo agora. O Calvin sente sua falta. Ele fica perguntando quantos dias faltam para você voltar.
– Eu vi uma menininha aqui e quis chorar. Eu queria pegá-la no colo, balançá-la e beijar o pescocinho gordinho.
– Você seria preso.
– O pai dela tem a mesma coisa que eu. Varicocele.
– Sei.
– Isso consumiu dez anos e cem mil dólares dele.

– Não se preocupe com isso.
– O que está acontecendo com as eleições?
– Eles ainda estão votando, mas o Bush vai ganhar. Os democratas estão perdendo em todos os lugares.
– É bom estar longe dos anúncios e dos ataques gratuitos.
– O Daschle perdeu.
– Uau, que golpe. Eles devem ter investido rios de dinheiro ali.
– É.
– Você não parece muito incomodada.
– Adoro ouvir sua voz.

Afastei o telefone do ouvido para olhá-lo. Eu sabia. Apesar da distância e das probabilidades, eu sabia.

– Franz?
– Você está grávida? – perguntei.
– Por que você perguntaria uma coisa dessas?
– Não sei. É que nunca senti algo tão forte assim. É como se eu contrariasse todos os impulsos do meu corpo por estar longe de você.
– Também sinto sua falta.
– Você não respondeu.
– Droga.
– Está?

A ligação fez um clique.

– Tracy?
– Acabei de fazer o teste. Sim. Estou grávida.
– Eu sabia!
– Vamos ter um bebê.

Agachei-me no chão.

– Comecei a sentir isso uma semana depois que viajei – eu disse. – E mais a cada dia.
– Desculpe por não lhe contar pessoalmente. Eu queria ver seu rosto.
– E nós ainda economizamos cem mil dólares. Que operação que nada! Tudo que precisamos foi de um bom nadador, um campeão entre os 27% saudáveis!

Nunca quis abraçar alguém tanto quanto quis abraçar Tracy. Pensei naquele abraço durante todos os minutos ao longo dos dias seguintes, no ônibus cheio de Gaborone a Joanesburgo, durante a noite que passei em Westcliff, no voo para Atlanta e depois para Los Angeles. Corri pelo terminal de desembarque e desci a escada rolante até o setor de bagagens. Uma turista perdida ficou parada no fim da escada.

– Com licença – disse ela. – Você sabe como eu chego ao terminal da United?

– Lá – respondi, passando correndo por ela. – Daquele lado.

Tracy estava diante da porta automática. Sozinha. Derrubei minha sacola e abracei seu corpo com os braços ansiosos. Sentindo seu choro, acariciei-lhe os cabelos e a abracei com mais força.

– Este – sussurrei – é o melhor abraço da minha vida.

A aceitação do amor

A coisa mais importante sobre o amor no nosso planeta é que o mundo acredita nele. Agora, com Tracy nos braços e meu filho na barriga dela, eu também acreditava. Envolvido no amor, esperando minha mochila no setor de bagagem do Aeroporto de Los Angeles, finalmente em casa, eu pensava nas palavras que ouvira no ano anterior.

– É um sentimento muito, muito forte – disse Mario. – Tão forte que você esquece os amigos.

Eu ri e beijei uma lágrima que rolava pelo rosto de Tracy.

– A vida é um veleiro na água – disse Magued. – O amor é o vento. O leme é a mente. Às vezes, quando você só tem vento, acaba se acidentando. E sem a mente, não vai a lugar algum. Você precisa das duas coisas.

– Sem amor, a vida seria vazia – disse Ajit. – O coração não existiria. O amor é aquele anseio que não é deste mundo. Ele preenche o espaço. Nada mais faz sentido.

Quando as palavras falham, eles se voltam para seus compatriotas.

– Quando você está apaixonado, uma pessoa pode lhe arranhar a mão e você achará gostoso – disse um egípcio.

– A profundidade do coração do homem e a profundidade do oceano são imensuráveis – comparou Jonas, um aluno de Gaborone.

– Onde há amor, há vida – citou um taxista em Goa, na Índia.

É uma sensação, concordavam todos. Uma sensação que começa dentro da gente e depois se espalha. Uma sensação sem igual. Segurei o rosto de Tracy e olhei, só olhei.

– O amor é como o vento – disse Rana. – Não podemos vê-lo, mas podemos sempre senti-lo.

– O amor sempre o atingirá, mas você precisa dedicar algum tempo para senti-lo – disse Anna. – Ele começa com os olhos e depois com os sentimentos Se os casais não têm isso, não há amor.

– Mas como você capta isso? – perguntei.

– Não capta. Você cria.

O mundo concordava. O amor é algo que cresce, mas somente se você se esforçar e se comportar. O amor surgirá. O amor se abaterá sobre casais que trabalham duro e se tratam com respeito, com a bênção de Deus, Alá ou Buda. O amor não é a força que une as pessoas. Nunca está no auge quando vocês se encontram pela primeira vez. Eles veem o amor como uma recompensa para pessoas que se comprometem uma com a outra. É o resultado de ser um bom provedor, um marido cuidadoso, um pai atencioso.

As coisas são significativamente diferentes nos Estados Unidos, onde cada vez mais pessoas se atêm ao declínio do amor, à "perda do amor" num relacionamento, ou tentam recuperar um pouco do amor que existia quando o casal se conheceu. Gastamos milhões de dólares em livros de autoajuda e terapias de casal tentando "reanimar" o amor. O terceiro mundo não me disse nada sobre ressuscitar o amor. Aos olhos deles, o amor prospera em um relacionamento bem-sucedido e morre num relacionamento fracassado.

Vamos construir, Tracy. Estou pronto.

– O amor é simples e puro – disse o dr. George. – Quanto mais você o analisa, mais complicado ele se torna.

Eu a beijei novamente e senti todos os músculos relaxarem.

– Se você quer amar, viva o amor – disse Yorda. – Escolha um parceiro para viver, amar e ser feliz. Não escolha um parceiro para brigar. Isso não é amor.

Yorda me disse isso na escada que conduzia à sua cabana de madeira de dois cômodos na ilha do Milho, na Nicarágua, um lugar sem paredes pintadas ou jardim, onde ela criou doze filhos. Ela nunca frequentou a escola, e eu sorri diante da simplicidade e inteligência da sua resposta.

– Se você quer amar, viva o amor.

Ou, como o "Príncipe" do Egito disse, dando de ombros:

– Amar é fazer amor.

Enquanto eu admirava o sorriso de Tracy, minha mente se esvaziou. Para onde foram aquelas perguntas todas? Havia tantas perguntas no avião, sobre médicos, ultrassons e possíveis problemas na gravidez.

Tracy se reclinou contra meu peito e eu me apoiei sobre o alto da cabeça dela. *Minha rainha improvável.*

O amor no nosso planeta está vivo e bem.

Lições sobre o amor aprendidas no exterior

A comunidade global compartilha todas as nossas angústias sobre o amor. As pessoas são mesquinhas, ciumentas, infiéis, coniventes, egoístas, tolas e ainda por cima se esquecem dos aniversários. Além disso, elas têm muito mais experiência nesse tipo de coisa. Elas criaram seus rituais ao longo de milênios, não em algumas centenas de anos.

Essas pessoas também têm muito que ensinar.

Faça do amor uma questão de família

Tenho um convívio próximo com minha família. Ainda assim, quando meu relacionamento com minha noiva deu sinais de colapso nos dias e nos meses anteriores ao casamento, nunca perguntei a opinião dos meus pais ou irmãos. Eu queria ter perguntado. Eles poderiam ter me apontado problemas e me ajudado a encontrar soluções. Em nossa família, e em muitas outras, existe uma mentalidade do tipo "não quero saber" quando se trata de relacionamentos. Em geral, estamos sozinhos nessa área da vida.

Isso não acontece na maior parte do mundo, desde os casamentos arranjados na Índia às negociações nupciais africanas e o envolvimento das mães judias em todos os lugares. Nunca achei que essa abordagem fosse saudável nem mesmo possível para famílias como a minha. Mudei de ideia.

Envolver a família não significa ceder o controle. Apenas significa ver os relacionamentos num contexto mais amplo do que o individual. O problema do "você e eu contra o mundo" é que, quando o "você e eu" se torna apenas "você", é preciso encontrar uma solução sozinho.

Se sua família se importa com você, ela dará opiniões sobre seu relacionamento. Se sua família for normal, essas opiniões talvez até sejam válidas. Por que não canalizá-las de modo produtivo? Deixe que eles tentem arranjá-lo com alguém, como os nativos fazem na Ásia, ou ajudem a armar disputas, como na África. Pelo menos converse com sua família. Lembre-se da opinião deles sobre seus relacionamentos anteriores. Eles não estavam tão errados, não é?

Ouça os mestres

Pedimos aos ricos sugestões de investimentos em ações e aos amigos sarados dicas sobre como entrar em forma. Mas, por algum motivo, não pensamos em perguntar aos casais de longa data como eles permanecem juntos por tanto tempo. Achamos que o conselho deles não terá relevância no nosso mundo contemporâneo. Não poderíamos estar mais enganados.

Há muitos motivos pelos quais os estrangeiros pedem conselhos aos mais velhos com mais frequência do que nós. Em alguns lugares, é um costume, é cultural, sendo que os mais velhos exercem um papel mais proeminente na sociedade. Às vezes, o motivo é econômico. Os avós em outros países vivem com seus descendentes com mais frequência do que os avós daqui. Eles permanecem como uma parte integral da vida familiar.

E às vezes é apenas uma questão de entusiasmo. Adoro os casamentos africanos, em que os recém-casados têm de ficar diante de um grupo de idosos para receber conselhos para que tenham um casamento bem-sucedido. É nesse momento que a tia Beya dirá ao noivo para dar o salário para a esposa e não desperdiçá-lo em jogos de azar. Você verá todas as cabeças do lugar meneando assertivamente. Eles sabem.

Ao redor do mundo, o conselho de casais de longa data é surpreendentemente semelhante. Compromisso, dizem. Comprometimento. Compreensão. As gerações mais novas em geral se esquecem de aplicar essas lições enquanto correm para o altar. Claro que os casamentos estão fracassando cada vez mais. Cada vez mais, somos um mundo de prazeres imediatos e incapaz de prestar atenção por muito tempo. Ninguém quer se esforçar.

Proteja seu relacionamento

Há um motivo por que igrejas e mesquitas abarrotam o terceiro mundo. Em países dizimados por guerras e corrupção, doenças e desastres naturais, os centros religiosos servem como um refúgio do caos. Eles dão mensagens de esperança quando tudo o mais os decepciona.

Casais em nações em desenvolvimento sabem que o amor é frágil. Eles entendem, mais do que os ocidentais, que o amor pode morrer a qualquer momento. Num mundo em ruínas, eles procuram estimular seus relacionamentos de outros modos: com a fé, a família e a comunidade. Eles usam esse apoio para fortalecer os relacionamentos.

Esses sistemas de apoio também são úteis para nós. Só que provavelmente contamos menos com eles.

Veja o amor no futuro

Fiquei impressionado com a tranquilidade dos jovens adultos prestes a se envolver em casamentos arranjados em lugares como a Índia. "Você não tem medo de acordar na manhã da sua lua de mel e encontrar seringas, recibos de apostas em cassinos ou até uma tatuagem do Megadeth nas costas dela? Vocês não têm medo de não se amar?"

Não, diziam eles, sem hesitar. Confiamos nos nossos pais. Eles trabalharão para que isso funcione.

O conceito do amor aprendido/merecido é um dos maiores segredos do mundo. Em geral, vemos os recém-casados como pessoas no auge do amor. Os indianos e outros povos os veem como no início do relacionamento. Muitos outros casais indianos me disseram, sem hesitar, que não amavam o companheiro quando se casaram. "Como é possível?", perguntavam.

Você quer ajudar sua relação a ser bem-sucedida? Veja-a como os indianos veem um relacionamento novo. Veja-a como um terreno baldio e não como uma casa construída. Assim, você pegará uma pá e trabalhará, em vez de relaxar e presumir que o amor acontecerá naturalmente.

Invista na admiração

Pergunte aos africanos quais são as qualidades ideais de um parceiro e eles usarão palavras como "trabalhador" ou "fiel". Os árabes mencionam devoção e Alá Os sul-americanos dão ênfase à família. São todos valores admiráveis. O mundo investe com sabedoria.

Fuja das armadilhas antes de tomar uma decisão

Isso é muito mais fácil no mundo em desenvolvimento. Para começar, eles não têm armadilhas. Eles sabem exatamente como o parceiro reagirá na pobreza e nas dificuldades. Eles veem isso todos os dias.

Nós, em geral, escondemos as emoções atrás de nossas posses e damos a impressão de que nosso mundo nunca vai se abalar. Em geral, nos apaixonamos por certo estilo de vida, e não pela vida que existe por detrás dele.

Concordo com a ideia de que a melhor forma de ver o caráter verdadeiro do seu parceiro é viajar junto. Eu acrescentaria outros truques. Viajem com nada além de uma pequena mochila. Vão para algum lugar isolado, desafiador. Ofereçam-se como voluntários para algum projeto no terceiro mundo. Vivam com os nativos. Permaneçam o máximo que puderem. Depois observem traços ocultos de personalidade se revelarem, as coisas boas e as nem tão boas assim. Ao fim da viagem, vocês saberão. Boa viagem.

Seja um perdedor nos jogos

É perturbador tentar seguir todas as regras dos jogos de sedução ocidentais. Só namore uma vez por semana. Não ligue para ele e raramente retorne seus telefonemas. E Deus livre o homem ou a mulher de expressarem seus verdadeiros sentimentos. As leis são tão complicadas e difíceis que criamos verdadeiras indústrias para nos ajudar a sustentá-las. Por quê?, pergunta o mundo. O que há de errado com o bom-senso? Se você quer conhecer alguém, apresente-se. Se quer ver mais essa pessoa, chame-a para sair. O planeta, especialmente nos locais mais pobres, prefere uma abordagem mais direta. Eles não têm tempo, dinheiro ou disposição para jogar nossos jogos.

Esqueça as aparências

Ou pelo menos mova a aparência física para o fim da lista de prioridades. Apenas algumas pessoas ao redor do mundo mencionaram a aparência quando questionadas sobre as qualidades ideais de um parceiro. A beleza é passageira e não ajuda em nada para que a família prospere, elas dizem. No mínimo, uma boa aparência pode ser um problema.

– É melhor os belos se casarem com um espelho – disse um motorista de táxi em Botsuana.

Em vez de desperdiçar o tempo procurando por supermodelos, o planeta tem uma abordagem mais prática. Um operário aposentado em Calcutá resumiu para mim:

– Aos olhos dos outros, minha esposa é feia – disse. – Mas para mim ela é Mumtaz Mahal.

Mumtaz Mahal era a esposa favorita de Shah Jahan e foi a inspiração para o Taj Mahal.

Se você quer se casar com uma pessoa "classe A", o mundo aconselha, apenas considere seu parceiro "classe A".

Planejando

Los Angeles

– Então vamos ter um bebê – eu disse, acariciando a perna de Tracy no caminho para casa.
– Vamos nos casar primeiro – disse ela.
– Feito.
– Não quero parecer uma vaca no meu vestido de noiva.
– Vacas são importantes nos casamentos em Botsuana.
– Graças a Deus você me pediu em casamento antes de eu engravidar. Eu ficaria preocupada pelo resto da vida com a possibilidade de você só estar se casando comigo para manter as aparências.
– Sabe o que mais eles fazem em Botsuana? Só uma cerimônia simples no cartório.
– Não estou querendo dizer...
– Depois eles festejam durante uma semana.
– Não posso pensar em nada pior do que ver outras pessoas bebendo champanhe durante uma semana enquanto eu tomo vitaminas e chás.
– Não precisamos fazer nada disso. Só a família. Vamos economizar para o bebê. Ei, vamos ter um bebê!
Olhei para a barriga dela para ver se havia crescido desde que saímos do aeroporto.
– Não consigo nem dizer como é bom estar em casa – falei.
– Eu gostaria de ter uma festa de casamento.
– Teremos uma festa de casamento. Pequena, sem aquela algazarra toda.
– Não sou uma dessas meninas que sempre sonharam com um casamento grandioso.

– Eu sei. Essa é uma das 8.375.000 razões pelas quais estou me casando com você.
– Mas eu sou uma menina.
– Uma mulher.
– E acho que quero um pouco dessas coisas de menina.
– Claro – eu disse. – Que tipo de coisas de menina?
– Onde você quer fazer o casamento?
– Minha família vai para Kona Village todo ano. É um ótimo resort à moda antiga no Havaí. Nada de telefone, televisão e computador. A gente dorme em bangalôs privativos. Eu estava pensando em fazer alguma coisa lá com nossos parentes mais próximos.
– Parece legal.
– É incrível – eu disse. – Ou podemos nos casar em Sea Ranch.
– Você quer se casar no mesmo lugar onde sua ex-noiva te abandonou?
– É lindo lá.
– Mas não é o lugar de vocês dois? Juntos?
– Querida, ela não apareceu no casamento. Como poderia ser o nosso lugar? Além disso, é bonito demais para ignorá-lo só por causa dela. Podemos pegá-lo de volta para nós!
– Não. É estranho demais. Não quero passar meu casamento falando sobre sua noiva em fuga.

Mas claro que falamos sobre minha tentativa anterior de casamento, ou, como Tracy a chamava, meu "casamento-teste". Como poderíamos ignorar aquilo?

De repente, senti-me mal por Tracy. Haveria um preâmbulo pior para uma noiva? Eu não apenas arruinara a coisa toda antes como também decidira escrever sobre isso.

A solução mais simples, decidi em Botsuana, seria uma cerimônia rápida num lugar tranquilo. Não que eu estivesse nervoso. *Certo, um pouco nervoso.* Só não queria que meus erros do passado arruinassem o dia da Tracy.

– Vamos começar com o mais simples – eu disse. – Quando você quer se casar?
– Acho que deveríamos nos casar em um mês ou dois, enquanto ainda consigo entrar em um vestido.
– Que tal no Ano Novo? Não temos nada planejado mesmo.
– Mas as outras pessoas têm.
– Então vamos economizar.

– Isso nos dá cinco semanas para planejar o casamento – disse ela.
– Não precisamos de tanto tempo assim. Confie em mim. Já fiz isso antes.
Ela suspirou. Profundamente.
– Para um escritor e ex-assessor de imprensa, você diz um monte de besteiras – disse Tracy depois de recuperar o fôlego.
– Desculpe. Não foi isso que eu quis dizer.
– Tudo bem.
– O que você quer?
– Um lugar bonito, meus familiares e amigos mais próximos e o melhor champanhe sem álcool que você conseguir.
– Tá bom.
– Sério?
– Só alguns detalhes.
– Que detalhes?
– Nada de smokings.
– Ótimo. Use um bom terno.
– E nada de arranjos de flores com trigo, dente-de-leão ou qualquer coisa que você normalmente arranca da sola do sapato.
– Não sou tão hippie assim – disse ela. – Ótimo. E nada de presentes.
– Tem razão. Não precisamos de mais torradeiras.
– Não. Só odeio ter de escrever bilhetes de agradecimento.
– Certo. Mais uma coisa. Nada de música com adjetivos: hard rock, new age, jazz contemporâneo ou qualquer coisa do gênero.
– Nada de músicas com adjetivos. Você tem problemas.
– E agora eles serão todos seus – eu disse, abraçando-a do banco do passageiro.
– Me largue – disse ela. – Não consigo me concentrar na estrada.
– E o mais importante: vamos ficar num hotel de primeira classe e deixar que eles façam todo o trabalho.
– Feito.

Em três dias, conseguimos um sacerdote e um serviço de bufê, telefonamos e enviamos e-mails para 75 convidados, contratamos música e vinho, compramos um terno para meu padrinho-irmão e um vestido para a madrinha-irmã de Tracy, encomendamos alianças simples de casamento e reservamos uma suíte nupcial no Mandarin Oriental, em San Francisco, para dois dias, o máximo que Tracy já havia ficado longe de Calvin. Além de coisas como convites de confirmação e consultas com organizadores de casamento, também eliminamos a maior parte do estresse e todas as brigas com sogras sobre os detalhes da cerimônia.

Depois de alguns telefonemas e uma visita rápida, escolhemos o Carneros Inn, ao sul do vale de Napa, um hotel moderno com um toque agrícola construído em meio aos vinhedos podados para o inverno. Os chalés individuais tinham varanda de madeira e cadeiras de balanço brancas, com o banheiro tão grande quanto a sala de estar, piso aquecido e chuveiro do lado de dentro e ao ar livre. Calvin gostou das poltronas de couro de vaca. E o melhor é que eles podiam acomodar 75 pessoas sem reserva com muita antecedência.

É incrível como os detalhes simplesmente se ajustam sem que seja preciso levantar um só dedo nos melhores hotéis, coisas como capa para as cadeiras e petiscos. Enfeites de mesa aparecem do nada. Taças de champanhe também. Os melhores hotéis jamais deixam que as mesas fiquem vazias.

A cerimônia estava marcada, a lista de convidados concluída, então começamos a ligar para nossos amigos. Foi aí que uma coisa estranha aconteceu: eles disseram que compareceriam, mesmo com um convite tão em cima da hora, durante um feriado, do outro lado do país ou até vindos do exterior, e mesmo com meu histórico de fracasso nessas coisas. Nossas conversas foram mais ou menos assim:

>**Eu:** Vou me casar.
>**Amigo:** Que engraçado. Mas não vou cair nessa de novo.
>**Eu:** Não, é verdade.
>**Amigo:** Uma brasileira?
>**Eu:** Tracy. A atriz hippie de Los Angeles.
>**Amigo:** Ora, então meus parabéns, Wiz.
>**Eu:** E pode me parabenizar de novo. Estamos grávidos. Ou melhor, ela está.
>**Amigo:** Parabéns, parabéns. Isso que eu escutei aí ao fundo foi um tiro de espingarda?
>**Eu:** Engravidamos dez dias depois que a pedi em casamento na Nova Zelândia. O namoro foi curto, mas é uma longa história. Espermatozoides mutantes e coisas do gênero. Eu lhe conto quando estivermos tomando uma cerveja.
>**Amigo:** Quando é o grande dia?
>**Eu:** 2 de janeiro.
>**Amigo:** Ah, daqui a um ano.

Eu: Daqui a um mês.
Amigo: Acho que é o recorde mundial de passar de vagabundo a pai de família.
Eu: O que você vai fazer no Ano Novo?
Amigo: Uma festa idiota do escritório. Champanhe e smoking.
Eu: Você pode escapar e vir beber um bom vinho em Napa por alguns dias?
Amigo: Com todo prazer. Posso levar o presente de casamento que comprei para você da última vez?

Ao fim dos telefonemas, quase todas as pessoas que estiveram presentes ao meu casamento de mentirinha confirmaram presença. Com passagens aéreas reembolsáveis, acrescentaram. Só por precaução.

Todo amor do mundo

Vale de Napa

Claro que eu não segui um só conselho do mundo. Pelo menos foi o que concluí quando Tracy e eu desfizemos as malas no Carneros Inn. Lá fora, a chuva surrava o teto ondulado pelo quinto dia seguido. Olhei para Tracy enquanto ela abria a caixa de maquiagem e me perguntei o que é que eu estava fazendo. Em vários lugares, o casamento é uma decisão de ordem prática, um empreendimento comercial, uma união de famílias. Não havia nada de prático ou prudente no que eu estava prestes a fazer.

Você viu a mãe e a irmã dela por dez minutos. E se elas estiverem no programa de proteção a testemunhas? Ou forem ciganas que preparam as filhas bonitas para ludibriar solteirões?

Eu não tinha a menor ideia de qual era a casta dela, o signo, a tribo, as dívidas, a religião, o histórico médico, as maldições, o dote, *lobola*, a capacidade de arar o campo ou de guardar segredo, nem quaisquer outros pré-requisitos que o mundo usa para ajudar a garantir o sucesso do matrimônio. Minha jornada até o altar não seria nada do que eles prescreviam. Somente um tolo se deixaria seduzir desse modo.

E você nem conheceu o pai dela. Ele é do sul. Eles trazem armas para casamentos.

Deitei na poltrona meu corpo cansado de tantas viagens e peguei o controle remoto da televisão para ver o resultado dos jogos de futebol.

– Vou tomar um banho – Tracy gritou do outro cômodo.

Trouxemos a babá de Calvin, Genielle, para ajudar a distraí-lo, assim como uma dúzia de crianças cujos pais chegariam em breve, durante o fim de semana.

– Você me ouviu? – perguntou ela.

– Sim. Divirta-se.

Esse é um "você me ouviu" do tipo "você está me ignorando" ou do tipo "venha aqui e faça amor comigo na banheira"?

A chuva aumentou e minha mente passou a ignorar a final do campeonato universitário. O casamento que estava por acontecer ia contra todas as convenções mundiais.

Ou será que não?

Além da casta e da tribo, o que o mundo mais buscava num parceiro, me parecia, era força. Não ombros musculosos nem pernas resistentes a corridas de uma semana ou a dias de trabalho duro, embora tudo isso fosse com certeza importante. Força interna. Coragem. As pessoas queriam se casar com pessoas corajosas, queriam se ligar a alguém que fosse capaz de acordar todas as manhãs e enfrentar vários problemas com os quais se depararam ao longo do dia. As mulheres buscavam homens que suportassem firmemente a rejeição, que procurassem oportunidades, que não se deixassem levar pela tentação de uma garrafa de bebida ou por um rabo de saia. Os homens procuravam mulheres que fossem parceiras ativas, defensoras vorazes, mães excelentes. Escolha com sabedoria, diziam. Escolha alguém cujas qualidades durem por toda a vida.

Eu a ouvi desligar a água da banheira e vi colunas de vapor escapando sob a porta. Tracy seria uma ótima mãe, porque já era uma ótima mãe. Isso com certeza me aproximava de uma mulher mais do que eu jamais achei que fosse possível. Isso tornava Tracy muito sedutora e atraente. *Sexy?* Sexy! Era como se meu DNA me enviasse um SMS gigantesco: "Este é seu trabalho. É por isso que você está aqui. Vá em frente. Siga aquela loira para onde ela for. Ela sabe o que está fazendo".

Não, eu não conhecia todos os detalhes do passado de Tracy, mas sabia das coisas que importavam. Por exemplo, o jeito como ela segurava Calvin quando ele estava com febre. Ou como ela comprava vinte roupas para ele antes de comprar uma para si mesma. Eu sabia que ela se magoava quando eu me magoava, ria mesmo quando minhas piadas não tinham graça e se entregava até que ficasse totalmente vulnerável. O resto não importava.

A Índia e o mundo árabe (e Calvin) me ensinaram o conceito de aprender a amar. Esqueça aquela fantasia toda sobre almas gêmeas e casamentos que coroavam a conquista da pessoa amada. Escolha com sabedoria, diziam. Conheçam a família um do outro. Depois se ponham a trabalhar. Eu estava pronto. Não estava pronto antes. Somente depois das viagens pelo mundo é que compreendi o processo. Agora eu faria o possível para que minha relação fosse bem-sucedida. Agora eu havia me rendido, para parafrasear um dos nossos anfitriões em Nova Déli.

Na República Tcheca, admirei o amor em meio ao caos, em geral a única possibilidade sã. Tracy trabalhava de maneira intermitente como atriz, e meu cartão de débito me considerava desempregado. Os custos de criação do Calvin se acumulavam dia após dia, e estávamos esperando um bebê. Nosso Volvo usado precisava de pneus e freios novos, e queríamos sair da nossa casa alugada em Los Angeles agora que ela fora condenada pela prefeitura por conta de uma falha geológica ao lado. Se eu tivesse de escolher a hora mais imprudente para me casar desde que alcançara a puberdade, a hora era aquela. Mas nada disso importa, diziam os tchecos. O amor em primeiro lugar, os planos em segundo. Use suas "mãos de ouro". Você vai encontrar uma saída.

Tracy e eu escrevemos um bilhete ao sacerdote que conduziria a cerimônia, descrevendo nossa união como "uma prova da maravilhosa imprevisibilidade da vida" e da "importância de aceitar as coisas boas não planejadas quando elas aparecem". Eu podia ver os tchecos concordando.

A Nicarágua enfatizava a importância do amor e da família sobre forças que estavam além do nosso controle. A América Latina geralmente fazia isso. "Temos um parceiro envolvido nesta aventura", acrescentamos no bilhete ao sacerdote. "Este casamento também é dele. E o agradecemos por nos receber de braços abertos e com pulos de amor." O bebê estaria no altar também. "O bebê é outra maravilha imprevista da vida e, em muitos modos, um milagre."

Indiretamente, e longe das praias de Ipanema, o Brasil me mostrou uma atração completamente diferente. Essa atração não era a dos biquínis, e sim da vaidade – mais uma questão de atitude que de forma. O Brasil também me mostrou seu lado mais inseguro. O país se magoava, tinha esperanças e reunia coragem novamente. O Brasil revelava sua *saudade*. Claro que tudo isso o tornava ainda mais atraente.

Do outro lado do mundo, e quase ao contrário, a Nova Zelândia expandiu o conceito de atração sexual a ponto de incluir a sutileza e a racionalidade. E depois que vi mulheres como seres inferiores em muitas partes do mundo, a Nova Zelândia me mostrou como a igualdade pode ser atraente. Faz todo sentido que eu esteja me casando com uma mulher forte aqui.

E a África. Sempre a África. Todas as lições do berço da humanidade pareciam uma montanha-russa de altos e baixos. Antes de ir para a África, eu jamais rira e chorara ao mesmo tempo. Então uma criança desnutrida e sorridente se agarrou aos meus joelhos. A África muda e inspira as pessoas como nenhum outro lugar.

Nos rincões mais pobres do mundo, em meio aos miseráveis e às pessoas sem oportunidades, aprendi a seguir meu coração. Eles me mostraram a importância crucial da paixão sobre a razão.

Sem dizer nada, abri a porta do banheiro e entrei na banheira com Tracy.

Nosso casamento não saiu de acordo com o planejado. Mas algum casamento sai? Talvez queiramos que ele tenha algum desvio. Talvez estejamos tão irritados com a disposição dos lugares e o sabor do bolo que fazemos o possível para arruinar os elementos meticulosamente encenados e ver o que acontece. Família lavando roupa suja? Desaprovação? Amor?

Meus amigos, muitos dos quais ainda não conheciam Tracy, chegaram com alguns dias de antecedência. Almoçamos com Ben e Jessica Johnson. Ele estivera no meu outro casamento. Ben, meu colega de quarto por muitos anos em Orange County, ajudou-me, assim como Kurt, a ligar para os 150 convidados que viriam para o meu casamento fracassado e depois me convenceu a continuar com as festividades. Eu o havia apresentado a Jessica alguns anos antes. Eles haviam se mudado recentemente para o Maine.

– Obrigado por virem de tão longe – eu disse.

– Está quinze graus abaixo de zero em Brunswick – disse ele, com o sotaque de Boston recuperado. – Não foi difícil me convencer.

– Vocês vão visitar a família também?

– Meus pais – disse Jessica. – E passamos um dia com meu irmão e a esposa dele. Você deve se lembrar do Jack.

– Você não ia acreditar nesses dois – disse Ben. – O filho deles dorme na cama com eles. E já tem 3 anos. Agora eles não conseguem sair para lugar nenhum sozinhos.

– Pais apegados – eu disse.

– Um pesadelo.

Tracy beliscou minha perna com uma das mãos e pegou um pão com a outra.

– E você não vai acreditar: ele não foi circuncidado.

– Na verdade, metade das crianças em Los Angeles não é circuncidada – eu disse.

– Metade das crianças em Los Angeles é bastarda também.

309

– Os médicos cada vez mais desaconselham essa prática – eu disse. – E os planos de saúde estão se recusando a pagar por ela. Todos estão chegando à conclusão de que não é uma necessidade médica.

– Wiz, você tem ideia do que está dizendo? Me diga que, se seu filho for menino, ele será circuncidado.

Olhei para Tracy, que tinha a boca cheia de pão de centeio e não dizia nada.

– Não acredito – disse Ben. – Você, entre todas as pessoas. Dê um jeito nesse cara, Tracy.

– Estou tentando – disse ela.

A previsão do tempo disse que a chuva cessaria. Dentro de uma semana. Eu não me lembrava de um dilúvio assim desde a Amazônia. Chuva no dia do seu casamento significa fertilidade. Mas e se vocês já estiverem grávidos? Já que estávamos ensopados, será que deveríamos esperar trigêmeos? Queríamos nos casar no pátio externo, com vista para os vinhedos, banhados pelo sol do meio-dia. Mas o lugar agora parecia um aquário. E não tínhamos um plano B.

Sem se preocupar, Tina, a chefe do cerimonial, sugeriu que removêssemos os sofás da entrada do resort e nos casássemos diante da lareira da recepção. Eu esperava que isso desse certo, os assentos e tudo o mais.

Nos preparativos para o casamento fracassado, eu lidei com a maioria das coisas. Era um sinal de alerta, como podiam confirmar todos aqueles que já tinham me visto fazer confusão ao pedir comida chinesa, que dirá planejar um elaborado fim de semana para 150 pessoas. Quanto mais eu me esforçava, mais sentia minha noiva se distanciando do processo. Ou talvez fosse o contrário. Creditei isso à natureza distraída dela. *Ela é assim mesmo. Não é obcecada com enfeites de mesa e melões envoltos em presunto parma. Isso é bom.* No fundo, eu sabia que não era só isso. Se eu não organizasse a festa, não haveria festa alguma.

Tracy e eu tivemos duas ou três conversas com Tina sobre comida e outros detalhes, depois deixamos o fim de semana aos cuidados dela. Assim, nas semanas anteriores ao casamento, não tive de pensar em crostinis com atum. Pensei no nosso relacionamento, no nosso amor. E agradeci ao mundo por me mostrar que eu nunca deixei de acreditar.

Ao som da chuva matinal, enquanto Tracy dormia numa suíte separada com Calvin, acordei atordoado. Literalmente. Eu havia deixado a porta-balcão aberta e abri os olhos para encontrar meu quarto invadido pela névoa da baía, da popa até a proa. Vesti um sobretudo, liguei o ventilador e abanei o travesseiro para dissipar a névoa espessa do meu quarto.

Kurt chegou bem na hora em que consegui diminuir a cerração. Uma bandeja com ovos e café chegou logo em seguida. Com a cafeína fazendo efeito e o barômetro caindo, comecei a enxergar direito novamente.

Se você estiver aí, Deus, quero lhe agradecer pelo dia de hoje. Tenho o incomodado há muito tempo. Agradeço por você não ter ficado com raiva.

Os convidados, os mesmos do meu casamento fracassado, agora tinham filhos, ou haviam se separado, ou ganhado dinheiro, ou seus pais haviam morrido. Eles haviam crescido, ao que parecia, enquanto eu dei uma de Peter Pan com Kurt, viajando e fugindo. Dentro de poucos minutos, eu adotaria o estilo de vida deles e passaria de vagabundo a pai de família. Vários amigos me disseram que também gostariam de ter vivenciado uma lua de mel durante alguns anos, antes que seus compromissos dificultassem as coisas. Eles provavelmente estão certos, concluí. Mas já está na hora.

Calvin e o padrasto de Tracy, Jay, bateram na minha porta. Coloquei uma toalha na cintura e saí do banheiro.

– Papai, adivinha só? – perguntou Calvin. – O vovô Jay me deixou andar no banco da frente.

– Só no estacionamento – disse Jay.

– Calvin, você está lindo.

Ele havia se livrado das cicatrizes no rosto feitas no dia anterior com o rímel de Tracy e trocara as calças jeans gastas por um terno de risca de giz – com tênis.

– E olha – disse ele –, você não precisa dar nó nessa gravata. É só abotoar.

– Você está nervoso? – perguntou Jay.

– Sabe, eu achei que estaria. Mas não estou. Eu me sinto mais como um espectador, se quer saber a verdade. Como se a coisa toda tivesse que acontecer desse jeito.

Ao dizer essas palavras, senti uma necessidade incontrolável de verificar tudo. Eu não tinha pensado nisso até que Jay me perguntasse. Nos últimos cinco anos, os acontecimentos, por mais loucos que fossem, sucederam-se de uma forma quase lógica. Minha noiva não apareceu para o casamento, portanto tive uma festa de casamento sem a presença dela. Eu já havia comprado as passagens da lua de mel, por isso levei meu irmão divorciado comigo. A

311

lua de mel foi importante, por isso prolongamos a viagem. Só naquele momento eu percebi como havia ido longe... e como demorei para voltar.

Com um terno preto na cama e emoções confusas, eu estava no exato lugar onde estivera cinco anos antes, quase no mesmo dia e a apenas um litoral de distância. *Foi um caminho estranho.* De repente, um peso enorme saiu de mim. Eu me senti como um andarilho que se senta pela primeira vez depois de subir uma montanha. *Um caminho longo.* Pedi licença e liguei o chuveiro bem forte para afogar minhas lágrimas.

Nos últimos anos, eu conhecera e ouvira histórias de muitas pessoas abandonadas, incluindo várias que haviam sido abandonadas dias antes do casamento, um grupo muito maior do que eu imaginava. Acho que isso se deve à nossa tendência de nos ater ao evento e não à relação. Depois que a data é escolhida, os casamentos seguem no piloto automático. Passamos os meses seguintes falando sobre bolos e flores, e não sobre o que nos une como casal. Você teve sorte, os abandonados me disseram. Sua conta bancária teve sorte. E se vocês tivessem filhos?

A questão é que, não importa como ou quando foram abandonadas, e apesar da tristeza pela qual passaram e do tempo que levaram para se recuperar, nenhuma dessas pessoas desejava que o relacionamento tivesse ido adiante. Nenhuma. Mais sábias e fortes, elas seguiram com a vida, arranjaram parceiros mais compatíveis e uma vida melhor.

Eu estava totalmente de acordo. Antes da lua de mel, numa antiga vida que não parecia a minha, jamais teria me casado com Tracy. Eu era incapaz de ver as qualidades dela. Acho que era incapaz até mesmo de vê-la! Ela estava além da minha visão periférica, longe da minha visão. Se tivéssemos nos conhecido naquela época, nós dois provavelmente desviaríamos o olhar. Uma mãe solteira? Um solteirão convicto? Uma atriz? Um redator de discursos políticos? Alguém que, *arght*, gosta de conversar? Com um homem que prefere se esquivar dos assuntos realmente importantes? Acho que é melhor ir embora agora. Passar bem.

Tina era agora santa Tina. No enorme pátio externo, a multidão ia parecer, bem, pequena. Mas aqui, no salão interno, com uma lareira aconchegante atrás de mim e a chuva fraca lá fora, o lugar parecia cheio e convidativo. Quando trabalhei para o governador da Califórnia, costumávamos encontrar os menores lugares possíveis para nossos eventos, a fim de que a imprensa usasse frases como "casa cheia" e "só havia lugares em pé" nas matérias. Tina usou a mesma tática.

E o melhor é que a plateia estava sentada perto o bastante, de modo que eu podia ver suas expressões, sentir seus pensamentos. *Este é exatamente o mesmo elenco do casamento anterior, mas, espero, com uma mudança fundamental.* Kurt, meu padrinho, se mexia, nervoso, ao meu lado. O casamento com Tracy significava que a lua de mel com meu irmão havia terminado.

Eu me lembrava de ter ligado para Kurt, cinco anos antes, para lhe dizer que o casamento fora cancelado; ele pegou o primeiro voo de Seattle para me ajudar. Ri ao lembrar que ele me pediu para ser carregado para dentro da suíte do nosso hotel na Costa Rica. Eu me recordava do momento em que ele concordara em continuar com a lua de mel por mais alguns anos e um punhado de continentes. Futebol no Maracanã; os alfaiates de trajes de seda em Hoi An e as bandas de tambores de aço em Trinidad; *homus* fresco nos mercados sírios e cervejas em Praga; subida pela Trilha dos Incas, a montanha da Mesa, Angkor Wat; novos amigos e mensageiros improváveis; as conversas no fundo dos ônibus; o poder da família e da fé; pobreza e epifania; amor; e, claro, o pior taxista do mundo – eu revivi tudo isso. *Obrigado, meu amigo.*

Minha irmã e o marido dela, Doug, estavam sentados na primeira fila. *Não chore, Lisa. Você vai me fazer chorar também. Você, com sua bela família, me inspirou tanto quanto qualquer país ou lugar. Seu exemplo é algo que pretendo seguir.* Olhando para minha mãe e meu pai, pensei que a gravata do papai era parecida com a do Calvin.

Nas minhas quatro décadas de vida, só vi minha mãe ficar em silêncio duas vezes. A primeira foi depois da reunião do conselho municipal de Davis, quando um agitador da cidade a xingou.

– Eu o matarei com carinho – anunciou ela no café da manhã, depois de ficar pensando no confronto a noite toda. – Da próxima vez que o vir, vou fingir que ele tem câncer no cérebro.

A segunda vez foi quando anunciei que Tracy estava grávida e que planejávamos nos casar no fim do mês. Talvez tenha sido o modo como dei a notícia, algo como "Mamãe, adivinha? Seremos três no altar". Talvez ela tenha imaginado um casamento ao estilo de um culto poligâmico. Paralisada, a única sentença que ela conseguiu murmurar foi: "Quem vai tirar as fotografias?"

Em poucas ocasiões especiais, os filhos eternizam um momento especial da vida e o presenteiam aos pais. "Mãe, pai, fui aceito em Yale!", "É uma menina!", "Decidi que é melhor não fazer a tatuagem da Elvira". Eu havia pegado dois desses momentos especiais – meu casamento e meu bebê –, enfiado dentro de uma sacola e jogado aos pés deles.

Mas, assim como da primeira vez, ela ficou exultante. Ela teria um novo neto e uma parceira para seu filho mais velho, que tinha dificuldades para chegar ao fim de festas de casamento. De permanente no cabelo e vestido alugado, segurando a mão do meu pai, minha mãe sorria um sorriso grande e verdadeiro. *Ou talvez ela esteja imaginando você com câncer no cérebro.*

Os convidados revestem os noivos com a palavra "sorte". Sorte no amor. Eis aqui um homem de sorte. FDP de sorte. E naquele momento eu me sentia qualquer coisa, menos com sorte. *Não era para eu me casar com Annie. Era para eu estar aqui hoje. Agora entendo isso. Sinto isso em meio à chuva.*

Um desfile de crianças avançou pelo corredor improvisado, algumas espalhando flores, outras correndo para a mãe com casos repentinos de fobia de palco. *Você está tão bonito, Calvin. O terno passado e os cabelos penteados. Você parece orgulhoso. Prometo que serei um bom pai para você.* Um violonista começou a tocar acordes clássicos espanhóis. *Aqui vamos nós.*

Meu cérebro, abastecido com cinco anos de viagens e cafeína demais, focava o fim do corredor e os vinhedos lá fora. *Tudo deu certo.* Fantasiei sobre minha nova vida, uma vida menos distante e ainda mais aventureira. Era um ciclo que se completava, e muito mais. Era, do meu ponto de vista de quatro décadas, o momento mais aleatoriamente perfeito do mundo.

– Ei, Wiz – gritou Ben. – Ela está atrasada.

Hã? Olhei para o relógio. Haviam se passado dez minutos da hora marcada. As pessoas começaram a rir, estimulando Ben a continuar.

– Não se preocupe – disse ele. – Se ela não aparecer, eis a continuação para o seu livro.

– Deixe a mochila preparada – disse outra pessoa.

Merda!

Tentei rir também, forçando os músculos da face para fingir um sorriso e emitir um barulho que pudesse ser compreendido como uma risada abafada, uma risada suada e nervosa. Aquilo era embaraçoso, e ficava mais embaraçoso à medida que os minutos se passavam e Tracy continuava ausente. A risada se transformou num burburinho nervoso e depois em silêncio, um silêncio doloroso e incômodo.

O cérebro humano contém cem bilhões de neurônios, capazes de processar cem trilhões de cálculos por segundo. Os computadores mais potentes não conseguem igualar nossa capacidade de criar, improvisar e sentir. Nem giram com a mesma rapidez que o meu cérebro girava naquele momento.

Sapatos, são sempre os sapatos. Ela ainda está tentando calçá-los. Não, é a mãe dela. Provavelmente tentando fazê-la mudar de ideia. Espere um pouco. Apesar de eu não gostar muito de cachorros, a mãe dela gosta de mim. Além do mais, ela está sentada bem ali. Talvez tenha sido aquele comentário que fiz sobre não gostar de vestidos de renda.

Eu amo você, Tracy. Eu queria que houvesse um modo melhor de dizer isso, mas não consigo pensar num agora. Tudo, eu amo tudo. Como o seu bumbum e o seu sorriso. O modo como você segura bebês e sua segurança entre estranhos. Sua preferência por comida chinesa entregue em casa a bares da moda de Hollywood.

Relaxe. Respire fundo. Flexione os joelhos. Daria uma boa continuação. Certo? Mais dois anos de viagens com meu irmão?

Tracy?

Kurt interrompeu minha confusão mental.

– Senhoras e senhores – anunciou –, não se preocupem. A Tracy *está* vindo!

Eles riram ao mesmo tempo em que suspiraram aliviados.

E lá estava ela, minhas preces atendidas no fim do corredor, de braços dados com o pai, Robert. Os convidados desapareceram, assim como o resto do mundo. Meu cérebro se concentrou num único e poderoso pensamento: *Uau.* Eu jamais vira um ser humano tão deslumbrante, muito menos achei que me casaria com ele. O vestido de Tracy era de renda. Agora eu amo renda.

Eu aceito.

O Oscar de Tracy

Los Angeles

Os Wisner são médicos. Meu avô, tio, primos e pai – todos médicos. Minha mãe é enfermeira aposentada. Eu passava as reuniões de família perguntando aos parentes sobre doenças tropicais raras citadas nos jornais médicos do meu pai, os quais dariam medo até a Stephen King.

Pouco antes de fazer 30 anos, rompi os ligamentos do joelho jogando futebol no fim de semana. Encontre o especialista adequado, eles enfatizaram. O médico que consultei recomendou uma cirurgia de reconstrução do ligamento cruzado anterior. Em vez de buscar uma segunda opinião, levei os exames de raio x a uma reunião de família e mostrei a todos.

Meu pai, um patologista com experiência atrás de um microscópio, olhou para as imagens de ponta-cabeça.

– Se não há balas envolvidas, também não posso ajudar – disse meu primo Dave, cirurgião do setor de emergência.

No fim da noite, mostrei os exames para o irmão de Dave, Erik, veterinário.

– Claro – disse ele, segurando as imagens contra a luz. – Essa mancha preta aqui é claramente um rompimento. E você tem problemas no menisco também. Veja essa descoloração. Você precisa de uma cirurgia.

– Obrigado.

– Quer que eu faça?

Meus pais não economizavam quando se tratava de saúde. Cresci vendo os melhores médicos, os especialistas, e recebendo cuidados de primeira qualidade. Assim, quando Tracy me contou suas preferências para o parto, dizer que eu não discordei seria um exagero. Ou melhor, uma mentira.

– Prometa que você vai manter a mente aberta quanto a isso – disse ela.
– Claro.
– Parto em casa.
– De jeito nenhum.
– Dentro de uma banheira.
– Se você der à luz dentro de uma banheira em casa, eu é que vou precisar de anestesia.
– Estatisticamente, é mais seguro do que um parto no hospital.
– Nenhum filho meu vai vir ao mundo nadando.
– Eles vivem na água durante nove meses. E ficam bem por mais alguns segundos.
– Se tiverem guelras.
– Tem a ver com conforto. É onde eu me sinto bem. O parto é uma questão mais emocional do que qualquer outra coisa.
– O Calvin nasceu no hospital.
– Só porque eu tive complicações em casa.
– Está vendo? E ele se saiu bem.
– Você ao menos me acompanha até a parteira?
– Não.

Mente aberta, mente aberta, eu dizia a mim mesmo durante todo o percurso até o consultório de Shelly. Subimos até o alto de uma colina, no bairro operário de Mount Washington. *Isso é uma parceria*. O letreiro feito à mão pedia que tirássemos os sapatos antes de entrar. Coloquei meus sapatos ao lado de um par de tamancos. *Mente aberta*. Tracy bateu na porta, mas ninguém atendeu. Entramos e dissemos: "Olá!" Um papagaio gritou da cozinha. Nas paredes e na varanda, vi filtros de sonhos, sinos de vento, pinturas de chefes indígenas e fontes de feng shui.
– Parece um daqueles lugares que fazem sessão espírita – eu disse.
– Shhh.
Em poucos minutos, Shelly surgiu de uma porta nos fundos, usando um top de ioga e um sarongue indiano. Ela era a profissional de saúde mais tranquila que eu já conhecera, deslizando sobre o piso de madeira como se estivesse sobre um skate. Também era a primeira médica que eu conhecia cujas primeiras palavras não foram: "Desculpe pelo atraso".
Como uma mãe, com sabedoria e passando a sensação de conforto, Shelly abraçou Tracy e depois deslizou a mão até a barriga inchada da minha esposa.

Imediatamente senti que eles já se conheciam, a parteira e o bebê. Shelly continuou esfregando e murmurando palavras que não significavam nada para mim. *A encantadora de úteros.*

– Shelly, este é o meu marido, Franz – disse Tracy.

Isso a tirou da conversa privada.

– Oi – disse, com um abraço e um sorriso. – Você é um homem abençoado. *E você é a primeira médica que eu abraço.*

A parceira de Shelly, a afável Seannie, também se apresentou, e nós quatro caminhamos até uma sala com uma maca e armários, muito parecida com um consultório particular qualquer. *Certo, tem um estetoscópio. Bom.* Parei de procurar por semelhanças e notei algumas diferenças. Como os cartões de Natal e os bilhetes de agradecimento nas paredes, lembranças de famílias que deram à luz em casa, pessoas sorrindo com crianças de pele transparente. Procurei por pistas no fundo das fotografias a fim de usá-las como argumento mais tarde, um arco-íris afro ou um símbolo comunista, mas não vi nada disso.

Shelly e Seannie não examinavam tanto quanto conversavam. Elas mediram a pressão de Tracy e perguntaram sobre os hábitos alimentares dela. Verduras, disseram. Verde-escuras. Couve e espinafre. *Não deveria haver mais espetadas e apertões?* Olhei para o relógio e notei que já havia se passado meia hora.

– E o Calvin? Como ele está?

Então é isso que acontece quando você tira os advogados e os planos de saúde de cena.

Nos fundos da sala, em silêncio, percebi que a conversa incluía outra pessoa. Vamos vê-lo em breve, diziam elas. Há um mundo cheio de amor para você aqui. Continue crescendo. Aproveite a couve.

– Por que você não vem ouvir o coração? – sugeriu Shelly.

Eu?

– Diga "olá".

Pela primeira vez, eu disse. Claro, eu havia acariciado, beijado e conversado com a barriga de Tracy todos os dias desde que voltara de Botsuana. Com a barriga, não com o bebê. Por isso, quando elas me chamaram até a maca, senti calafrios, como um cantor de coral que de repente se descobre sozinho no palco. Apresentando... seu bebê.

Hummm, oi. Prazer em conhecê-lo. Eu não tenho a menor ideia de como fiz isso. Quer dizer, eu sei como, se você está se referindo ao processo. O porquê é que me intriga. Sorte, eu acho.

Não, não acredito nisso. Não agora. Não depois dessa longa e louca viagem para chegar até aqui. Vou lhe explicar tudo um dia. Luas de mel com irmãos, espermato-

zoides mutantes e coisas assim. Você não foi um acidente nem uma coincidência. Era para você estar aqui.

Você é lindo, ainda que esteja um pouco encoberto agora. Mesmo assim você é lindo. Você provavelmente terá espinhas, como eu tive na escola. E cabelo branco antes do tempo. Vou amá-lo ainda mais. Não pinte o cabelo nem se preocupe com as espinhas. Os homens não sabem pintar os cabelos, e as mulheres os pintam demais. Não tem nada a ver com beleza. O mundo me ajudou a aprender isso. Algum dia vou lhe contar. Ah, e por favor não bata no seu irmão.

Tracy se virou de lado e as parteiras continuaram conversando. Voltei para a cadeira, embora agora fizesse também parte da conversa. Aquele era meu bebê, nosso bebê, uma pessoa, não um montículo. Recostei-me e absorvi a conexão espiritual entre mãe e filho. O modo como Tracy colocava a mão no quadril, seus alongamentos e mudanças de posição, os movimentos deliberados de ioga em cada ação agora pareciam funcionar como um dueto.

– Vai ser um bebezão – disse Seannie.

– Eu ganhei vinte quilos com o Calvin – disse Tracy.

– Acho que vai ganhar mais dessa vez.

– Não se preocupe – eu disse, tentando ser útil. – Vai ser como sair com uma mulher diferente todos os meses: uma tamanho 38, depois 40, depois 44 e depois 50.

Graças a Deus Tracy não me ouviu enquanto jogava a cabeça para trás pela lateral da maca.

Ela é que terá todo o trabalho. Não você. É como puxar o lábio inferior pelo alto da cabeça, de acordo com Carol Burnett.

A caminho do carro, eu lhe disse que concordava com o parto em casa.

– E a banheira? – ela perguntou, segurando minha mão.

– Tem aqueles jatos d'água relaxantes?

– Vamos sair hoje à noite – sugeriu minha esposa. – Só você e eu. Minha irmã e minha mãe podem ficar cuidando do Calvin.

– Claro. Aonde você quer ir?

– Ao Ritz Carlton.

– Você está prestes a dar à luz em casa, com uma parteira, numa banheira, e quer ir ao Ritz poucos dias antes? Uma coisa não exclui a outra?

– Sou uma contradição ambulante. Você vai se acostumar.

No território de plantas decorativas e candelabros do Ritz, Tracy e eu tiramos uma soneca de três horas e fizemos uma longa caminhada pelo terreno.

Comemos filé mignon e concluímos a escolha de nomes. Bebemos uma taça de champanhe e eu acendi um charuto. Depois de anos de reviravoltas e mudanças de planos, tudo se encaixava. Respirei fundo e anunciei minhas pazes com o mundo. Fomos para a cama tarde e, às quatro da manhã, ouvi uma voz vinda do banheiro.

– Querido – disse ela –, minha bolsa acabou de estourar.
– Tá brincando.
– Vamos ter nosso bebê hoje.

Ora, qualquer homem que tenha passado por isso sabe que toda essa coisa de "Vamos ter um bebê" é um truque das mulheres para manter o parceiro quase focado. Eis o "nós" no nosso parto: pedi café da manhã e fiz as malas. Tracy suportou o máximo de dor que o corpo pode aguentar sem desmaiar. O parto é demorado, as pessoas diziam. Não precisa entrar em pânico. Comi todo o meu bacon e pedi o carro.

– Vai dar tudo certo – eu disse no caminho para casa.
– A parte elétrica do seu carro não está funcionando – disse ela. – Não consigo abaixar as janelas nem ligar o ar-condicionado.

No rádio, o locutor previa temperaturas acima dos trinta graus. Abrimos as portas em todos os cruzamentos para ventilar o carro, sugerindo aos motoristas próximos que eu estava prestes a obrigar uma grávida a ir andando o resto do caminho.

A mãe e a irmã de Tracy nos receberam na porta. Minha cunhada, Tiffany, que estava fazendo curso de parteira, voou para Los Angeles para passar seus únicos quatro dias de férias daquele verão, desejando que a irmã entrasse em trabalho de parto nesses dias. Ela teve sorte.

No meio da sala, vi a banheira azul de parto, agora cheia e chamativa. Nós íamos mesmo ter um bebê naquele dia. Calvin, eu suspeitava, devia ser o responsável pelo pato de borracha que flutuava no meio da banheira. Ele correu para nos receber, pulando com seu pijama de seda azul com um dragão dourado bordado e uma bandana com o símbolo do Sol Nascente na cabeça para completar o traje de caratê. Um dos membros da família já estava preparado para a batalha. No resto da sala, panos hospitalares descartáveis se amontoavam sobre poltronas e cadeiras, o que me fez imaginar se os recém-nascidos eram como projéteis. Eu não me lembrava de ter visto isso nos vídeos.

Seannie chegou logo depois, medindo a pulsação de Tracy e lhe dando um antibiótico intravenoso.

– Vai fazer bem mais que trinta graus hoje – disse Linda. – Vocês vão precisar de algo melhor do que só esse ventilador.

– Você está bem, Tracy? – perguntei.
– Ótima. Minhas contrações estão fracas. Vai demorar um pouco ainda.
– Tudo bem. Linda, vem cá. Estamos numa caça. Seannie, você precisa de mais alguma coisa?
– Alguma coisa doce. Biscoitos.
– Para aumentar a taxa de açúcar no sangue da Tracy?
– Para mim.

Em uma hora, enchemos dois carrinhos de supermercado com água mineral, Gatorade, gelo, sanduíches, saladas prontas, chá de ervas, tortas de frutas, biscoitos e tudo o mais que Linda sugeriu; todo um guarda-roupa de bodies e pijamas, mesmo sem saber o sexo do bebê; e um ar-condicionado portátil enorme, que soprava um vento frio o bastante para fazer com que as janelas tremessem.

– Como está indo? – perguntei assim que cheguei em casa.
– A Seannie me deu erva-de-são-cristóvão e óleo de rícino – disse Tracy. – E a Tiffany e eu subimos e descemos as escadas.
– Algum progresso?
– Não vou precisar de uma limpeza de cólon tão cedo.
– Estamos tentando acelerar as coisas um pouco desde que a bolsa rompeu – disse Tiffany.
– Vamos dar um passeio – disse Tracy.
– Uau – eu disse. – Você é durona.

Durante o resto da tarde, andamos pelo riacho perto do Rose Bowl, em Pasadena. *Aposto que nenhum jogador de futebol passou por esse tipo de exercício físico.* Primeiro vieram as pausas, a cada dez minutos, mais ou menos. Ela fechava os olhos e deixava a dor passar. Depois as doses duplas, apertando a minha mão e a de Tiffany em busca de apoio.

– Não deveríamos voltar?
– Só mais um pouco. Não quero que a Seannie meça minha dilatação até que eu já esteja bem dilatada.
– Querida, odeio ser o pai exigente antes mesmo de ser pai, mas essa criança talvez nasça no terreno da Universidade de Los Angeles.

Quando a convenci a encerrar os exercícios aeróbicos e voltar para casa, Tracy estava com uma dilatação de seis centímetros. Seus grunhidos durante boa parte do dia pareceram um incômodo doloroso. Agora eram como gritos do Chewbacca. Calvin ouviu os gritos novos e correu para fora, para a segurança de sua fortaleza. E ele é fã de *Guerra nas estrelas*.

321

A mãe de Tracy tentou acalmar os ânimos com um CD de música esotérica. Isso só fez com que parecesse que a Enya estava sendo atacada por um urso faminto a cada cinco minutos. Agora a cada quatro minutos.

– Querida, quer entrar na banheira?

– Mmmmmmmmm – grunhiu ela, o rosto paralisado numa careta e num sorriso.

– Tudo bem, ainda não.

Seannie olhou para o relógio, calma e inabalada. A expressão curiosa de Calvin, com os cabelos loiros desgrenhados, aparecia e desaparecia na janela. Ele havia perdido a bandana de samurai.

Mais cedo, quando ainda falava um idioma remotamente parecido com o inglês, Tracy dissera a todos que queria esperar o máximo possível para entrar na banheira. Uma recompensa pela "parte difícil". *Essa não é a parte difícil?* Olhei estupefato para minha esposa enquanto ela respirava profunda e demoradamente. Escolha as mulheres fortes, dizia o mundo. *Ah, você escolheu uma mulher bem forte.*

Então, num arroubo de consciência, comecei a falar wookiee fluente.

– Mrrrreeemmm! – ela gemeu.

– Certo, pessoal, ela está pronta para entrar na banheira.

– Arrrmmmeeeggg.

– Você quer que eu entre com você.

– Rrrrhhhhhgggg!

– Mas não nu. Vou vestir uma sunga.

Tracy se ajeitou contra mim quando entrei na água, usando meu corpo como um suporte para as contrações. Os outros cantavam o "Coro dos dez centímetros", num crescendo de "você está se saindo muito bem" e "quase lá".

– Já posso ver a cabeça – disse Seannie, segurando um espelho na água.

– De que cor é o cabelo? – perguntei.

Numa história de perguntas idiotas em horas impróprias, essa era possivelmente a pior.

Eu nunca havia amado um ser humano mais do que amava minha esposa naquela banheira. Um amor imenso, grudento, meloso. Pela primeira vez pude sentir, fisicamente, sua odisseia hercúlea a cada agarrão e empurrão. *E eu adoro esta água. Faz você se sentir parte do processo.*

– Arrrrraaaaa!

Uma parte distante do processo.

– Muito bem, Tracy – disse Seannie. – Só mais um empurrão e acaba. Pela pélvis, forçando para baixo.

E lá, no fundo de uma banheira barata, com flautas de pã e sintetizadores ao fundo, diante de um irmão de cabelos loiros que encontrou coragem suficiente para entrar na sala, nasceu um bebê, surpreso e chorando, os olhos inchados e fechados. Calvin correu para examinar a criatura estranha e para presenteá-la com uma caixa de meias laranja compradas na Sears. Meninos sempre precisam de meias novas.

– Olá, Oscar.

Posfácio de Kurt

Certo, eu sei o que você está pensando: *Mas o que aconteceu com o Kurt?* Ou, para citar e-mails que recebemos de nossos leitores: *E quanto ao irmão?* Boa pergunta. Franz foi gentil o bastante e me deu este espaço no fim do livro para responder. Foi uma grande surpresa para mim. Geralmente ele não me deixa falar. Irmãos mais velhos em geral fazem isso.

Para responder à pergunta mais frequente que ouço: Sim, meus cachorros estão bem. Você pode vê-los no nosso website: <www.howtheworldmakeslove.com>. Fritz, o jack russell, não faz mais tantas corridas ao meu lado hoje em dia, mas tem energia o bastante para me enlouquecer sempre que late para a comida antes de devorá-la. O shih tzu Riley não parece se incomodar quando todos se referem a ele como "ela". Nem eu, porque sei que ele é um macho alfa irascível. Esses dois caras me ajudaram a passar por tempos difíceis, e eu não os trocaria por nada neste mundo.

Atualmente, sou um homem caseiro, que dorme cedo e mora num bairro da moda de Los Angeles, e sim, ainda estou solteiro. Tenho certeza de que Franz esperava me arranjar alguém durante nossas viagens para este livro. Daria um belo capítulo final. Mas as coisas não saíram tão bem. O fato de não ser muçulmano não foi de grande ajuda com os árabes, e a Índia não vê um divorciado desempregado de 40 anos como um bom partido. Mas não se preocupe, mãe, um dia eu consigo. Já me casei antes, por isso não sinto a necessidade de me apressar. A senhora Mulher da Minha Vida só precisa ter um passaporte válido, gostar de hotéis de uma ou de cinco estrelas e adorar explorar novos lugares.

Enquanto Franz escrevia este livro, consegui meu registro de corretor de imóveis na Califórnia e comecei a vender e a divulgar imóveis novamente.

Trabalho meio período e tento fazer apenas transações com bom carma, conseguindo um ótimo preço para quem está comprando sua primeira casa e representando pessoas que cuidarão muito bem de casas antigas. A imprensa diz que é uma época horrível para o mercado de imóveis, mas estou me saindo bem. Aliás, se alguém precisar de um corretor em Los Angeles... kurt@honeymoonwithmybrother.com. O mercado de lua de mel é divertido, mas não é a melhor opção para a conta bancária.

Fora do mercado imobiliário, ainda sou um irmão profissional. Franz e eu ministramos muitas palestras, participamos de arrecadações de caridade e eventos corporativos para divulgar os dois livros e todas as importantes lições que o mundo tem a oferecer. Nós estimulamos nossa audiência a buscar a paixão, a reforçar os laços familiares, a aceitar e a explorar. Como nossa avó LaRue dizia: "Você não se arrepende das viagens que fez, apenas das que não fez". Sinto falta de LaRue.

O mercado editorial é difícil. A não ser que seu nome seja Grisham, Patterson ou Rowling, o mundo literário pode ser frustrante. Já vendemos livros na traseira da minha antiga van, em feiras agrícolas e até nas praias do sul da Califórnia. Mas, assim que conhecemos alguém que se inspirou pelo nosso livro, os problemas desaparecem. É isso o que nos satisfaz.

Eu fico todo entusiasmado quando alguém nos diz algo como: "Li seu livro e liguei para o meu irmão, que não vejo há anos". Ou quando alguém diz que o livro o inspirou a viajar ou o ajudou a superar um rompimento amoroso difícil. Uma moça até nos enviou um e-mail para dizer que havia lido o livro e decidira abandonar o noivo na hora. Provavelmente foi uma boa decisão, espero.

Quando nosso primeiro livro, *Lua de mel com meu irmão*, saiu da gráfica, passamos por algumas situações estranhas. O *Today Show* perguntou se contaríamos nossa história ao vivo para Matt Lauer. Fiquei empolgado, até perceber que sete milhões de pessoas também estariam ouvindo. Voamos com nossos pais para Nova York e dissemos um ao outro: "Não fique nervoso". Isso, claro, só nos deixou ainda mais nervosos. Dormi apenas seis minutos na noite anterior ao programa. O maquiador teve que usar massa corrida para corrigir minhas olheiras.

– Você está bem? – perguntou Franz enquanto esperávamos no camarim com o rosto pintado de terracota.

– Um pouco nervoso – eu disse. – É melhor você responder quase tudo.

Foi quando vi, no monitor, uma cena muda da plateia lá fora, acenando.

– Ah, não – eu disse. – Está vendo aquela mulher de cabelos grisalhos na frente?

– Onde? – perguntou Franz.

– Lá – eu disse, apontando. – Atrás do Al. A baixinha com um cartaz enorme que diz "LUA DE MEL COM MEU IRMÃO".

– Mamãe?

Ficamos paralisados quando Katie Couric se aproximou da nossa mãe. Mesmo assim não conseguíamos ouvir nada.

– Ah, não – eu disse. – Isso pode ser muito bom ou muito ruim.

Entraram os comerciais e depois o programa voltou, com Katie de braços dados com a mamãe, as duas sorrindo. Nossa mãe não é nada tímida. Ela revela com prazer a qualquer estranho que lhe pergunte o dia exato em que Franz deixou de fazer xixi na cama (mais tarde do que você imagina, por sinal) ou o fato de a minha cabeça ser tão grande quando ela deu à luz que teve de ficar sentada sobre um anel de obstrução por uma semana.

– Talvez a piada não seja tão ruim assim – Franz me disse.

Mas nossa mãe não falou sobre os pontos da gravidez ou sobre procedimentos de higiene. Ela disse que tinha muito orgulho dos filhos, e o programa prolongou nossa entrevista por vários minutos. Graças à mamãe.

Mais do que as mães e a imprensa, o que alimentou o sucesso de *Lua de mel com meu irmão* foi a propaganda boca a boca. E nada tem mais força do que os clubes de leitura.

Recebemos centenas de e-mails de clubes de leitura que diziam coisas como: "Se vocês algum dia estiverem em Huntsville, no Alabama, temos um clube literário que se reúne numa bela igreja antiga". Ou "Temos a melhor loja de tortas do mundo em Jefferson, no Texas. Venham nos visitar se você e seu irmão estiverem de passagem pela cidade. Conheçam nosso clube de leitura". Eles não tinham a menor ideia de a que ponto iríamos por uma boa fatia de torta.

Assim, para a turnê da edição popular do livro, Franz e eu enviamos e-mails para todo mundo dizendo: "Adivinha? Vamos a Huntsville, Jefferson e a qualquer lugar que nos queira". Enchemos minha van de livros, encontramos alguém para cuidar dos cachorros (uma mulher que foi presa por roubar nossa identidade, mas isso é história para outra ocasião) e passamos três meses cruzando os Estados Unidos, participando de eventos e clubes de leitura em cafés, salões de beleza, livrarias independentes, bares, shoppings, bibliotecas e casas. Eles decoravam as casas como se estivessem realizando um casamento, com treliças de flores, champanhe e até um bolo de casamento. Faziam festas com comidas e vinhos de todos os cantos do mundo. Algumas pessoas faziam perguntas detalhadas sobre a estrutura e aliterações; outras falavam sobre seus relacionamentos fracassados e nem mencionavam o livro. Adoramos cada segundo.

Franz e eu fazemos um brinde a todos. Nosso único conselho é que pensem duas vezes antes de nos convidar por conta deste livro. É bem provável que a gente aceite.

Fontes

O amor está morto

Banco Mundial, estatísticas. Disponível em: <www.worldbank.org>.
Código Civil da República Islâmica do Irã, livro 7, capítulo 2, artigos 1.133-34.
Eaton, Tracey. "For Many in Cuba, Marriage Is for the Birds", *Dallas Morning News*, 3 de julho de 2004.
Heise, L.; Ellsberg, M. e Gottemoeller, M. *Ending Violence Against Women*. Baltimore: Johns Hopkins University School of Public Health, Population Information Program, dezembro de 1999.
Kroft, Steve. "Porn in the U.S.A.", *60 Minutes*, CBS, 5 de setembro de 2004.
Mackay, Judith. *The Penguin Atlas of Human Sexual Behavior*. Nova York: Penguin, 2000. (Este é um livro muito mais interessante do que *The Human Atlas of Penguin Sexual Behavior*.)
"Maldivians Like to Marry Over and Over", *Taipei Times*, 27 de outubro de 2003.

Possibilidade: Brasil

Castro, Ruy. *Rio de Janeiro*. Londres: Bloomsbury, 2004.
Freyre, Gilberto. *Casa grande e senzala*. São Paulo: Global, 2006.
Goslin, Priscilla Ann (autora) e Carneiro, Carlos (ilustrador). *How to Be a Carioca*. Rio de Janeiro: Livros TwoCan, 1992.
Page, Joseph A. *The Brazilians*. Boston: Addison Wesley, 1995.
Robb, Peter. *Uma morte no Brasil*. Porto: Civilização, 2005.

Compromisso: Índia

BLOCK, Don (autor) e BIJLEVELD, Iman (fotógrafo). *Seduced by the Beauty of the World*. Nova York: Harry N. Abrams, 2003.

DALRYMPLE, William. *The City of Djinns: A Year in Delhi*. Nova York: Penguin, 2003.

DANE, Lance (org.). *The Complete Illustrated Kama Sutra*. Vermont: Inner Traditions, 2003.

MACDONALD, Sarah. *Holy Cow: An Indian Adventure*. Nova York: Broadway, 2004.

NAIPAUL, V. S. *India: A Wounded Civilization*. Nova York: Vintage, 2003.

O flerte ao redor do mundo: o bom, o mau e o feio

BECKWITH, Carol e FISHER, Angela. *African Ceremonies*. Nova York: Henry N. Abrams, 1999.

GEOFFROY-SCHNEITER, Bérénice (autora); WINKEL, Bertie e WINKEL, Dos (fotógrafos). *Vanishing Beauty*. Nova York: Prestel, 2006.

GOODALE, Jane C. "Gender, Sexuality, and Marriage: A Kaulong Model of Nature and Culture", in MACCORMACK, Carol P. e STRATHERN, Marilyn (orgs.), *Nature, Culture, and Gender*. Cambridge: Cambridge University Press, 1980.

SMITH, Craig S. "Abduction, Often Violent, a Kyrgyz Wedding Rite", *New York Times*, 30 de abril de 2005.

Resiliência: Nicarágua

BELLI, Gioconda. *O país sob minha pele: memórias de amor e guerra*. Rio de Janeiro: Record, 2002.

KINZER, Stephen. *Blood of Brothers: Life and War in Nicaragua*. Nova York: Putnam Adult, 1991.

MARANISS, David. *Clemente: the Passion and Grace of Baseball's Last Hero*. Nova York: Simon and Schuster, 2007.

RUSHDIE, Salman. *O sorriso do jaguar: uma viagem pela Nicarágua*. Rio de Janeiro: Guanabara, 1987.

STAVANS, Ilan (org.). *Rubén Darío: Selected Writings*. Trad. Andrew Hurley, Greg Simon e Steven White. Nova York: Penguin Classics, 2005.

WOOD, Randall e BERMAN, Joshua. *Moon Handbooks Nicaragua*, 2ª ed. Berkeley: Avalon Travel Publishing, 2005.

Destreza: República Tcheca

Hasek, Jaroslav. *The Good Soldier Svejk and His Fortunes in the World War*. Trad. Cecil Parrott. Nova York: Penguin Classics, 1990.

Kafka, Franz. *A metamorfose*. São Paulo: Companhia das Letras, 2000.

Kundera, Milan. *A insustentável leveza do ser*. São Paulo: Companhia das Letras, 1999.

_____. *Risíveis amores*. São Paulo: Companhia das Letras, 2001.

Marthaler, Berard L. (org.). *New Catholic Encyclopedia*. Washington, D.C.: Catholic University of America Press, 2003.

Roth, Philip. *A orgia de Praga*. São Paulo: Companhia das Letras, 2011.

Dez ameaças globais ao amor

Unicef. *The State of the World's Children: Excluded and Invisible*, 2005.

Fé: Egito

Al Aswany, Alaa. *O edifício Yacubian*. São Paulo: Companhia das Letras, 2009.

Amin, Galal. *Whatever Happened to the Egyptians? Changes in Egyptian Society from 1950 to the Present*. Cairo: American University in Cairo Press, 2001.

O Alcorão. Trad. Mansour Challita. Rio de Janeiro: Best Bolso, 2010.

Igualdade: Nova Zelândia

Baker, Lee e Crellin, Benjamin. *Way of the JAFA: A Guide to Surviving Auckland and Aucklanders*. Auckland: Hachette NZ, 2004.

Shears, Richard. *Storm Out of Africa: The 1981 Springbok Tour of New Zealand*. Macmillan, 1981.

Os dez piores lugares do mundo para ser homossexual

"Anwar's Return", *Economist*, 24 de agosto de 2006.

Human Rights Watch, <www.hrw.org>.

International Lesbian and Gay Association, <www.ilga.org>.

Martin, Bradley K. *Under the Loving Care of the Fatherly Leader: North Korea and the Kim Dynasty*. Nova York: Thomas Dunne Books, 2004.

Mydans, Seth. "Police Seize Leading Opposition Figure in Malaysia", *The New York Times*, 17 de julho de 2008.

Padgett, Tim. "The Most Homophobic Place on Earth?", *Time*, 12 de abril de 2006.

"Ugandan Government Accused of State Homophobia", *Reuters*, 24 de agosto de 2007.

Otimismo: Botsuana

DENBOW, James e THEBE, Phenyo C. *Culture and Customs of Botswana*. Santa Barbara: Greenwood Press, 2006.

GALLUP INTERNATIONAL ASSOCIATION. *Voice of the People End of Year Survey*. Zurique, 2005.

MAIN, Michael. *Culture Smart! Botswana*. Londres: Kuperard, 2007.

SMITH, Alexander McCall. *Agência Nº 1 de Mulheres Detetives*. São Paulo: Companhia das Letras, 2003.